H. Bertermann

Transrektale Sonographie
von Prostata und Samenblasen

H. Bertermann

Transrektale Sonographie von Prostata und Samenblasen

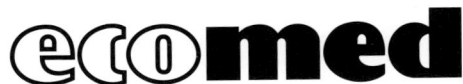

Dieses Werk will Sie beraten. Die Angaben sind nach bestem Wissen zusammengestellt, jedoch sind Fehler nicht vollständig auszuschließen. Aus diesem Grund sind die Angaben etc. mit keiner Verpflichtung oder Garantie des Verlags oder des Autors verbunden. Beide übernehmen infolgedessen keinerlei Verantwortung und Haftung für eine etwaige inhaltliche Unrichtigkeit des Buches.

---

ecomed Umweltinformation

Dieses Buch wurde auf chlor- und säurefrei gebleichtem Papier gedruckt. Unsere Verlagsprodukte bestehen aus umweltfreundlichen und ressourcenschonenden Materialien.

Wir sind bemüht, die Umweltfreundlichkeit unserer Werke im Sinne wenig belastender Herstellverfahren der Ausgangsmaterialien sowie Verwendung ressourcenschonender Rohstoffe und einer umweltverträglichen Entsorgung ständig zu optimieren. Dabei sind wir bestrebt, die Qualität beizubehalten bzw. zu verbessern.

Schreiben Sie uns, wenn Sie hierzu Anregungen oder Fragen haben.

Die Deutsche Bibliothek – CIP-Einheitsaufnahme

Bertermann, Hagen:
Transrektale Sonographie von Prostata und Samenblasen /
Bertermann. – Landsberg/Lech : ecomed, 1997
  Aus: Ultraschalldiagnostik
  ISBN 3-609-51250-4

Anschrift des Autors:
Dr. med. Hagen Bertermann
Städtisches Krankenhaus Kiel
Abteilung Urologie
Chemnitzstraße 33
24116 Kiel

Sonderdruck aus:
Ultraschalldiagnostik – Lehrbuch und Atlas
Hrsg. Braun · Günther · Schwerk

Transrektale Sonographie von Prostata und Samenblasen
H. Bertermann

© 1997 ecomed verlagsgesellschaft AG & Co.KG
Rudolf-Diesel-Straße 3, 86899 Landsberg/Lech
Telefon 0 81 91/1 25-0, Telefax 0 81 91/1 25-2 92, Telex 5 27 114 moind

Alle Rechte, insbesondere das Recht der Vervielfältigung und Verbreitung sowie der Übersetzung, vorbehalten. Kein Teil des Werkes darf in irgendeiner Form (durch Fotokopie, Mikrofilm oder ein anderes Verfahren) ohne schriftliche Genehmigung des Verlages reproduziert oder unter Verwendung elektronischer Systeme gespeichert, verarbeitet, vervielfältigt oder verbreitet werden.
Satz: Fotosatz Buck, 84036 Kumhausen
Druck: Mayer-Druck, 86154 Augsburg
Printed in Germany: 510250/197055
ISBN 3-609-51250-3

Vorwort

Kurioserweise hat der transrektale Ultraschall (TRUS) eine schlechte Presse bei den Urologen – und das, obwohl allgemein akzeptiert wird, daß dies das beste bildgebende Verfahren zur Darstellung der Prostata und Samenblasen ist. Die Qualität der Ultraschallbilder ist durch die kontinuierliche Verbesserung der Geräte so gut geworden, daß selbst der bisher Ultraschall-Unerfahrene eine steile Lernkurve hat, wenn er einige Grundregeln zur Vermeidung von Artefakten beherrscht und ihm die innerprostatische Topographie vertraut ist. Die „schlechte Presse" ist meines Erachtens aus Ergebnissen von Multicenter-Studien zum Screening von Prostatakarzinomen entstanden: Der TRUS hat eine Sensitivität nicht größer als die der rektalen Palpation und eine Spezifität, die deutlich unter 50 % liegt – dadurch ist diese Methode tatsächlich kein geeigneter Screening-Parameter. Andererseits werden doppelt so viele kleine Tumore im TRUS entdeckt als mit der Palpation, wenn erfahrene Sonographeure die Untersuchung durchgeführt haben (Frentzel-Beyme et al., Lee et al., Ragde et al., Cooner et al., Bertermann et al.). Daß diese Diskrepanz nicht durch Zauberei entstanden ist, soll dieses Bilderbuch erläutern helfen. Dem Unerfahrenen rate ich also zunächst, nicht mit der Suche nach nicht-palpablen (vielleicht auch noch PSA-negativen) Karzinomen zu beginnen, die Frustrationen würden demotivieren!

Die Geringschätzung des transrektalen Ultraschalls bei der Suche nach kleinen Karzinomen, die vor allem von amerikanischen Urologen-Kongressen verbreitet wird, hat auch einen starken berufspolitischen Aspekt: In den USA (und in vielen anderen Ländern auch) liegt die Ultraschallsonde fest in den Händen der Radiologen, nicht der Urologen. Schon deshalb führt eine Übertragung der Argumente und Zahlen nach Deutschland zu einer Fehlbeurteilung, da hier zu Lande der Urologe den fachspezifischen Ultraschall selbst durchführt.

Die sonografische *Früherkennung eines kurablen Prostatakarzinoms* ist zweifellos die größte Herausforderung an den Untersucher. Es wird noch Jahre dauern, bis die Ergebnisse der laufenden Studien zur Früherkennung vorliegen, ob ein früh erkanntes und kurativ therapiertes Prostatakarzinom ein Benefit für den Patienten darstellt. Was also machen Sie mit dem Patienten, der Ihnen vom Hausarzt vorgestellt wird mit unauffälligem Tastbefund, erhöhtem PSA-Spiegel und auffälliger suprapubischer Sonografie der Prostata? Eine sechsfach Stanzbiopsie?

Es gibt viele gute Gründe, zunächst eine transrektale Sonographie durchzuführen: Findet sich ein suspekter Ultraschallbefund in der peripheren Zone? Liegt eine benigne Hyperplasie vor, überwiegend glandulär oder mehr stromal? Wie groß ist (schätzungsweise) das Volumen der Epithelmasse der Prostata? Finden sich akute oder chronisch entzündliche Veränderungen? Sind die Samenblasen normal oder dilatiert? Mit diesen Informationen ist es leichter möglich, den Patienten herauszufinden, bei dem eine gezielte Biopsie (oder eine systematische Blindbiopsie) nötig ist, um einen kleinen Tumor nachzuweisen oder einen Tumorverdacht weitgehend auszuräumen. Natürlich gilt, daß der weniger Erfahrene häufiger biopsieren muß. Zumindest wächst dadurch die Erfahrung des Untersuchers, ohne daß der Patient einen nachhaltigen Schaden nimmt.

Apropos Biopsie – einen Meilenstein in der Technik der Prostatagewebeentnahme stellt die Entwicklung der halbautomatischen Biopsie-Pistole des schwedischen Radiologen Lindgren dar. Damit wurde die Biopsie so exakt und sonographisch kontrollierbar, so komplikationsarm und wenig invasiv, daß die Indikation zur Biopsie großzügig gestellt werden darf – durch die pathohistologische Beurteilung des sonographisch suspekten, gezielt biopsierten Areals wächst die Sicherheit der Beurteilung, zum Vorteil für Arzt und Patient.

Die überwiegende Zahl der Patienten kommt allerdings mit *benignen* Erkrankungen zum Urologen, die sämtlich zu eindrucksvollen, leicht erkennbaren Veränderungen der Echomorphologie führen: Der blinde Finger bekommt zusätzliche Einsichten! So erlaubt

Vorwort

die Endosonographie eine Differenzierung in eine stromale oder eine glanduläre Hyperplasie, so daß eine differenzierte Selektion der Patienten für eine operative oder konservative Therapie mit Phytopharmaka, Alpha-Blockern oder endokrin wirksamen Medikamenten möglich ist. Und das ist in der urologischen Praxis, wo die Effizienz der Diagnostik und Therapie auch eine betriebswirtschaftliche Relevanz erreicht hat, von eminenter Bedeutung.

In den letzten Jahren haben wir bei Seminaren zunehmend die Möglichkeit von Live-TRUS-Untersuchungen ermöglicht, weil die Resonanz so positiv war. Ganz offensichtlich mangelt es an Ausbildungsstätten, was für das Lehren einer dynamischen Untersuchung von großer Bedeutung ist. In 1994 haben wir deshalb bereits einen zweiteiligen Video-Film fertiggestellt, der auch im weit verbreiteten VHS-Format erhältlich ist (bei MSD). In dem vorliegenden Buch habe ich versucht, das Manko des eingefrorenen Bildes durch farbige schematische Abbildungen und eine große Fallzahl zu kompensieren – die Live-Untersuchung muß dann der Leser selbst realisieren. Der Zeitbedarf für eine transrektale Sonografie hängt in erster Linie von der Fragestellung ab, ist aber ebenso abhängig von der Erfahrung des Untersuchers wie die Qualität der Diagnose. Beides müßte sich auf einen neugierigen Urologen stimulierend auswirken...

Meine Faszination für die Ultraschall-Diagnostik wurde 1978 von Professor G. Rodeck, einem der Promoter der urologischen Sonographie, und seinem Mitarbeiter Hadaschik (Marburg) geweckt. Für den Einstieg in die Endosonographie war für mich der Berliner Radiologe Bernd Frentzel-Beyme, der die Kontroverse über die Echogenität des Prostatakarzinoms durch seine Untersuchungen an Leichenprostaten 1982 beilegen konnte, von großer Bedeutung. Gemeinsam veranstalteten wir 1983 die erste „Arbeitstagung Prostatasonographie", an der bereits 85 Kollegen aus dem deutschsprachigen Raum teilnahmen. In diesen und den folgenden Jahren erfuhr ich wesentliche Unterstützung durch den Diplomphysiker Ingo Klemke, der sowohl für die Zusammenarbeit mit der Firma Brüel und Kjaer sowie auch für die Kontakte mit Endo-Sonographeuren im Ausland die Funktion eines Katalysators hatte. So besuchte ich Hans Henrik Holm in Kopenhagen, der mir die Seed-Implantation in die Prostata unter transrektaler Ultraschallsicht demonstrierte – was uns zu der Kieler Methode der kombinierten interstitiellen HDR-Brachytherapie mit Iridium anregte. Auch durch den persönlichen Kontakt zu Fred Lee in Ann Arbor, USA, der die selbst erlebte Früherkennung durch Endosonographie zu seinem Lebenswerk machte, oder durch den Besuch von Haakon Ragde, der die Biopsie-Pistole von Lindgren aus Schweden mit nach Kiel brachte und damit der transrektale Biopsieweg etabliert werden konnte, ebenso wie die Zusammenarbeit mit Bill Cooner, USA, der als erster amerikanischer Urologe eine große prospektive Studie über den Wert des TRUS veröffentlichte, wurden unsere eigenen Untersuchungen an der Urologischen Universitätsklinik in Kiel ständig bereichert. Gemeinsam mit Tillmann Loch, der sich rasch vom engagierten Doktoranden zum stimulierenden Partner in Forschung und Klinik entwickelte, haben wir in Kiel eine prospektive Studie über sechs Jahre durchgeführt, in der 2668 Patienten mittels Palpation, PSA und TRUS untersucht wurden. Auch die Entwicklung des computergestützten Image-Analysesystems war nur durch internationale Kooperation möglich geworden.

Vor allem den namentlich genannten, aber auch vielen weiteren ärztlichen und pflegerischen Mitarbeitern in der Urologischen Universitätsklinik und seit 1992 im Städtischen Krankenhaus Kiel fühle ich mich zu großem Dank verpflichtet.

Ein Dank gilt auch W.B. Schwerk, der mich zu diesem Beitrag für die „Ultraschalldiagnostik, Lehrbuch und Atlas" angeregt hat, sowie dem ecomed Verlag, namentlich Frau Dr. R.-M. Scholz und Herrn G. Heinzmann, ohne deren geduldige und kompetente Unterstützung dieses Buch nicht realisierbar gewesen wäre. Und schließlich ein ganz persönlicher Dank an meine Frau und unsere Kinder, die wieder einmal für mehrere Stunden auf mich verzichten mußten.

Kiel, im Januar 1997
Hagen Bertermann

Geleitwort

In nahezu allen medizinischen Fachdisziplinen hat die Real-Time-Sonographie stetig zunehmende Bedeutung für die bildgebende Diagnostik erlangt.

Fortschritte in der Transducer-Technologie und der akustischen Signalverarbeitung haben die anatomische Detailerkennbarkeit verfeinert, die sonomorphologische Bildanalyse verbessert und dem Verfahren fortwährend neue Anwendungsbereiche eröffnet. Diese Entwicklung ist noch keinesfalls abgeschlossen. Mit der Endosonographie wurden neue diagnostische Perspektiven erreicht, oft gerade für jene Körperregionen und Organe, die der transkutanen Sonographie nicht oder nur eingeschränkt zugänglich sind.

Die raschen Fortschritte auch auf dem endosonographischem Gebiet haben dazu geführt, daß für einige Bereiche die intrakavitäre Ultraschalldiagnostik bereits zum bildgebenden Verfahren der Wahl reifte und in vielen Institutionen unverzichtbarer Bestandteil der Routinediagnostik geworden ist.

Der Autor des vorliegenden Buches hatte wesentlichen Anteil an der Evaluierung der diagnostischen Einsatzmöglichkeiten und Grenzen der transrektalen Prostatasonographie. In einer umfassenden, klar strukturierten und praxisorientierten Darstellung hat der Autor seine langjährigen Erfahrungen mit dieser bildgebenden Methode zusammengetragen, die Indikationen und Perspektiven herausgearbeitet und den derzeitigen klinischen Stellenwert des Verfahrens im Sinne einer Standortbestimmung kritisch beleuchtet. Das sorgfältig ausgesuchte und erläuterte, großzügig bemessene Bildmaterial wird dazu beitragen, den Zugang zu diesem bildgebenden Verfahren und die Interpretation der endosonographischen Bilder zu erleichtern.

Ich wünsche diesem informativen Buch entsprechende Aufnahme und Wertschätzung.

Prof. Dr. Wolf B. Schwerk

Inhaltsverzeichnis

Historische Entwicklung 1
Apparative Voraussetzungen 1
Logistische Voraussetzungen 2
Indikationen 3
Untersuchungstechnik 4
Normale Prostata und Samenblasen mit topographischer und zonaler Anatomie 5
    Topographische Anatomie des kleinen Beckens 5
    Normale Prostata mit zonaler Anatomie ... 8
    Samenblasen 10
    Volumetrie 16
    Biopsie 19
Pathologische Sonomorphologie von Prostata und Samenblasen 23
    Prostatakarzinom 23
        T-Klassifikation 25
        Screening 59
        Verlaufskontrollen beim Prostatakarzinom 61

Prostataadenom (BPH) 65
    Pathomorphologie 65
    Sonomorphologie 66
    Verlaufskontrollen des Prostata-Adenomes 68
Prostatitis und Vesikulitis 100
    Pathomorphologie und Symptomatik 100
    Sonomorphologie 100
Seltene Fehlbildungen 118
    Utriculus-Zyste 118
    Samenblasen-Aplasie, Zysten, Ureterektopie 120
Interventioneller transrektaler Ultraschall 125
    Biopsie 125
    Gezielte Antibiotika-Injektion 125
    Gezielte Abszeßdrainage 126
    Transurethrale Resektion (TUR) unter TRUS-Sicht 126
    Gezielte interstitielle Strahlentherapie 130
Literatur 134
Stichwortverzeichnis 137

Stichwortverzeichnis

A
5-Alpha-Reduktasehemmer 68
5-Alpha-Reduktase-Inhibitor 67
Abszeß-Drainage 116, 126, 127
Abszesse 66
Adenome 51, 65, 76, 77, 82
– glanduläre 76, 77
– inhomogene 82
Afterloading-Technik 130
Alpha-Rezeptoren-Blocker 67
Analer Sphinkterapparat 4
Anatomisches Verzeichnis 5
Antibiotika-Injektion 125
Aplasie der Samenblasen 120
Aromatasehemmer 68
Aromatase-Inhibitor 67
Artefakte 4
Atrophie 25
Azoospermie 4

B
Ballon-Katheter 94, 96
Benigne Prostatahyperplasie (BPH) 65
Biopsie 19–23, 37, 51
– Ergebnisse 19
– fokale 37
– gezielte transrektale 20
– gezielte 21, 22, 37, 52
– kontrollierte 21, 52
– perineale 20, 23
– strategische 19, 37
– systematische Sechsfach- 20, 22
– systematische 19, 51
– transrektale 19
Biopsiegerät 21
Biopsiehilfe 2
Biopsiepistole 2
Blasen-Karzinom 124
Brachytherapie 130

C
Chirurgische Kapsel 51, 66
Colliculus seminalis 10
Corpora amylacea 100

D
Deskriptoren 59
Detrusorschleife 12
Drüsen 25

E
Ellypsoidvolumen 17
Enukleation 68

F
Familäre Disposition 3
Fokale Prostatitis 25, 37
Früherkennung 3

G
Glanduläre BPH – Großflächenschnitt 86
Grading 61
Größenbestimmung 66
Großflächenschnitte 24, 59, 60

H
Hämospermie 100
HDR-Brachytherapie 132
High-Dose-Rate-Strahlentherapie 16
hormonrefraktäres Karzinom 61
Hyperplasie 25, 65
– fibromuskuläre 65
– glanduläre 65, 66
– stromale 25, 66

I
Image-Analyse 60
Image-Analyse-System 39, 59
Interstitielle Strahlentherapie 4, 130
Iridium 192 . . . . 130, 133

K
Kapselperforation 46
Kapselüberschreitungen 37
Karzinome 26, 43, 44, 52–59
– echodichte 43, 44
– inzidente 53–55
– latente 26
– PSA-inzidente 59
– TRUS-inzidente 52, 56, 57, 59
– T-Zonen- 57
Koagulation 127
Kongestion 67

L
Laser 127
Laser-Koagulation 67, 127
Lokale Progression 63, 65
Lokale Remission 61
Lymphknotenmetastasen 122
Lymphknotenvergrößerungen 4

M
Mittellappen-Adenom 16, 79, 80

N
Nadelführung 2

Stichwortverzeichnis

Negativer prädiktiver Wert 8, 26, 59
Neurovaskuläres Bündel 37, 46

O
Oligospermie 4

P
Palpation 26
Pararektales Myxom 124
Periproktitische Abszesse 4, 124
Phytotherapeutika 67
Positiver prädiktiver Wert 8, 26, 59
Prostata-Abszeß 101, 114, 115
Prostatakarzinom 23, 52
– inzidentes 52
Prostataspezifisches Antigen 3
Prostata-Zyste bei Ureterektopie 121
Prostatitis 37, 100–104, 107–111
– akute 101, 102, 104
– chronische 101, 104, 107, 108, 110, 111
– fokale 37, 109
PSA-Density 51

R
Radikale TUR 68
Radikale Prostat-Ektomie 61
Regressionsgrading 61
Rektuminfiltrationen 45
Rektumkarzinom 5, 49, 122, 123
Rektum-Samenblasen-Fistel 118
Resektionshöhle 68
Residual-Tumor 50, 54, 55

S
Samenblaseninfiltration 37, 40–42
Samenblasen-Stein 113
Samenblasen-Zysten 120

Screening 59
Sekretsteinansammlungen 66
Strahlentherapie 61
Stromaknoten 66

T
Tastbefund 3
– suspekter 3
Therapiekonzepte 25
T-Klassifikation 25
Transurethrale Resektion (TUR) 68, 126
Trigonum vesicae 12
Tru-cut-Nadel 19
TUR-Höhle 96, 97, 99
TUR-Monitoring 128

U
Ultriculus-Zyste 74
Ureterektopie 120
Utriculuszyste 101, 118–120

V
Verlaufskontrollen 61, 68
– beim Prostatakarzinom 61
Vesikulitis 100, 101, 103, 104, 109, 111–113
Volumen-Verdopplungsrate 26
Volumetrie 16, 17, 75
– endorektale 17
– planimetrische systematische 16
– suprapubische 17

W
Wasservorlauf 1

Z
Zonale Anatomie 5, 8
Zysten 66, 91–93

Transrektale Sonographie von Prostata und Samenblasen

Von H. Bertermann

Historische Entwicklung

Bereits 1957 veröffentlichten Wild und Reid eine Methode zur transrektalen Sonographie der Prostata. In den 70er Jahren wurde diese Methode in Japan weiterentwickelt [54], so daß Watanabe 1980 über Untersuchungen von 3000 Probanden, sogar zur Früherkennung berichtete. Als karzinomtypische Veränderung galt die Asymmetrie und/oder birnenförmige Konfiguration der Prostata. Es wurde angenommen, daß das Karzinom zu einer höheren Echodichte führt. Erst 1982 stellten Frentzel-Beyme et al. [24] aufgrund von systematischen Untersuchungen an Leichenprostaten fest, daß das Prostatakarzinom meist zu einer Verminderung der Echodichte führt, also echoärmer als das normale Echomuster erscheint.

1983 organisierten Frentzel-Beyme und Bertermann in Berlin ein 2tägiges Seminar zur Standortbestimmung der transrektalen Prostata-Sonographie [25].

Zunächst standen 3,5 oder 4MHz-Sonden zur Verfügung – eine wesentlich bessere Detailerkennbarkeit ermöglichten dann höherfrequente Sonden. Als erste stellten Brüel und Kjaer 1985 eine 7,5 MHz-Sonde zur Verfügung, die durch Mehrinformation eine entscheidende Verbesserung der Bildqualität ergab, so daß die Interpretation der gewonnenen Bilder immer leichter wurde.

Seit 1986 organisierten Lee und McLeary jährlich internationale Symposien in Michigan. Auch Lee et al. [34] sowie Dähnert et al. [21] hatten systematische Untersuchungen zur Echogenität des Prostatakarzinoms durchgeführt und bestätigten die Verminderung der Echodichte durch das Karzinom.

1988 veranstalteten wir in Kiel das 3. internationale Symposium mit großer, überwiegend internationaler Beteiligung. In den letzten Jahren wurde auf vielen nationalen und allen großen internationalen Kongressen über den Stellenwert der transrektalen Sonographie berichtet und diskutiert. Am intensivsten ist sicher die Fortbildung in Deutschland: Der Arbeitskreis „Bildgebende Systeme" der Deutschen Gesellschaft für Urologie hat jährlich mehrere Seminare, oft mit praktischen Übungen, angeboten.

Unbestritten ist, daß der transrektale Ultraschall (TRUS) das beste bildgebende Verfahren zur Darstellung von Prostata und Samenblasen ist. Kontrovers wird der Wert dieser Methode in der Früherkennung oder zum Screening des Prostatakarzinoms diskutiert (s.u.) – wir propagieren den Einsatz des TRUS bei *allen* Erkrankungen von Prostata und Samenblasen, weil die durch diese Untersuchung mögliche Mehrinformation zu einer sichereren Diagnostik, gezielten Therapie und besseren Verlaufskontrolle genutzt werden kann.

Apparative Voraussetzungen

Die Untersuchung sollte mit einem *hochfrequenten Schallkopf um 7 MHz* in mindestens zwei Ultraschallebenen durchführbar sein. Die meisten Hersteller von Sonographiegeräten bieten heute eine entsprechend umschaltbare Sonde an, mit der in transversaler und longitudinaler Richtung untersucht werden kann, ohne den Schallkopf wechseln zu müssen.

Wir empfehlen, einen *Wasservorlauf* zu verwenden: einerseits gelingt damit eine gleichmäßige Ankopplung an die Rektumvorderwand ohne Luft- und Stuhlüberlagerungen. Gleichzeitig kann der Abstand insbesondere zu den peripheren Drüsenanteilen der Prostata so variiert werden, daß diese im Fokusbereich des Schallkopfes (meist 1–3 cm) untersucht werden können. Dadurch kann die „region of interest" in den Bereich des optimalen Auflösungsvermögens des Schallkopfes gebracht werden. Durch die Möglichkeit, die *Schallebene* zu *ändern*, kann zusätzlich ein physikalisches Artefakt besser als solches erkannt werden, wodurch Fehlbeurteilungen vermieden werden können.

Weiterhin sollte die Schallsonde über eine *Biopsiehilfe* bzw. *Nadelführung* verfügen, so daß die Biopsie unter Ultraschallkontrolle erfolgen kann. Dadurch werden auch weitere interventionelle Maßnahmen, wie gezielte Antibiotikainjektion, Abszeßdrainage oder interstitielle Applikation von Strahlenquellen ultraschallgesteuert und -kontrolliert möglich.

Zur Gewebeentnahme sollte eine *halbautomatische Biopsiepistole* verwendet werden, da mit Hilfe dieser Technik sehr viel dünnere Nadeln und auch der transrektale Weg gewählt werden können und die Gewebezylinder keine relevanten Quetschartefakte aufweisen. (Näheres siehe unter Biopsie).

Logistische Voraussetzungen

Der Untersucher sollte Erfahrungen in der perkutanen Sonographie sowie gute Kenntnisse der topographischen Anatomie des kleinen Beckens besitzen. Da die hochauflösenden Schallköpfe auch innerprostatische Strukturen sehr gut abbilden können, ist die Kenntnis der zonalen Anatomie und der zonalen Pathophysiologie von entscheidender Bedeutung.

Dem amerikanischen Pathologen MCNEAL verdanken wir die Entdeckung der sogenannten zonalen Anatomie – die Differenzierung von drei drüsigen und einer stromalen Zone in der Prostata: Die Urethra mit dem periurethralen fibromuskulären Stroma, die bei einem 30-jährigen Mann etwa ein Drittel des Gesamtvolumens der Prostata ausmacht und drei glanduläre Zonen, die jeweils in verschiedene Harnröhrenabschnitte drainieren. Auf halber Länge der prostatischen Harnröhre liegt der Colliculus seminalis, die Mündungsstelle der Samenblasen und Ampullen der Ductus deferentes. Die proximale Harnröhre verläuft von hier an um etwa 35° nach ventral abgewinkelt. In die distale Harnröhre münden die Ausführungsgänge der Drüsen der sogenannten peripheren Zone. Im proximalen und basalen Teil der Prostata liegen die Drüsen der zentralen Zone, die konisch die Ausführungsgänge der Samenblasen umgeben. Diese zentrale Zone entspricht etwa 20% des Drüsengewebes, 75% gehören zur peripheren Zone. Die juvenile Transitionalzone besteht aus zwei schmalen paraurethralen Drüsenlappen, die nur 5% des Drüsengewebes ausmachen. Ihre Ausführungsgänge münden in die proximale Harnröhre, dicht oberhalb des Colliculus. Nicht immer können die Grenzen zwischen diesen Drüsen-Zonen sonografisch erfaßt werden.

Die Kenntnis der innerprostatischen Topografie ist jedoch von großer Bedeutung, da sich entzündliche, hyperplastische und neoplastische Alterationen in typischer Weise jeweils nur in bestimmten Zonen entwickeln.

Im Text und in den Abbildungen werden folgende Abkürzungen verwendet:

BPH	– benigne Prostatahyperplasie
Cs	– Colliculus seminalis
CZ	– zentrale Zone
cau	– caudal
cra	– cranial
L	– links
LS	– Longitudinalschnitt
PA	– Prostataadenom
PCA	– Prostatakarzinom
PSA	– prostataspezifisches Antigen
pT	– pathohistologisches Tumorstadium
PZ	– periphere Zone
PUS	– periurethrales Stroma
R	– rechts
RT	– rektaler Tastbefund
SLS	– schräger LS
TPS	– transrektale Prostata-Sonographie
TRUS	– transrektaler Ultraschall
TS	– Transversalschnitt
TUR	– transurethrale Resektion
TZ	– Transitional-Zone
U	– Urethra
uT	– sonografisches Tumorstadium

Indikationen

Grundsätzlich empfehlen wir bei allen Symptomen, die auf eine mögliche Erkrankung der Prostata und/oder Samenblasen hinweisen, eine endosonografische Diagnostik. Denn diese Untersuchung ist wenig invasiv, bereitet dem Patienten keine wesentliche Belästigung und liefert dem in der Methode erfahrenen Untersucher in wenigen Minuten klinisch relevante Mehrinformationen.

Nachteilig ist sicherlich die relativ geringe Spezifität der sono-morphologischen Veränderungen, die vor allem den weniger erfahrenen Untersucher zu Fehlinterpretationen verleiten können. Dies ist allerdings ein grundsätzliches Dilemma bei der Einführung neuer sonografischer Untersuchungstechniken. So soll dieser Beitrag und zwei 1994 fertiggestellte Video-Lehrfilme [6] die Einarbeitungszeit verkürzen und die diagnostische Sicherheit erhöhen.

Aufgrund unserer langjährigen Erfahrung empfehlen wir vor allem bei folgenden Indikationen eine transrektale Ultraschalluntersuchung:

- *bei suspektem rektalen Tastbefund (RT)*
  Ergibt der transrektale Ultraschall ebenfalls einen karzinomverdächtigen Befund (Echoarmut, Asymmetrie), kann gleichzeitig geprüft werden, ob ein organbegrenztes oder organüberschreitendes oder ein multifokales Wachstum zu erkennen ist. Das sonografisch am meisten karzinomverdächtige Areal kann durch eine gezielte transrektale Biopsie histologisch gesichert werden. Ergibt die Endo-Sonographie typische Zeichen einer chronischen Prostatitis (Sekretsteinnester oder ausgedehnte Verkalkungen) oder asymmetrische Stromaknoten eines Prostataadenoms, so handelt es sich wahrscheinlich um einen falsch positiven Tastbefund: Zur Sicherheit sollte eine gezielte Biopsie erfolgen, die bei Bestätigung des vermuteten benignen Befundes nicht wiederholt werden muß. Eine sorgfältige bildliche Dokumentation ist zudem eine gute Voraussetzung für eine sicherere Beurteilung bei Kontrolluntersuchungen.

- *bei erhöhtem prostataspezifischen Antigen (PSA)*
  Trotz der geringen Spezifität wird das PSA zunehmend auch zum Screening eingesetzt. Bei erhöhtem PSA-Wert kann die Endo-Sonographie tumorverdächtige Echostrukturen aufdecken, um sie gezielt zu biopsieren. Gleichzeitig kann das Gesamtvolumen der Prostata bestimmt werden, um eine Korrelation zwischen der Höhe des PSA-Wertes und der Menge an Drüsengewebe herzustellen. Bei Nachweis einer Prostatahyperplasie kann man zudem sonografisch zwischen drüsiger und stromaler Hyperplasie unterscheiden – das ist eine wichtige Mehrinformation, denn das stromale Gewebe exprimiert kein prostataspezifisches Antigen. Schließlich kann die von vielen Arbeitsgruppen bei erhöhtem PSA-Wert geforderte systematische sechsfach-Biopsie am repräsentativsten unter transrektaler Ultraschallsicht durchgeführt werden.

- *bei familiärer Disposition*
  Bekanntlich tritt das Adenokarzinom der Prostata familiär gehäuft auf, so daß die TRUS auch bei normalem Tastbefund und PSA-Wert durchgeführt werden sollte – schließlich sind 33 % der klinisch nachweisbaren organbegrenzten Karzinome nicht palpabel und 25 % haben einen normalen PSA-Wert. Als Altersgrenze sollte man das 45. Lebensjahr wählen. Das gleiche empfehlen wir bei Männern mit Karzinophobie.

- *zur Früherkennung*
  Grundsätzlich bieten wir allen Männern über 45 Jahren eine Untersuchung der drei Parameter rektaler Tastbefund, prostataspezifisches Antigen und transrektaler Ultraschall an, da die Kombination dieser drei Parameter zu einem sehr hohen negativen prädiktiven Wert führt, also dem Ausschluß eines klinisch relevanten Tumors.

- *bei benigner Prostatahyperplasie*
  Die Größenbestimmung des Prostataadenoms ist mit dem TRUS sehr viel genauer als palpatorisch oder mit der externen transvesikalen Sonographie möglich. Weiterhin kann die Differenzierung in glanduläre und stromale Hyperplasie Entscheidungshilfen für eine medikamentöse oder operative Therapie geben, schließlich kann auch ein nicht palpables Karzinom innerhalb der Hyperplasie oder in der peripheren Zone der Prostata entdeckt werden.

- *bei Entzündungen der Prostata und Samenwege*
  Bei vielen Patienten mit einer irritativen Dysurie oder einer sogenannten Prostatopathie findet man

endosonografisch deutliche Zeichen einer chronischen oder akuten fokalen Prostatitis. Bei einer Hämospermie entdeckt man regelmäßig Zeichen einer ein- oder beidseitigen Samenblasenentzündung. Selten kann auch ein mehr/minder ausgeprägter Prostataabszeß endosonografisch verifiziert werden.

Dies sind die wichtigsten und häufigsten Indikationen, bei denen wir eine transrektale Sonographie durchführen – die Indikation sollte eben nicht beschränkt sein auf die Suche nach nicht palpablen, PSA-negativen Karzinomen.

Weitere Indikationen sehen wir in einer *Oligo- und Azoospermie*, um Fehlbildungen der männlichen Adnexe aufzudecken, in der *Verlaufskontrolle beim Prostatakarzinom und beim Prostataadenom*. Schließlich erlaubt die endorektale Sonographie auch die Beurteilung *periprostatischer und pararektaler Strukturen*: Der *anale Sphinkterapparat*, *periproktitische Abszesse*, das *Rektumkarzinom* mit der Möglichkeit des Ausschlusses einer Infiltration der Prostata oder Vagina oder des Blasenbodens. Gelegentlich können auch pararektale oder präsacrale *Lymphknotenvergrößerungen* erkannt und gezielt bioptisch abgeklärt werden.

Hinzu kommen die Indikationen zu *Interventionen an Prostata und Samenblasen* unter Ultraschallsicht: *Biopsie* und *Aspiration, Punktion* für bakteriologische Untersuchungen, *Antibiotika-Injektion, Abszeßdrainage, Monitoring* von transurethralen Eingriffen wie Elektroresektion, Laserkoagulation und Vaporisation oder fokussiertem Ultraschall sowie für die *interstitielle Strahlentherapie* mit Jod-Seeds oder mit Iridium 192 als HDR-Brachytherapie.

Untersuchungstechnik

Eine spezielle Vorbereitung des Patienten ist üblicherweise nicht erforderlich; früher haben wir etwa 15 Minuten vor der Untersuchung ein Klistier gegeben, um die Ampulle zu entleeren, dies halten wir jetzt nicht mehr für erforderlich. Der Patient wird in Linksseitenlage gebracht, mit gebeugten Hüft- und Kniegelenken; das ist im Vergleich zur Steinschnittlage ohne Zeitaufwand möglich, zudem für den Patienten komfortabler; weiterhin steigen in Seitenlage eventuell verbliebene Luftblasen in der Wasservorlaufstrecke nach oben und beeinträchtigen somit nicht die Ultraschallsicht auf die Prostata.

Vor Einführen der Ultraschallsonde sollte der Anus inspiziert und digital rektal untersucht werden. Denn ist die digitale Untersuchung schmerzhaft, wird auch das Einführen der Endosonde Beschwerden verursachen. Dies spricht für entzündliche Erkrankungen des Anus oder Sphinkterapparates, die zunächst gezielt therapiert werden sollten.

Bei der Vorbereitung der Ultraschallsonde mit dem Wasserballon sollte bereits ein relativ festes Ultraschall-Gel verwendet werden, bevor ein feuchtes Kondom über die Sonde gezogen wird. Deshalb führen wir die digitale rektale Untersuchung bereits mit demselben Ultraschallgel durch; bei der sonst üblichen Verwendung von Vaseline könnten Salbenpartikel in Schleimhautfalten verbleiben, die dann zu ähnlichen *physikalischen Artefakten* führen wie Stuhlreste. Zunächst untersuchen wir die Prostata in der Transversalschnittebene (TS), wobei die Sonde langsam von apikal nach basal bis unter den Blasenboden an der Prostata entlang geführt wird. Der Abstand zur Prostata sollte konstant gehalten werden, um die periphere Zone im Fokus des Transducers zu behalten. Die Sonde wird nochmals bis in die apikale Prostataregion und den Übergang in die Urethra herunter gezogen. Dann wird in die Longitudinalschnittebene (LS) umgeschaltet: hier wird zunächst ein Schnitt in der Sagittalebene mit dem Verlauf der Harnröhre eingestellt, dann wird die Sonde langsam gedreht, so daß schräge Längsschnitte (SLS) entstehen. Zunächst wird der rechte Lappen untersucht, dann die Sagittalebene wieder aufgesucht und anschließend der linke Lappen. Zur vollständigen Beurteilung der Samenblasen ist häufig ein mehrfaches Umschalten in die Transversal- und Longitudinalebene erforderlich, um auch die Symmetrie der Prostata und der Samenblasen beurteilen zu können.

Normale Prostata und Samenblasen mit topographischer und zonaler Anatomie

Topographische Anatomie des kleinen Beckens

Zur sicheren Diagnostik von Prostataerkrankungen gehört natürlich eine gute Kenntnis der topographischen Anatomie des kleinen Beckens mit den relevanten Krankheitsbildern. Mehr noch als die Computertomografie kann die Kernspintomografie die topographischen Verhältnisse im kleinen Becken sichtbar machen, insbesondere durch die Möglichkeit, die Bildebene frei zu wählen. Die transrektale Sonographie hat durch die Verwendung höherfrequenter Sonden eine deutlich begrenzte Eindringtiefe, so daß allenfalls Strukturen in einem Abstand bis zu 10 cm von der Sonde ausreichend gut beurteilt werden können. Dafür liefert sie ein größeres Auflösungsvermögen, was insbesondere für die Darstellung innerprostatischer Strukturen und deren krankhaften Veränderungen von großer Bedeutung ist. Aber auch der Blick in den periprostatischen und pararektalen Raum ist klinisch oftmals von entscheidender diagnostischer Bedeutung: So kann der anale Sphinkterapparat beurteilt werden, periproktitische Abszesse erkannt werden, das Rektumkarzinom kann entdeckt und dessen T-Stadium sicherer als mit jedem anderen bildgebenden Verfahren beurteilt werden: Insbesondere der Nachweis oder der Ausschluß einer Infiltration in Prostata, Vagina oder Blasenboden oder der Nachweis von pararektalen präsacralen Lymphknotenmetastasen. Weiterhin liegt der Blasenboden mit der Uretereinmündung sowie der Douglas'sche Raum im Fokusbereich auch der höherfrequenten Schallköpfe und können somit differenziert beurteilt werden. Von entscheidender Bedeutung ist oft die Dignität solcher Prozesse, so daß die ultraschallgezielte Biopsie hier rasch und sicher die relevanten Informationen liefern kann. Oft kann auch die transrektale Sonographie die Infiltration eines Tumors in Nachbarorgane aufdecken, wodurch die Therapieplanung günstig beeinflußt werden kann.

Anatomisches Verzeichnis
In den Abbildungen werden die Ziffern 1–22 mit folgender Bedeutung verwendet:

1 – Harnblase
2 – Prostata
3 – Rektum
4 – Fascia rectovesicalis (Denonvilliers)
5 – M. levator ani et prostatae
6 – M. obturator internus
7 – M. transversus perinei profundus
8 – Os pubis
9 – Os coccygis
10 – Bulbus penis
11 – Crus penis
12 – Urethra
13 – Vesicula seminalis
14 – Ampulla ductus deferentis
15 – Glandula bulbourethralis
16 – Fascia diaphragmatis urogenitalis superior
17 – Fascia obturatoria
18 – Colliculus seminalis
19 – Ostium urethrae internum
20 – Ostium ureteris
21 – Ductus ejaculatorius
22 – Ductus deferens

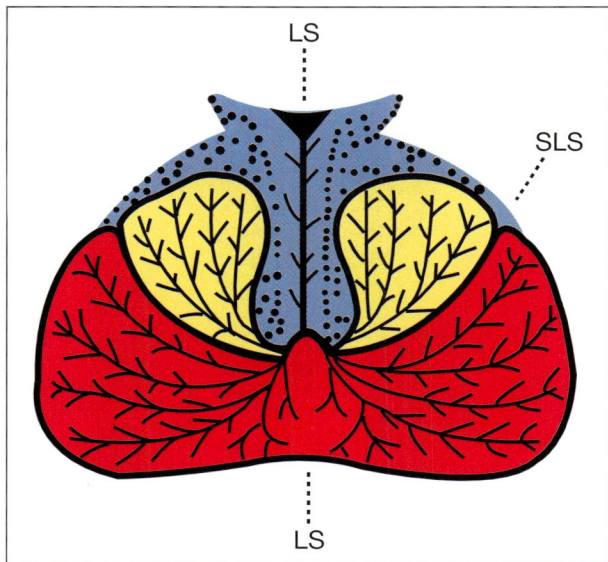

Abb. 1:
Zonale Anatomie (schematisch) – Transversalschnitt (TS) der Prostata in Höhe des Colliculus seminalis.
Rot: Periphere Zone; Blau: Urethra und periurethrales Stroma; Gelb: Transitional-Zone (etwas vergrößert). → LS : Longitudinal-Schnitt; → SLS: Schräger LS.

Prostata und Samenblasen | **Spezielle Diagnostik**

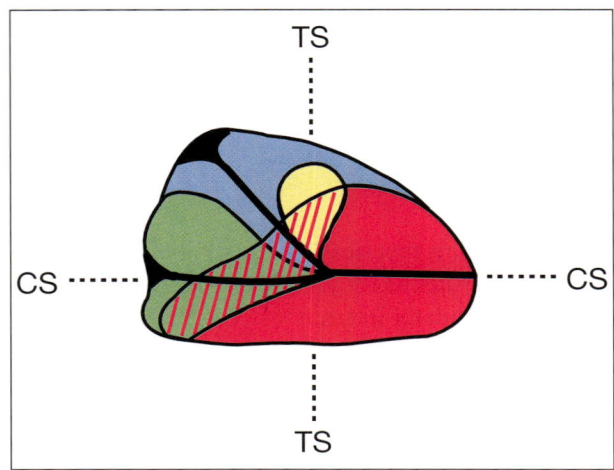

Abb. 2:
Zonale Anatomie (schematisch) – Longitudinalschnitt (LS) in der Sagittalebene.
Grün: Zentrale Zone (CZ), übrige Farben wie in Abb. 1. → CS: Coronare Schnittebene;
→ TS: Transversal-Schnitt.

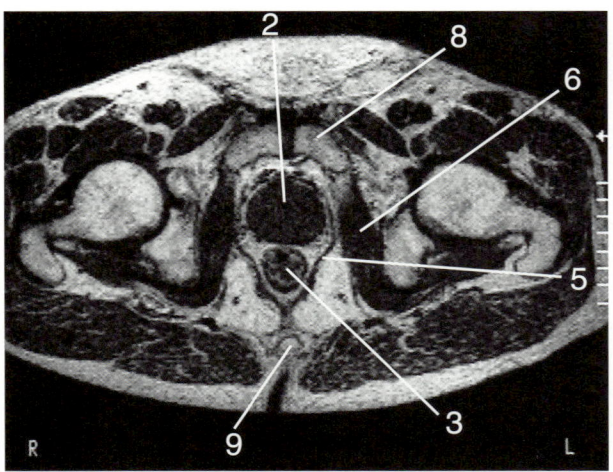

Abb. 4:
Transversalschnitt durch das männliche Becken – Magnetresonanztomographie (MRT). Die Ziffern entsprechen den im Verzeichnis aufgeführten anatomischen Strukturen.

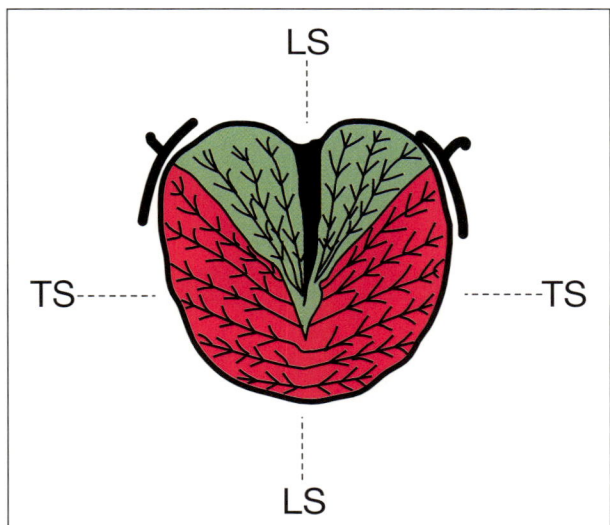

Abb. 3:
Zonale Anatomie (schematisch) – coronare Schnittebene in Höhe des Colliculus seminalis.
→ LS: Longitudinal-Schnitt; → TS: Transversal-Schnitt.

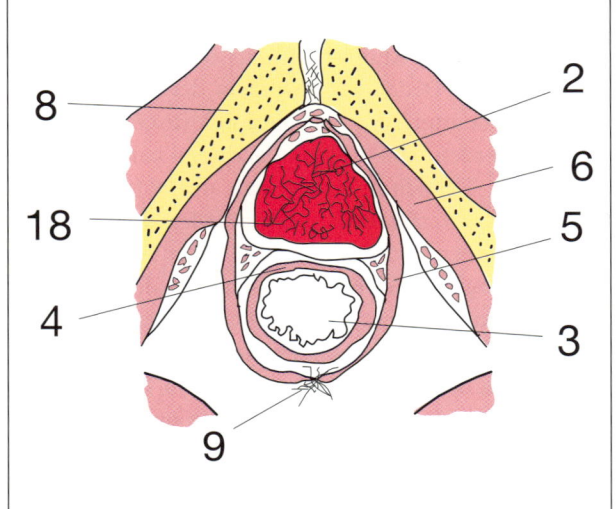

Abb. 5:
Schematischer Transversalschnitt durch das männliche Becken.
Ziffern: siehe anatomisches Verzeichnis.

Spezielle Diagnostik — Prostata und Samenblasen

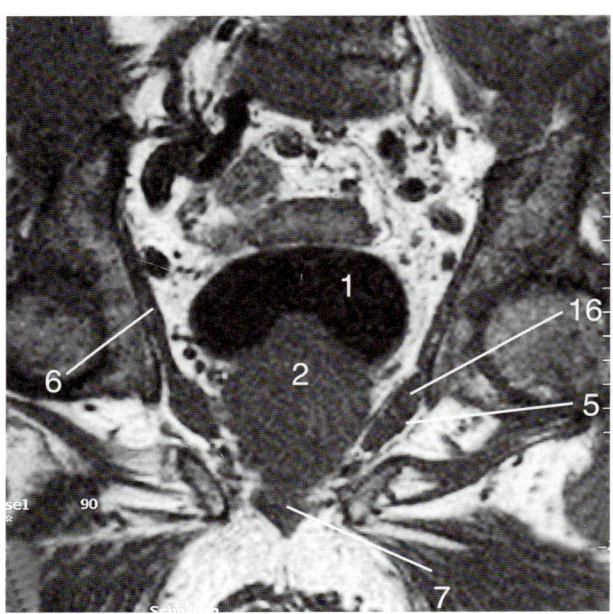

Abb. 6:
Frontalschnitt durch das männliche Becken – MRT. Ziffern: siehe anatomisches Verzeichnis.

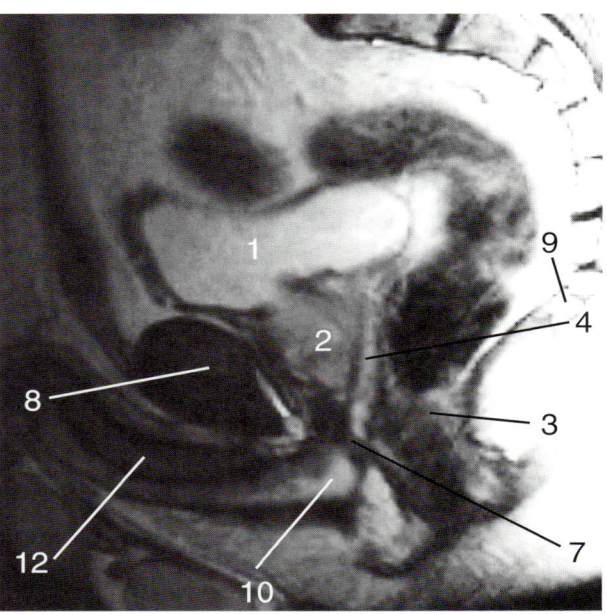

Abb. 8:
Sagittalschnitt durch das männliche Becken – MRT. Ziffern: siehe anatomisches Verzeichnis.

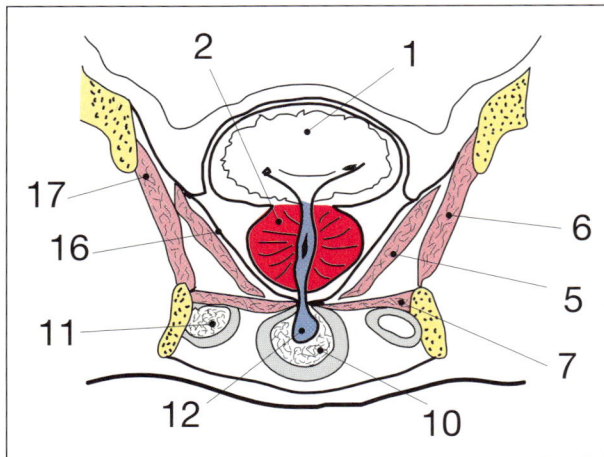

Abb. 7:
Schematischer Frontalschnitt. Ziffern siehe anatomisches Verzeichnis.

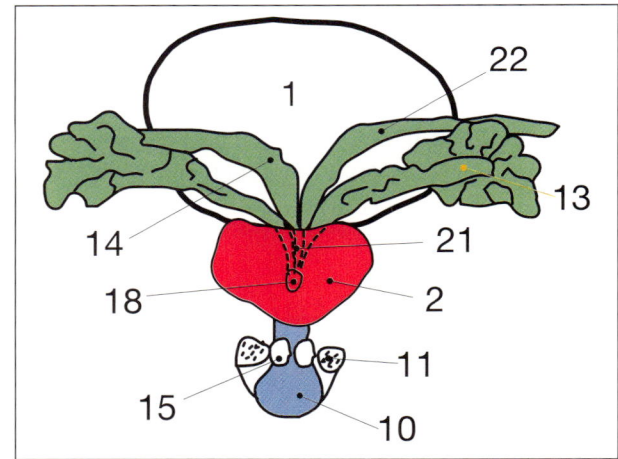

Abb. 9:
Schematische Dorsalansicht von Samenblasen, Prostata und Bulbus der Harnröhre. Ziffern siehe anatomisches Verzeichnis.

Prostata und Samenblasen **Spezielle Diagnostik**

Normale Prostata mit zonaler Anatomie

Die normale Prostata hat eine homogene Echostruktur von mittlerer Echodichte (etwas höher als die der normalen Leber) und ist gut vom periprostatischen Gewebe, dem Rektum und der Harnblase abgrenzbar. Die juvenile Drüse mißt etwa 40 mm latero-lateral, 30 mm kranio-kaudal und 30 mm dorso-ventral und hat ein Volumen von etwa 20 ml (13–25 ml). Meist kann die prostatische Harnröhre mit den Muskelfasern des sogenannten Sphinkter internus sowie dem ventral der Harnröhre gelegenen periurethralen Stroma aufgrund ihrer geringeren Echodichte gut von dem Drüsengewebe differenziert werden. Auch die muskulären Strukturen der Ductus ejaculatorii und die Ampullen der Ductus deferentes können vor allem in schrägen Longitudinalschnitten dargestellt werden. Kleine Sekretsteine, die bereits in juvenilen Drüsen vorkommen, sind an den hellen Echos zu erkennen, meist sind die Steinchen so klein, daß sie keinen Schallschatten werfen.

Das hohe Auflösungsvermögen und die Möglichkeit, die Prostata in Transversal- und Longitudinalebenen abzufahren, ermöglichen eine Darstellung der zonalen Anatomie. Jedem erfahrenen Untersucher ist vertraut, daß gerade Grenzschichten von Geweben besser in der dynamischen Sonographie sichtbar gemacht werden können als im Standbild. Deshalb haben wir bei einigen exemplarischen Beispielen zusätzlich zu den Standbildern schematisch die verschiedenen Zonen farbig markiert.

Die Differenzierung in die verschiedenen Zonen der Prostata ist deswegen von Bedeutung, weil sich bestimmte krankhafte Veränderungen nur in bestimmten Zonen ereignen. So entwickelt sich die benigne Hyperplasie ausschließlich in der kleinen Transitionalzone und bildet dort dann die Seitenlappenadenome sowie in den kurzen, dorsal in der Mittellinie gelegenen Albaran'schen Drüsen, die dann das sogenannte Mittellappenadenom bilden können. Andererseits entstehen 70–80 % der Adenokarzinome der Prostata in der peripheren Zone, nur 5 % in der zentralen Zone und 10–20 % in der Transitionalzone. Entdeckt man also in der peripheren Zone ein sonografisch karzinomverdächtiges echoarmes Areal, so ist die a-priori-Wahrscheinlichkeit für das Vorliegen eines Karzinoms drei bis viermal größer, als wenn dieser Befund in der T-Zone läge; denn in der peripheren Zone gibt es keine hyperplastischen Alterationen wie einen fibromuskulären Knoten, der dieselbe suspekte Verminderung der Echodichte bietet wie ein solides Karzinom. Umgekehrt handelt es sich bei einem echoarmen Areal in der Transitionalzone viel wahrscheinlicher um einen stromalen fibromuskulären Adenomknoten als um ein Karzinom.

Diese sehr unterschiedliche a-priori-Wahrscheinlichkeit vermag den negativen und positiven prädiktiven Wert der transrektalen Sonographie gegenüber der Palpation entscheidend zu steigern. Denn palpatorisch ist es meist nicht möglich, suspekte Indurationen dieser zonalen Anatomie zuzuordnen. Außerdem entziehen sich die ventralen und lateralen Drüsenanteile der Palpation.

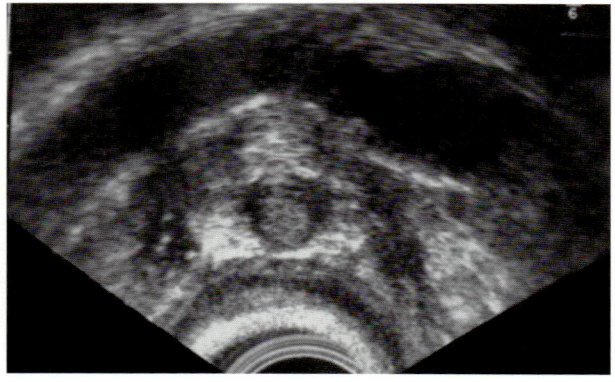
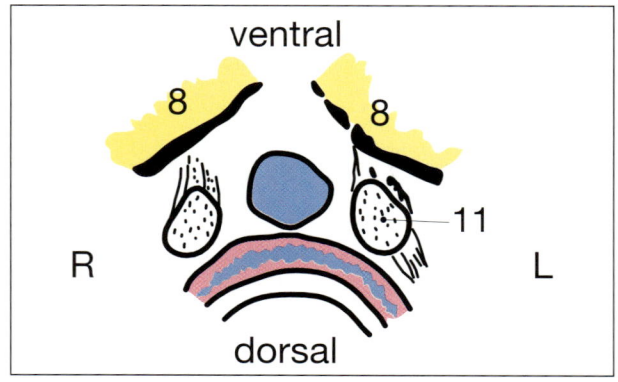

Abb. 10:
Transversalschnitt (TS) der Urethra (blau) dicht unterhalb der Prostata. Ventral die Bögen des Os pubis (8) mit Schallauslöschung (gelb), lateral die Crura penis (11) und dorsal mehrschichtig der Sphinkter ani (pink + blau).

Spezielle Diagnostik   **Prostata und Samenblasen**

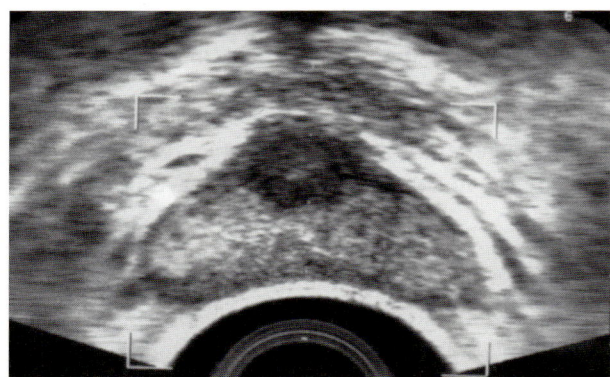 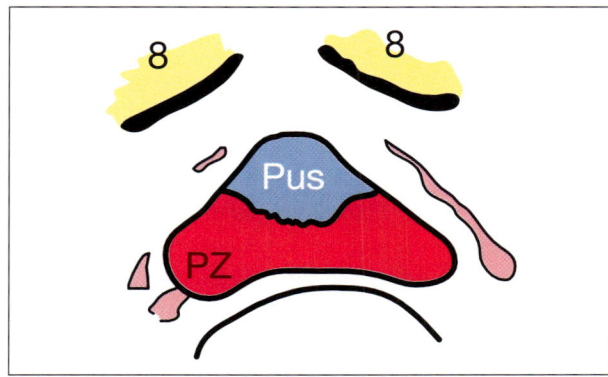

Abb. 11:
Apikaler TS der normalen Prostata – periphere Zone (rot), Urethra mit periurethralem Stroma (blau) und periprostatische Venen (pink).

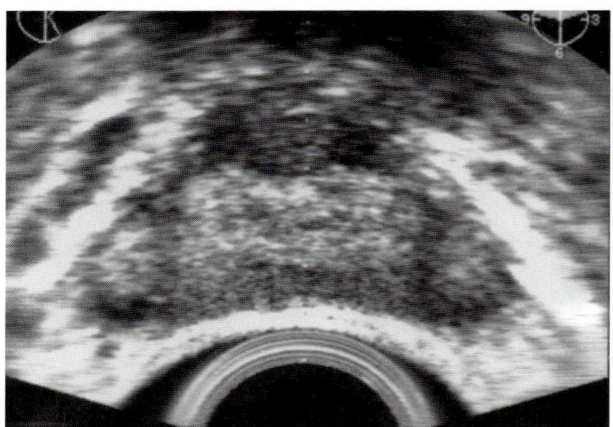 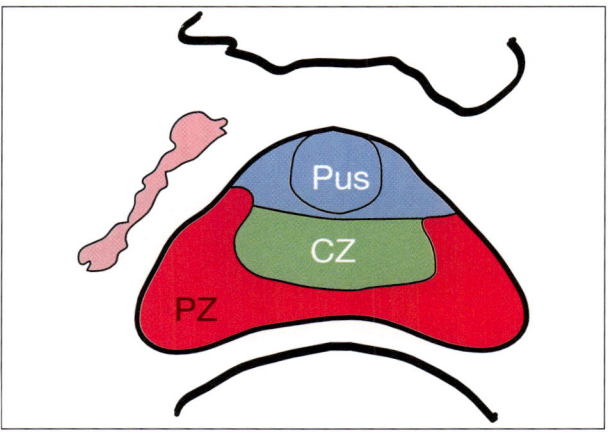

Abb. 12:
Basaler TS bei stärkerer Vergrößerung – periphere Zone (rot), zentrale Zone (grün) und Urethra mit periurethralem Stroma (blau).

Samenblasen

Die Samenblasen und Ampullen der Ductus deferentes, zusammen mit der Prostata oft auch als männliche Adnexe bezeichnet, münden mit dem Colliculus seminalis auf die prostatische Harnröhre. Innerhalb der drüsigen Prostata werden sie von der sogenannten zentralen Zone (C-Zone) umgeben, die die basalen drüsigen Anteile der Prostata einnimmt. Die Samenblasen sind symmetrische, beidseits kranio-lateral der Prostata gelegene und oft bis zur peritonealen Umschlagfalte reichende seröse, traubenförmige Drüsen. Ihre Größe und Morphologie ist alters- und funktionsabhängig einer großen Varianz unterworfen. Die Samenblasen weisen zahlreiche Septierungen auf, die vor allen Dingen typisch für die peripherer gelegenen, manchmal bis unter die lateralen Blasenrezessus reichenden Drüsenanteile sind. Ihre Echodichte ist etwas geringer als die der Prostata, ihre Ausführungsgänge, die Ductus ejaculatorii, sind als echoärmerer (muskulärer) Strang in schräger Längsrichtung bis zum Colliculus zu verfolgen. Kranial und medial von den Samenblasen münden die Ampullen der Ductus deferentes, auch diese Ampullen sind einer großen morphologischen Varianz unterworfen.

Als Beurteilungskriterien für die Samenblasen ist vor allem die Symmetrie von großer Bedeutung sowie der Nachweis von liquiden Arealen, denn dies sind Zeichen der Obstruktion der Ausführungsgänge oder einer entzündlichen Dilatation.

Da krankhafte Veränderungen der Prostata nicht selten auch zu Veränderungen der Samenblasen führen, umgekehrt Alterationen der Samenblasen oft ihre Ursache in Prostataerkrankungen haben, erschien es uns sinnvoll, die Sono-Morphologie der Erkrankungen der Samenblasen nicht isoliert darzustellen, sondern zusammen mit der Pathomorphologie der Prostata.

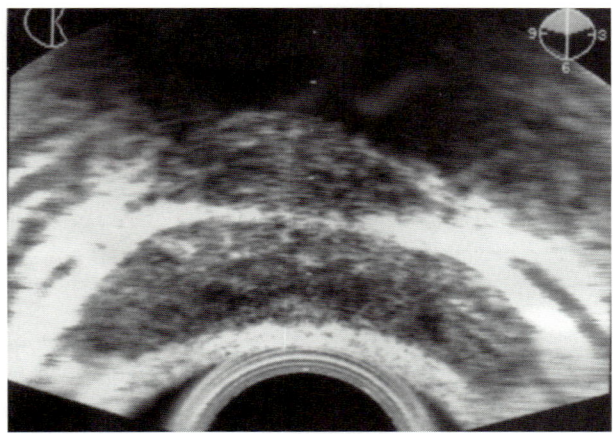
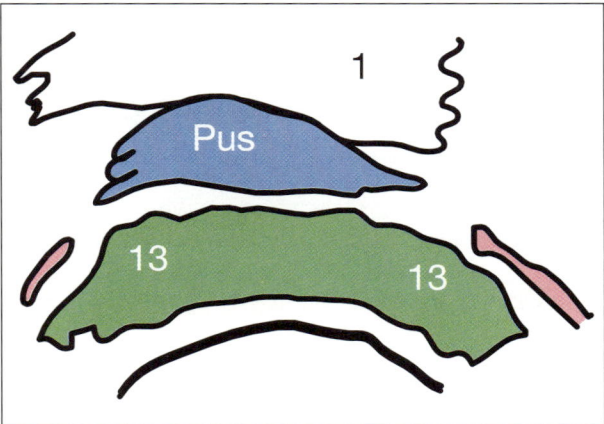

Abb. 13:
Basaler TS subvesikal – Blasenhals (PUS) und Samenblasen (13), ventral die Harnblase (1).

| Spezielle Diagnostik | Prostata und Samenblasen |

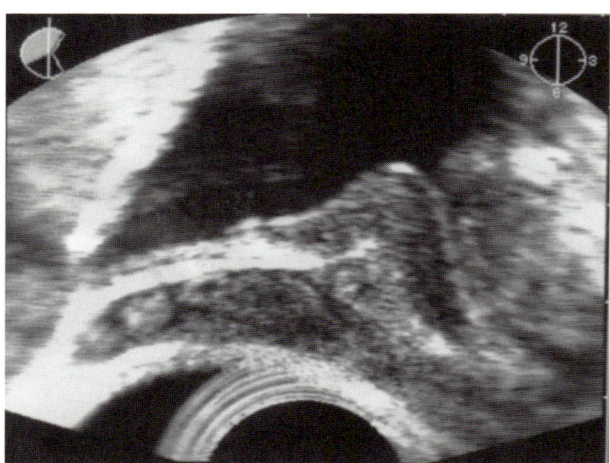 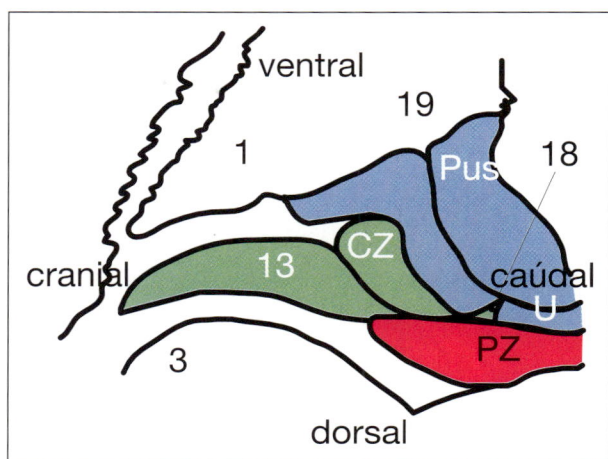

Abb. 14:
Longitudinalschnitt (LS) in der Sagittalebene mit dem Verlauf der prostatischen Harnröhre bis zum Ostium urethrae internum (19) in der Blase (1), dem periurethralen Stroma (blau), einem Teil der zentralen Zone (CZ) und einer Samenblase (13).

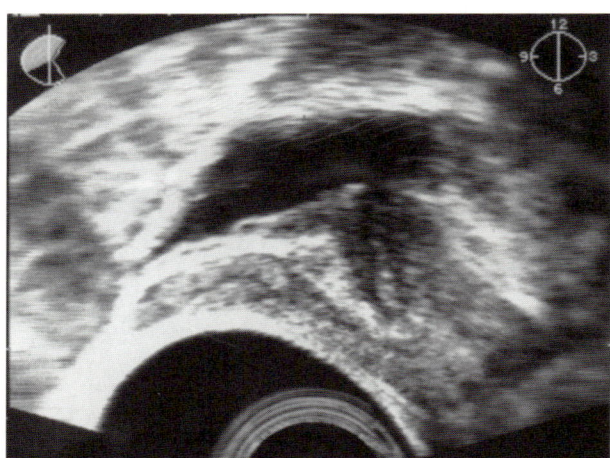 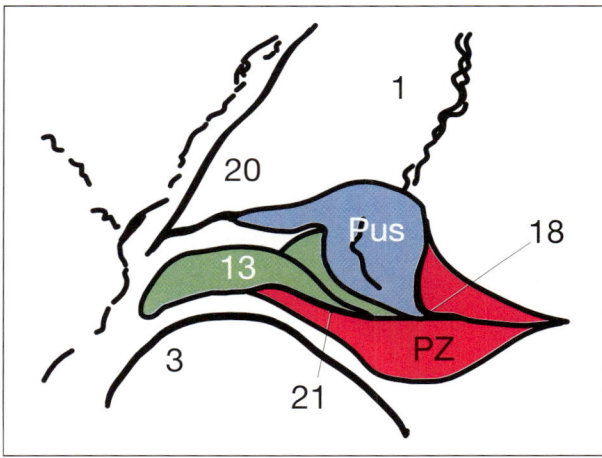

Abb. 15:
Schräger Longitudinalschnitt (SLS) im Verlauf des Ductus ejaculatorius (21) der rechten Samenblase (13).

Prostata und Samenblasen — Spezielle Diagnostik

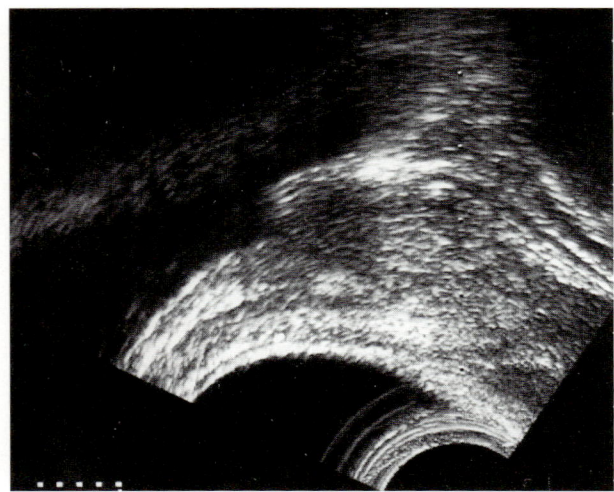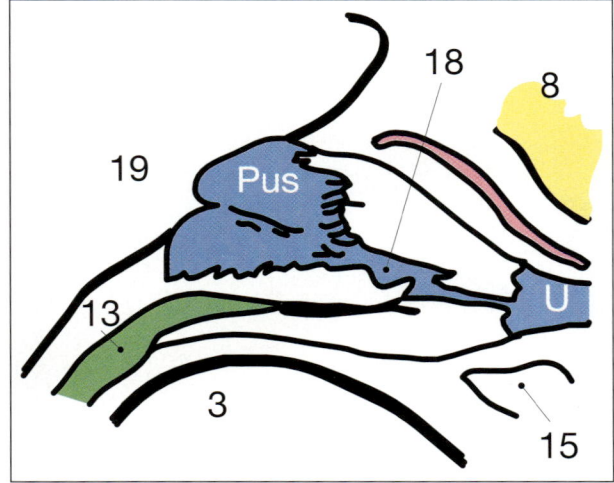

Abb. 16:
SLS im Verlauf des Ductus ejaculatorius – in dem periurethralen Stroma verlaufen hier Anteile der muskulären Detrusorschleife („Sphincter internus").

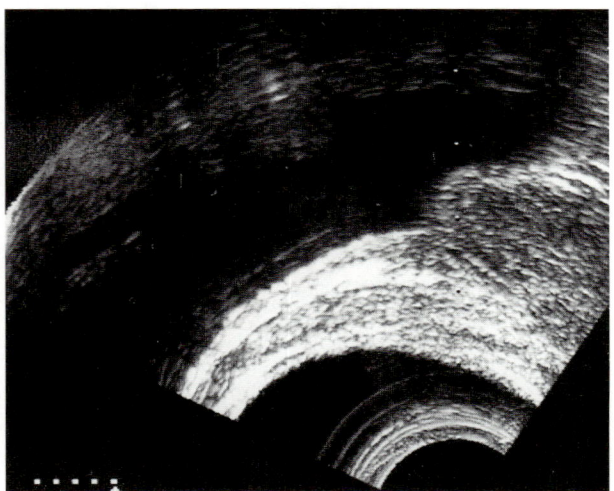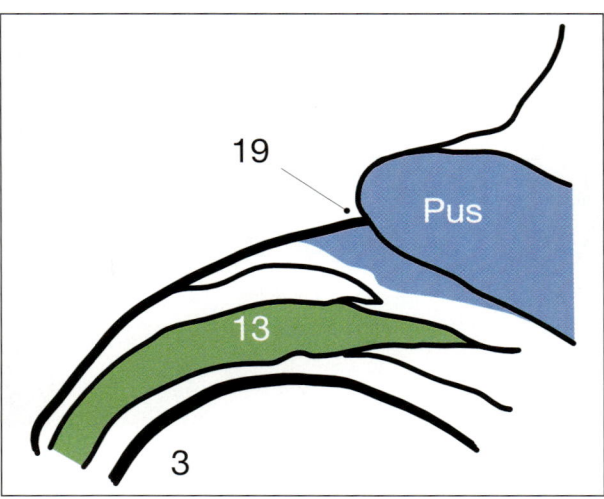

Abb. 17:
Ähnliche Schnittebene wie Abb. 16, aber weiter kranial unter dem Trigonum vesical.

| Spezielle Diagnostik | Prostata und Samenblasen |

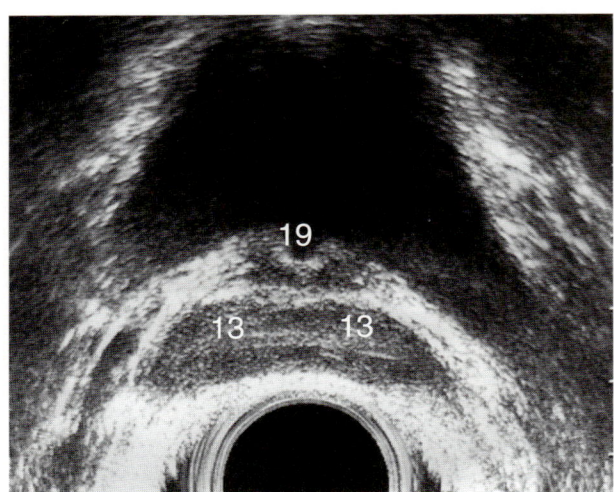 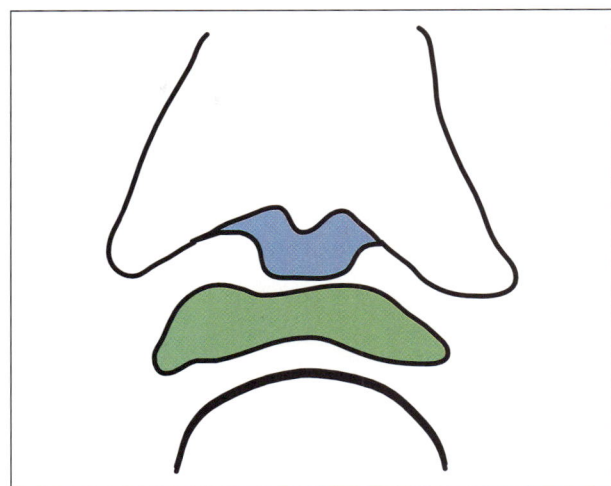

Abb. 18:
TS durch das Ostium urethrae uternum (19) mit den sogenannten »Sphinkter internus«. Dorsal davon die medialen Anteil der Samenblasen (13).

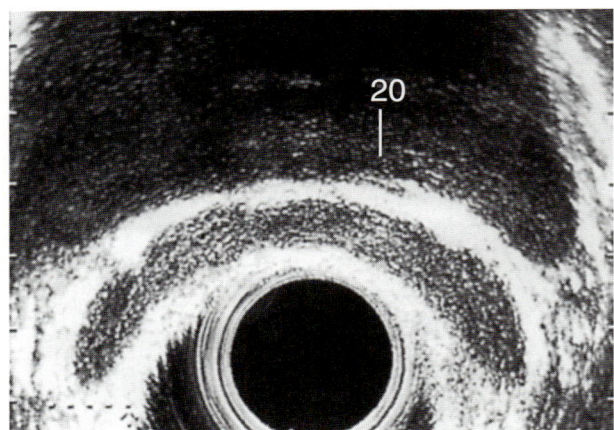 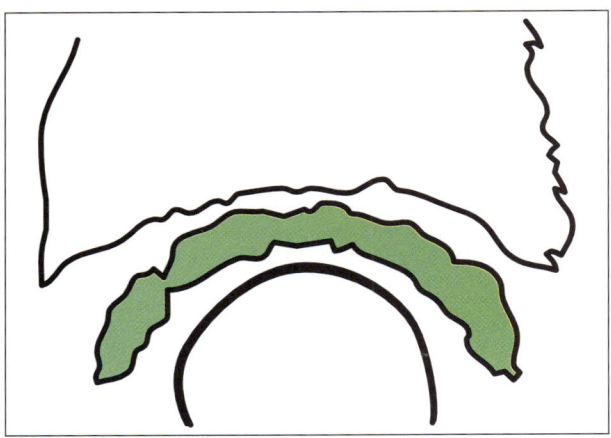

Abb. 19:
TS, etwas weiter kranial als in Abb. 18, mit der maximalen Ausdehnung der Samenblasen (grün). In der Blase ist das linke Ostium ureteris (20) zu erkennen.

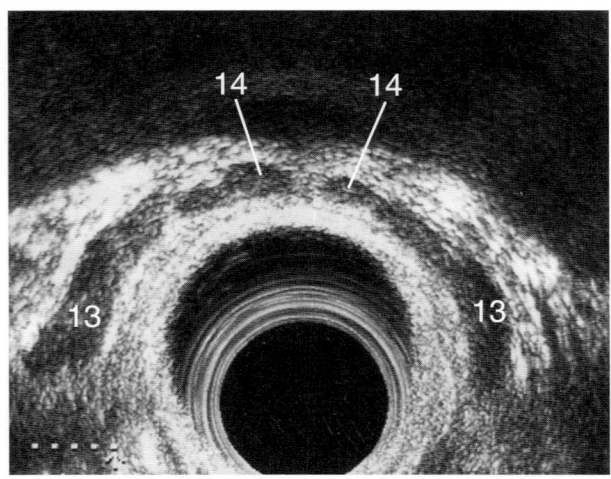

Abb. 20:
TS – normale Samenblasen, medial kann man die beiden Ampullen (14) der Ductus deferentes gerade von den Samenblasen abgrenzen.

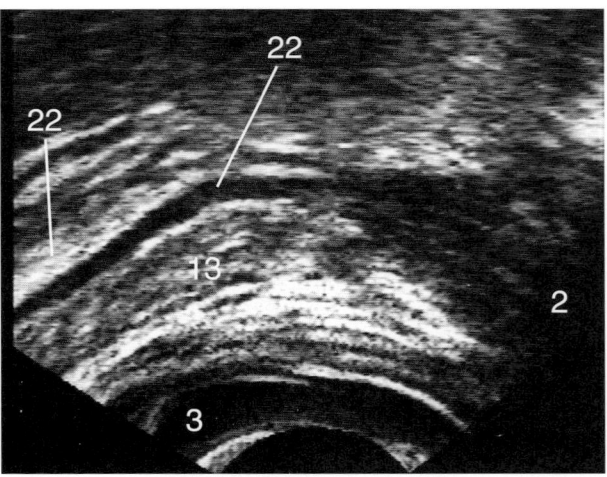

Abb. 22:
Schräger Longitudinalschnitt (SLS) – paralleler Verlauf des Ductus deferens ventral der Samenblase (ungewöhnlich gut darstellbar).

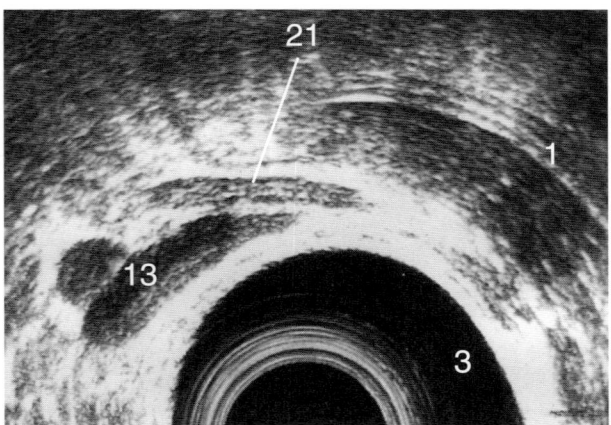

Abb. 21:
Nach rechts gedrehter TS – rechte Samenblase (13) und rechter Ductus deferens (21), hier gut voneinander abgrenzbar.

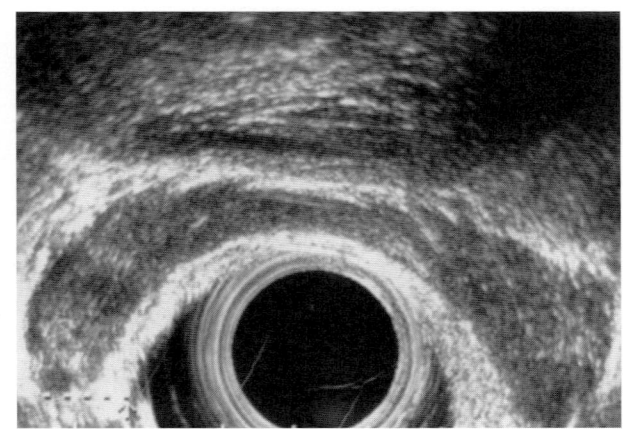

Abb. 23:
TS – große, aber nicht dilatierte Samenblasen.

Spezielle Diagnostik — Prostata und Samenblasen

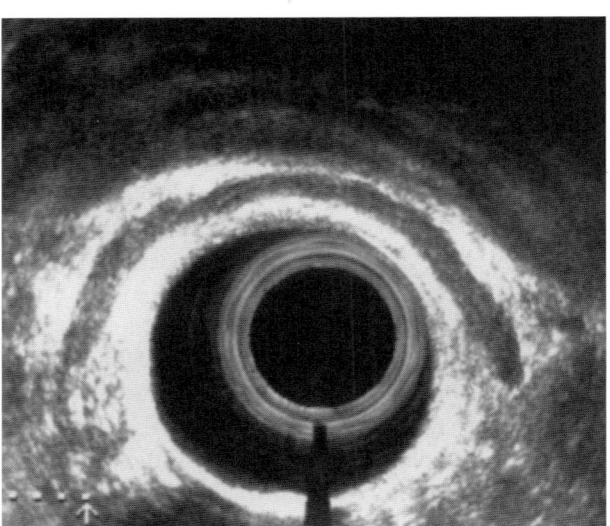

Abb. 24:
TS – schlanke Samenbla-

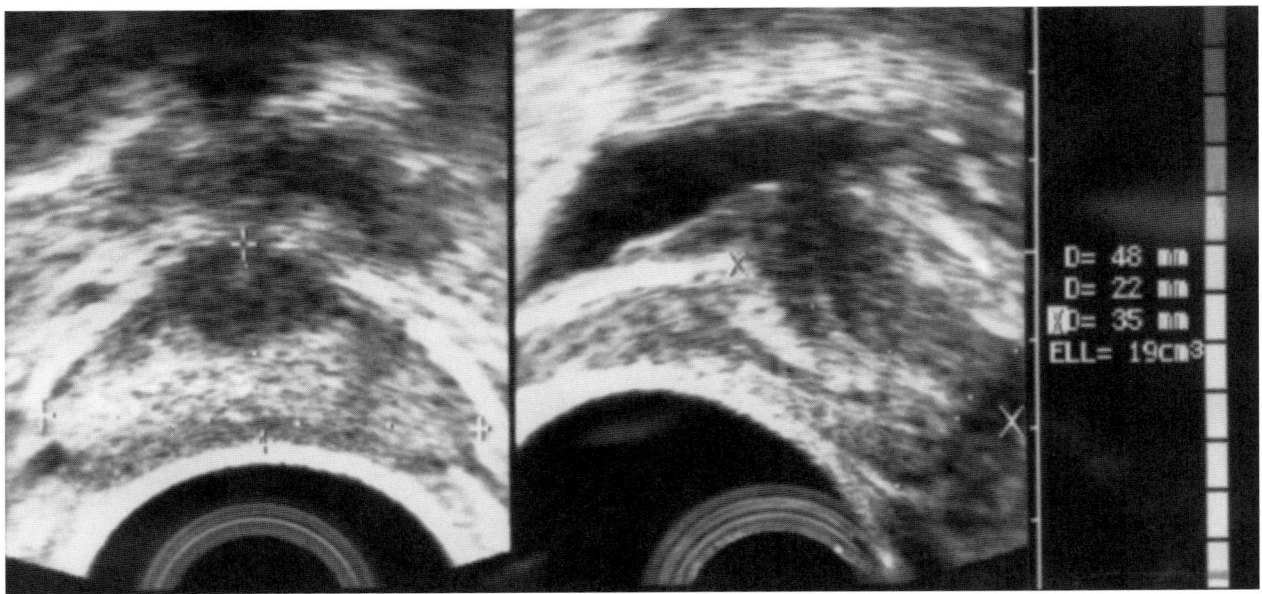

Abb. 25:
TS und LS zur (abschließenden) Volumetrie – aus der größten Breite, Höhe und Länge wird nach der Ellypsoid-Formel das Gesamtvolumen der Prostata ermittelt, bei dieser juvenilen Prostata 19 ml.

Volumetrie

Wir komplettieren die Untersuchung mit einer Volumetrie: hierzu wird nochmals der größte Querschnitt sowie der größte Längsschnitt aufgesucht und eingefroren. Jetzt wird am Querschnitt die größte Breite und Höhe vermessen sowie am Längsschnitt der Abstand zwischen Blasenhals und Apex. Diese Größen werden mit 0,523 multipliziert – die meisten modernen Ultraschallgeräte haben entsprechende Rechenschritte programmiert. Diese Form der Volumetrie, wie sie üblicherweise ja auch bei der Restharnbestimmung oder der perkutanen transvesikalen Größenbestimmung der Prostata Anwendung findet, ist für die meisten klinischen Fragestellungen ausreichend genau. Der Fehler liegt bei bis zu 10 %, kann aber bei asymmetrischen Vergrößerungen der Prostata auch größer werden.

Eine exaktere Methode der Größenbestimmung der Prostata ist die planimetrische systematische Volumetrie: hierzu benötigt man ein Stativ, in das der Schallkopf fixiert wird und mit Hilfe einer Rändelschraube in 2 oder 5 mm-Schritten bewegt werden kann. Bei dieser Methode wird mit einem Lichtgriffel jeweils der Umfang der Prostata eingezeichnet, ein Rechenprogramm addiert dann automatisch die Volumina zwischen den planimetrierten Flächen. Der methodische Fehler dieser planimetrischen Volumetrie liegt unter 5 % – wir verwenden diese Methode für die interstitielle High-Dose-Rate-Strahlentherapie der Prostata mit Iridium *(s. Abschnitt „Interventioneller TRUS")*.

Gravierende Fehler bei der Volumetrie können auftreten, wenn ein Mittellappenadenom nicht verifiziert wird und bei der Längenmessung unberücksichtigt bleibt. Deshalb ist es wünschenswert, daß die Blase bei der Untersuchung nicht ganz leer ist, damit sich dann auch endovesikale Anteile der Prostata gegenüber der flüssigkeitsgefüllten Harnblase gut abgrenzen lassen.

Spezielle Diagnostik — Prostata und Samenblasen

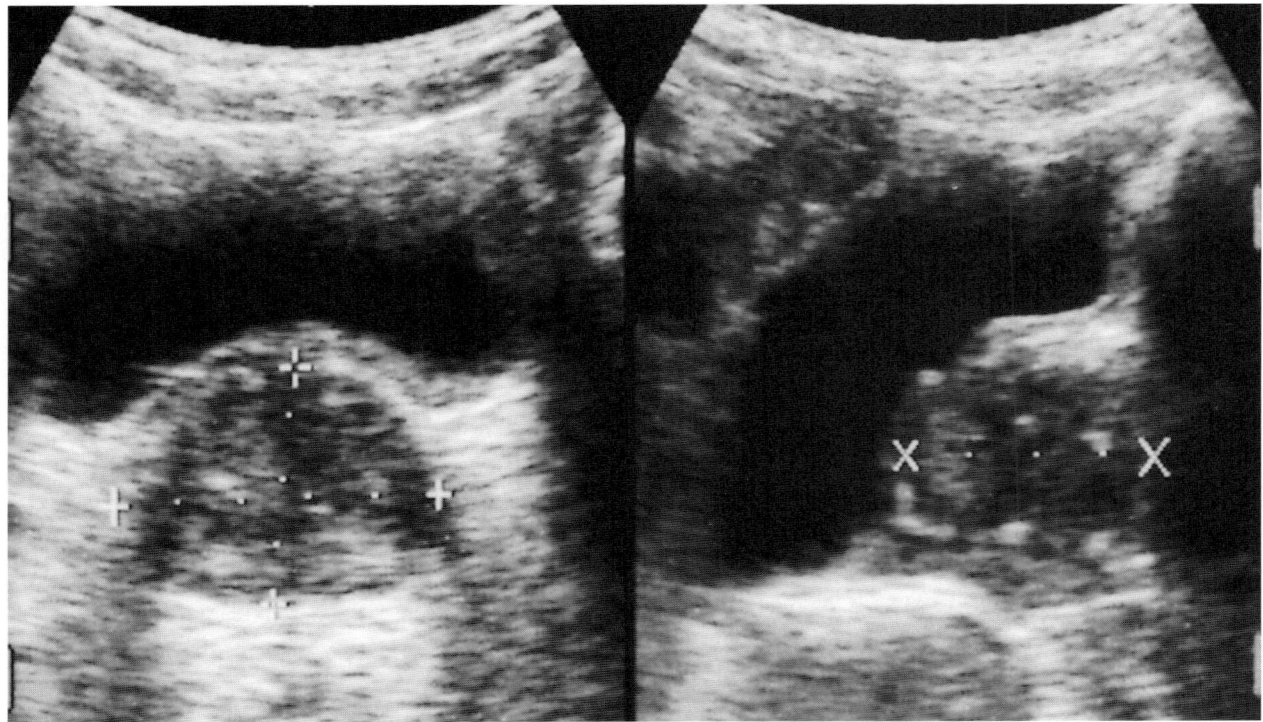

Abb. 26a

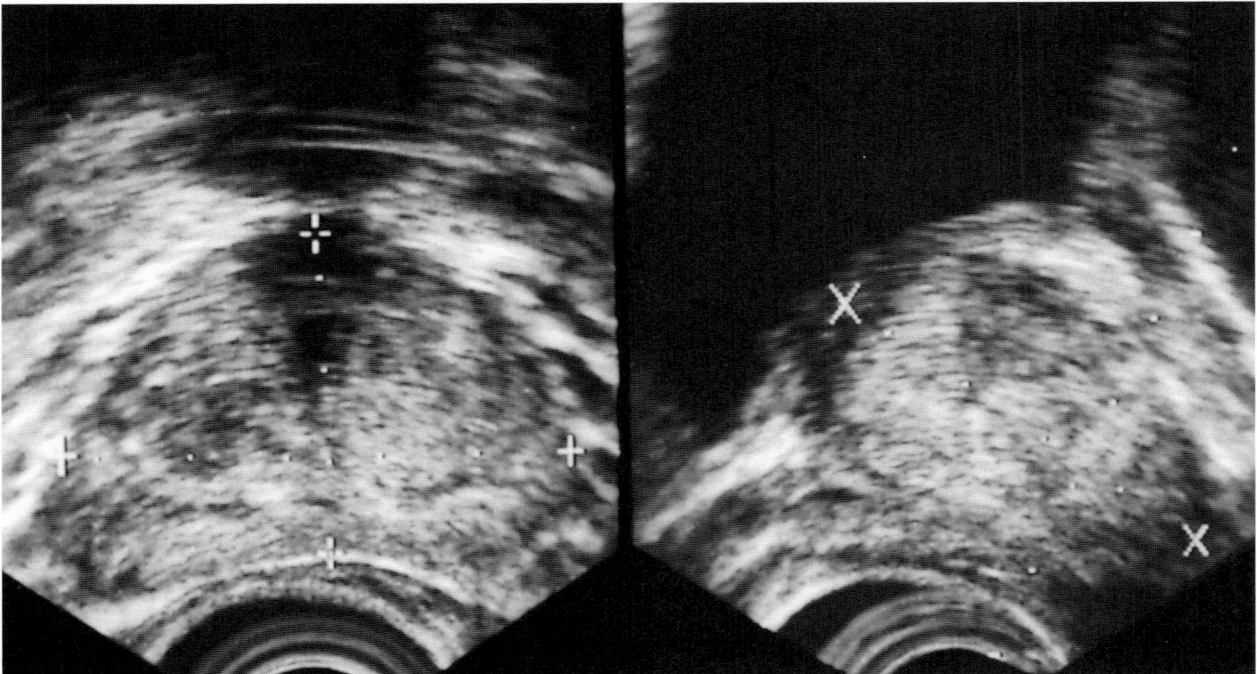

Abb. 26b

Abb. 26:
Vergleichende suprapubische und endorektale Volumetrie.
a) Suprapubisch ist im LS die apikale Prostataregion nicht sicher abgrenzbar, da sie im Schallschatten der Symphyse liegt; Volumen: 39 ml.
b) Endorektal allseits gut abgrenzbare Prostata, das Ellypsoidvolumen beträgt 47 ml.

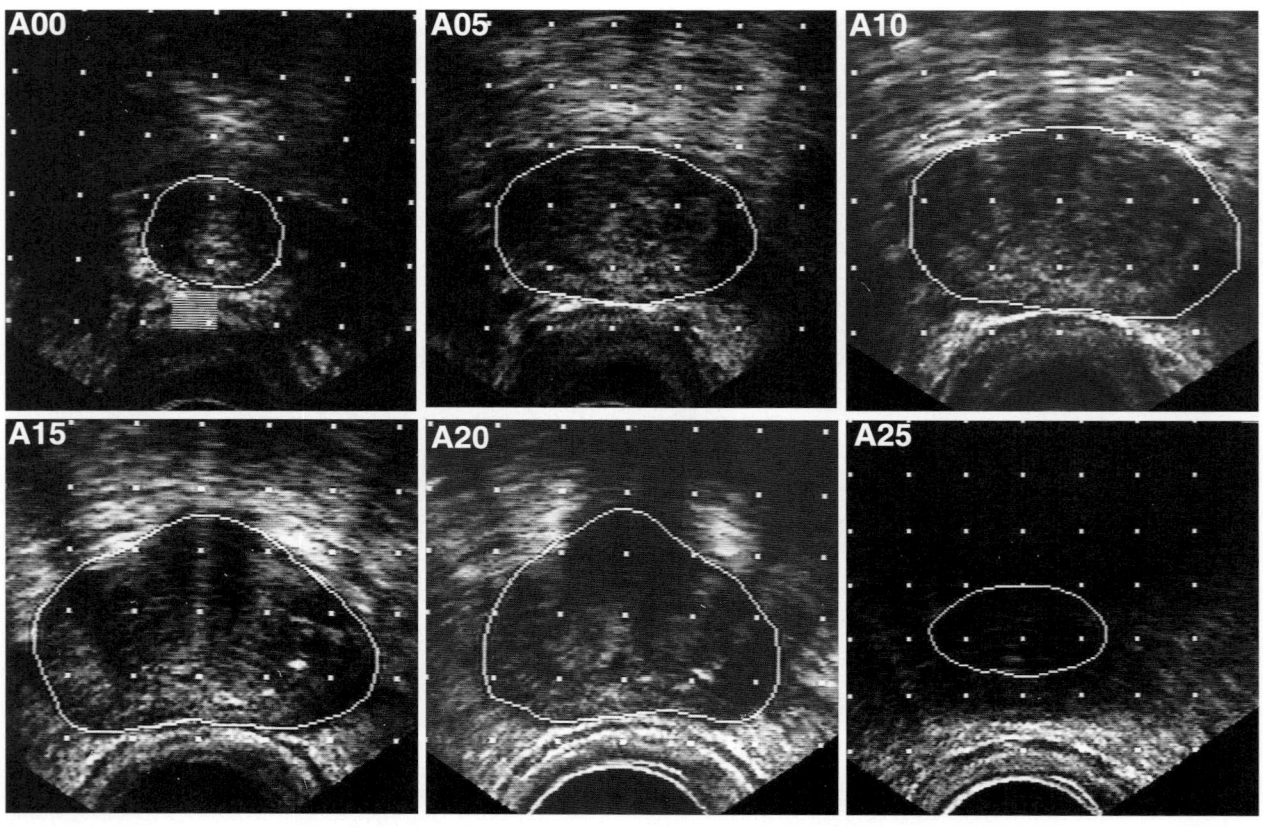

Abb. 27:
Systematische Volumetrie – in 5 mm-Schritten wird die Schallsonde mit Hilfe eines Stativs unter der Prostata entlang geführt, beginnend an der Apex (A 00) bis zur Basis (hier A 25).

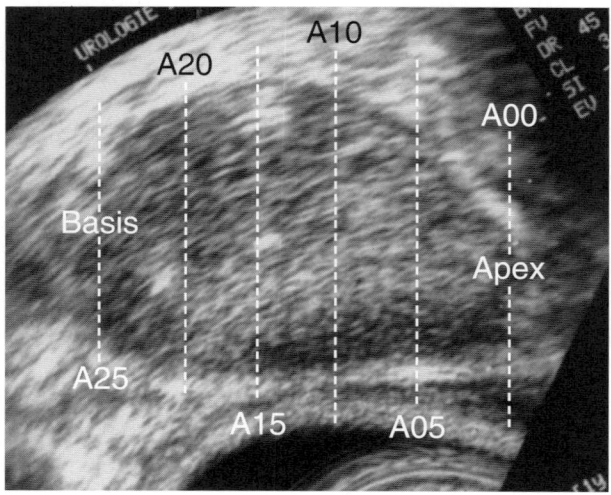

Abb. 28:
Planimetrie zur systematischen Volumetrie – die Ebene A 00 ist ein TS der Urethra direkt kaudal der Prostata, die Ebene A 25 ist ein TS der Basis im Blasenhals (hier bei leerer Blase): Gesamtvolumen 23,6 ml.

Biopsie

Da hyperplastische, entzündliche und neoplastische Erkrankungen des Drüsengewebes zu einer recht unspezifischen Veränderung der Echogenität führen, sind häufig zur sicheren Klärung der Dignität histologische Untersuchungen unerläßlich. Vergleichende Untersuchungen haben gezeigt, daß die Treffsicherheit einer Biopsie bei *transrektaler Ultraschall-Kontrolle* größer ist als bei lediglich digitaler Führung. Da mehr als 90 % aller palpablen Tumoren im TRUS gut sichtbar sind, ist tatsächlich eine gezielte und kontrollierte Gewebeentnahme möglich.

Bei den meisten endorektalen Sonden kann als Zubehör eine Nadelführung montiert und der erwartete Weg der Nadel in das Ultraschallbild eingeblendet werden. Üblicherweise führt man eine solche Biopsie im Longitudinalschnitt durch, um den Verlauf der Nadel unter Ultraschallsicht kontrollieren zu können.

LINDGREN (1981) entwickelte ein halbautomatisches Biopsiegerät, mit dem eine zweiteilige Tru-cut-Nadel mit Hilfe einer Sprungfeder eine definierte Strecke vorgeschnellt werden kann. Der Vorteil dieser Biopsiehilfe liegt darin, daß:

- sehr viel dünnere Nadeln verwendet werden können (1,2 mm statt der bisher üblichen 2,3 mm),
- die Biopsie fast schmerzfrei geworden ist – eine Infiltrationsanästhesie ist nicht mehr erforderlich, wir applizieren allerdings grundsätzlich zur Schleimhautanästhesie ein Lokalanästhetikum in Gelform (Instillagel®),
- das Organ unter der Punktion praktisch nicht ausweicht und
- der Gewebezylinder ohne relevante Quetschartefakte gewonnen werden kann.

Seit 1986 führen wir mit Hilfe dieses Instrumentes alle diagnostischen Prostatabiopsien *transrektal* durch. Den perinealen Zugang wählen wir nur bei hochgradigem Verdacht auf eine fokale Prostatitis oder einen Abszeß oder zur Samenblasenpunktion. Gilt es, etwas weiter von der Darmwand entfernte Areale zu punktieren, muß die Punktionsnadel zunächst manuell eingestochen werden, so daß die Sprungfeder dann erst ausgelöst wird, wenn die „region of biopsy" in der Reichweite der Nadel (üblicherweise 25 mm) liegt. Diese Technik verwenden wir übrigens auch zur Nierenparenchym-Biopsie.

Nach Öffnen der Nadel markieren wir die Spitze des Gewebezylinders mit Tusche, um so eine exakte Zuordnung der Histomorphologie zur Echomorphologie zu ermöglichen, was allerdings für den Routinebetrieb entbehrlich ist.

Im Anschluß an eine transrektale Prostatabiopsie erhält der Patient prophylaktisch ein Antibiotikum – entweder 80 mg Refobacin® intramuskulär oder 2 Tabletten eines 4-Chinolons. Ohne diese Prophylaxe hatten wir anfangs in 2 von 40 Biopsien eine Septikämie verursacht. Seitdem geben wir routinemäßig ein Antibiotikum, dadurch liegt die Rate der behandlungsbedürftigen entzündlichen Komplikationen unter 4 %. In typischer Weise sind sie aber dann gehäuft zu beobachten, wenn nicht ein Karzinom, sondern eine fokale Prostatitis biopsiert wurde.

Vor Jahren haben wir die *Ergebnisse* von 448 transrektalen Biopsien analysiert (13): nur in 0,7 % war kein Prostatagewebe enthalten, in 54 % konnte Karzinom-Gewebe mit der Biopsie gesichert werden. Die Treffsicherheit bzw. die Wahrscheinlichkeit, daß es sich bei dem für suspekt erachteten auffälligen Echobezirk tatsächlich um ein Karzinom handelte, korrelierte eindeutig mit der Größe des sonografisch suspekten Befundes: bei einem Durchmesser von 15 oder mehr mm wurde in 96 % ein Karzinom nachgewiesen, bei den Befunden kleiner als 7 mm nur in 21 % der Fälle.

Eine besondere Form der gezielten Biopsie ist eine *„strategische Biopsie"*: Wird gezielt paraprostatisches Gewebe, der Bereich um die Samenblasenausführungsgänge oder eine fragliche Rektuminfiltration oder ein pararektaler Lymphknoten biopsiert, dann soll vom Ergebnis dieser Biopsie die Strategie zur Therapie festgelegt werden. Natürlich kann man mit einer solchen strategischen Biopsie nicht ein kapselüberschreitendes Wachstum ausschließen. Gelingt allerdings der Nachweis eines organüberschreitenden Tumors, wäre die Anpassung der Therapieform an die veränderte Prognose sinnvoll.

Von einer *„systematischen Biopsie"* wird gesprochen, wenn aus beiden Prostatalappen je drei bis vier Gewebeproben von basal, medial und apikal entnommen werden. Üblicherweise wird auch diese Form der Biopsie unter Ultraschallsicht vorgenommen, um so eine sicherere räumliche Aufteilung zu erreichen und tangentiale oder ungewollt paraprostatische Punktionen zu vermeiden. Eine solche Biopsie wird von einigen Autoren gefordert, wenn ein erhöhter PSA-Serumspiegel vorliegt und weder palpatorisch noch sonografisch ein karzinomverdächtiger Herd für eine gezielte Biopsie erkennbar ist. Weiterhin ergeben sich durch die systematische sechsfach-Biopsie wichtige Mehrinformationen über das wahre Tumorvolumen und die Ausdehnung des Karzinoms in der Prostata, so daß diese Maßnahme von einigen Autoren als sicherste Methode angesehen wird, das exakte Tumorstadium und somit die kurative Operabilität bereits präoperativ zu erkennen [31, 45, 47, 50].

Der klinische Wert dieses Vorgehens ist noch offen – es bleibt kritisch anzumerken, daß auch mit sechs Biopsien lediglich insgesamt 30 mg Gewebe zur Untersuchung gelangen, das Gesamtvolumen der Prostata überlicherweise mehr als 1000fach größer ist. Grundsätzlich – das gilt für jede Biopsie – bleibt die Frage, wie repräsentativ der feine Gewebezylinder für die Diagnose sein kann.

Für die *perineale Biopsie* sind wiederum externe Nadelführungen erhältlich, die auf die Endo-Sonde aufgeschraubt werden können. Auch hier läßt sich der erwartete Verlauf der Nadel in das Ultraschallbild einblenden. Meist führen wir diese perinealen Biopsien allerdings freihändig durch, wobei die Nadelspitze – einmal ins Peritoneum eingestochen – nicht mehr gut zu steuern ist; man muß dann erneut punktieren. Dies ist die einzige Möglichkeit der gezielten Biopsie nach Rektum-Amputation.

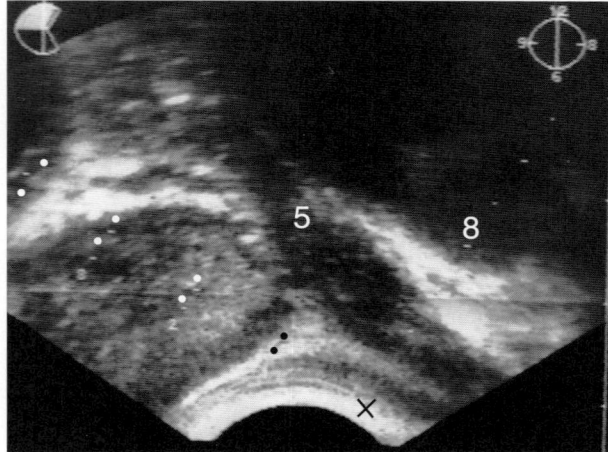

Abb. 29a

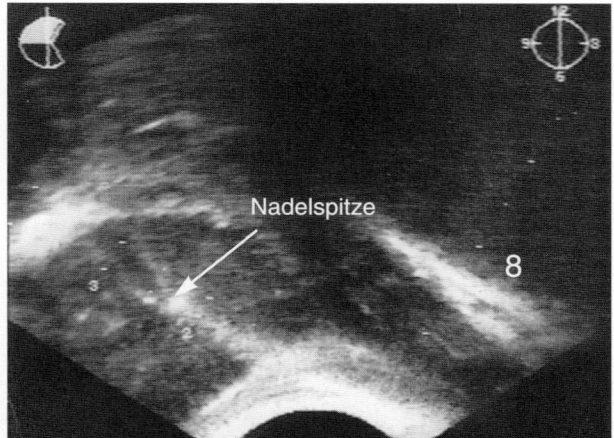

Abb. 29b

Abb. 29a, b:
Gezielte transrektale Biopsie.
a) Der zu erwartende Weg der Nadel ist ins Bild eingeblendet, das Ende der auf dem Schallkopf montierten Nadelführung ist markiert (X). Die Gewebeentnahme soll aus dem echoarmen Areal entlang der apikalen Kapsel erfolgen. M. levator prostatae (5) und Os pubis (8).
b) Die Nadel ist in dem eingeblendeten schmalen Sektor 23 mm weit vorgeschnellt. Der besonders helle Reflex wird durch die Nadelspitze ausgelöst.

Spezielle Diagnostik — Prostata und Samenblasen

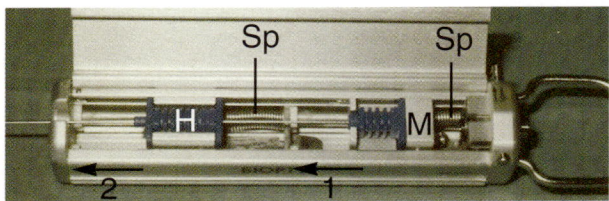
Abb. 30a

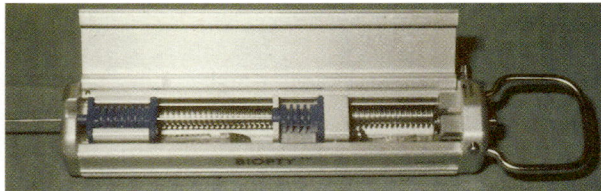
Abb. 30b

Abb. 30a, b:
Halbautomatisches Biopsiegerät.
a) Von den gespannten Sprungfedern (Sp) wird beim Auslösen zunächst der innere Teil der Nadel (M) mit der Aussparung zur Aufnahme des Gewebes um die Strecke → 1 vorgeschnellt, unmittelbar darauf der äußere Teil der Nadel, die schneidende Hülse (H), um die Strecke → 2.
b) Beide Sprungfedern sind entspannt, beide Nadelteile wurden um 23 mm „vorgeschossen".

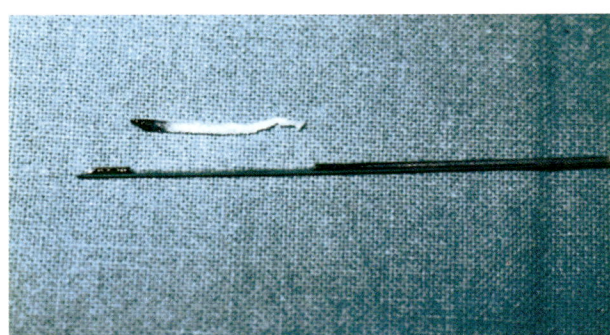

Abb. 31:
Biopsienadel mit Gewebezylinder – die geöffnete Nadel läßt die Aussparung erkennen, der Gewebezylinder wurde an der Spitze mit Tusche markiert. Äußerer Nadeldurchmesser 1,2 mm; Gewebevolumen ca. 6 µl.

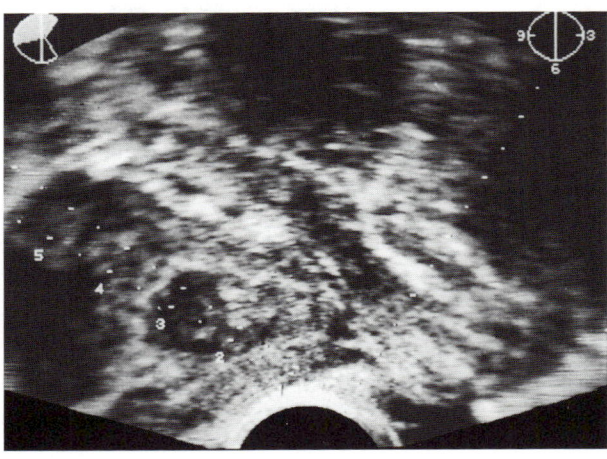
Abb. 32a

Abb. 32b

Abb. 32a, b:
Gezielte und kontrollierte Biopsie eines nicht-palpablen suspekten Areals.
a) In dem Longitudinalschnitt ist der schmale Sektor mit Punkten in 5 mm-Abständen eingeblendet – das echoarme suspekte Areal reicht von ca. 1,8–3,3. Deshalb muß die Nadel etwa 1 cm weit manuell eingestochen werden, bevor die Sprungfeder betätigt wird: Gezielte Biopsie.
b) Der helle Nadelspitzenreflex liegt etwa bei 3,1, so daß der Gewebezylinder garantiert „echoarmes Gewebe" enthält: Kontrollierte Biopsie.
NB: Veränderte Echogenität „hinter" der Nadel durch deren relativen Schallschatten.

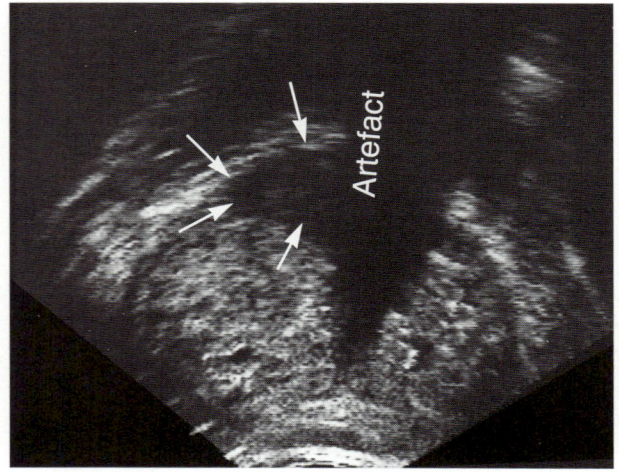
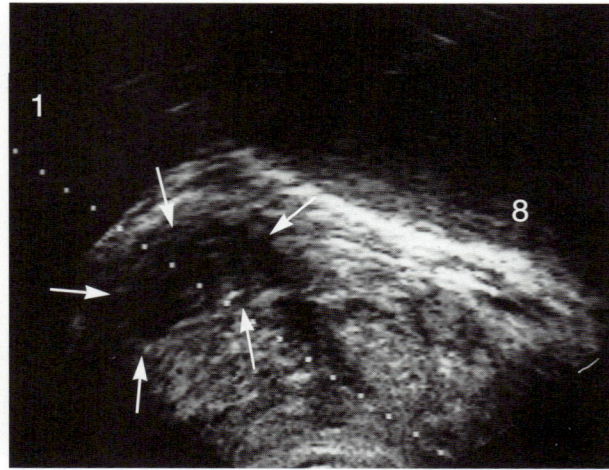

Abb. 33a

Abb. 33b

Abb. 33a, b:
Gezielte Biopsie einer ventral gelegenen Läsion.
a) Im Transversalschnitt sehr großes Adenom (Gesamtvolumen der Prostata: 116 ml), ventral größeres echoarmes Areal (Pfeile), teilweise überlagert von dem keilförmigen echoärmeren Artefakt (Tangentialphänomen, verursacht durch die die prostatische Harnröhre imprimierenden Adenomlappen).
b) Im LS liegt das suspekte Areal 46 bis 62 mm auf der eingeblendeten Punktionslinie von der Spitze der Nadelführung entfernt. Bei Verwendung der halbautomatischen Biopsiehilfe muß hier die Nadel zunächst manuell etwa 4 cm weit eingestochen werden.

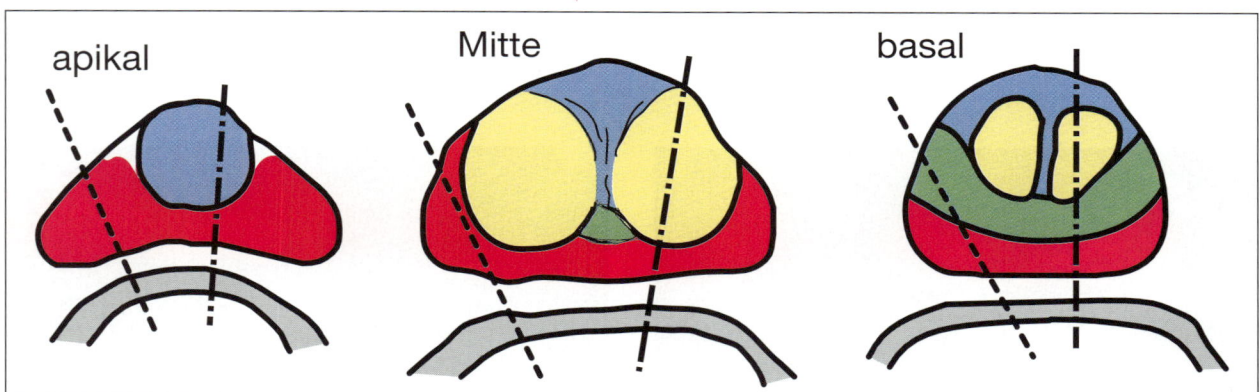

Abb. 34:
Schema zur systematischen Sechsfach-Biopsie mit farbiger Darstellung der zonalen Anatomie.
Auf einem apikalen, mittleren und basalen TS ist jeweils auf der rechten Seite (– –) die Biopsierichtung eingezeichnet, bei der möglichst viel Gewebe aus der peripheren Zone gewonnen wird; auf der linken Seite (–.–.–) würden die Zylinder nur sehr wenig Gewebe von der P-Zone enthalten (vgl. [39]).

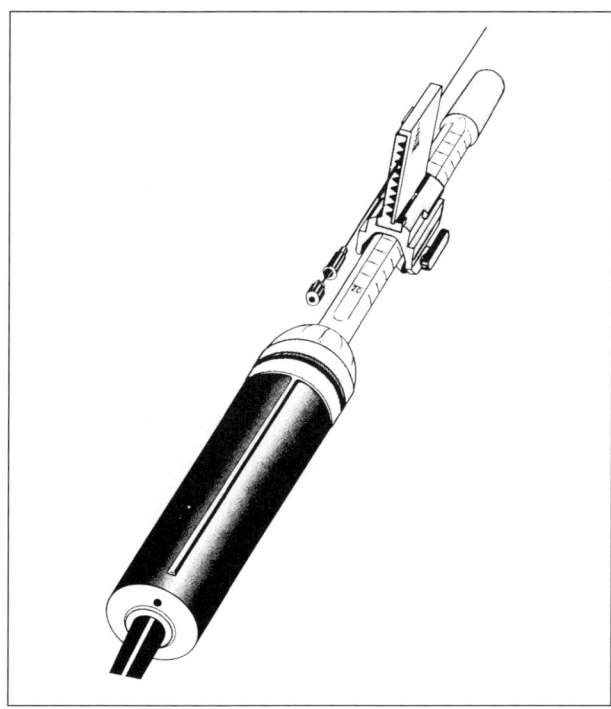

Abb. 35a

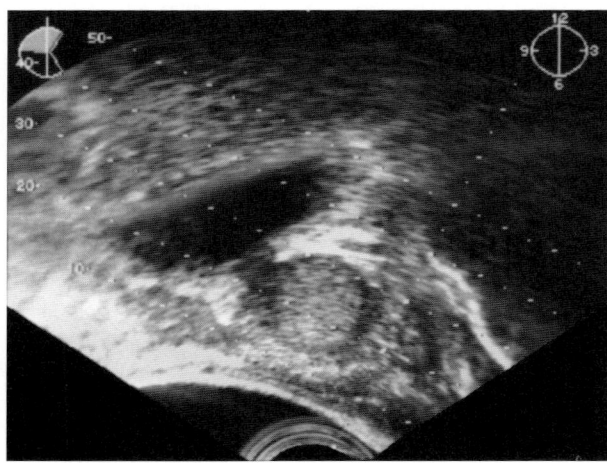

Abb. 35b

Abb. 35a, b:
Perineale Biopsie.
a) Schematische Darstellung – ein Punktionsreiter mit parallelen Nadelführungen wird auf die Schallsonde montiert und an das Perineum herangeschoben.
b) LS – eingeblendet sind die möglichen Nadelverläufe, bezeichnet (links) entsprechend ihres Abstandes von der Schallsonde. Gute Kontrolle der Nadelposition möglich, somit auch eine kontrollierte Biopsie.

Pathologische Sonomorphologie von Prostata und Samenblasen

Prostatakarzinom

Das Adenokarzinom der Prostata gilt als relativ langsam proliferierender Tumor, dessen Inzidenz mit dem Alter kontinuierlich zunimmt. Die pathohistologische Inzidenz bei Männern jenseits des 50. Lebensjahres soll über 30 % betragen [41]. Die meisten dieser inzidenten Karzinome sind mikroskopisch klein, so daß sie auch mit den jetzt üblichen hochauflösenden endorektalen Ultraschallköpfen um 7 MHz schon aus physikalischen Gründen nicht zu erkennen sind. Mit zunehmendem Tumorvolumen finden sich immer häufiger schlechter differenzierte Tumorzellen, bei weiterer Volumenzunahme und Entdifferenzierung des Tumors steigt dann auch signifikant die Rate der Kapselperforationen, Samenblaseninfiltrationen, lymphogener und hämatogener Metastasierung. Das „kritische Volumen" soll bei 3–4 ml liegen: Bei diesem Volumen ist der Tumor mit großer Wahrscheinlichkeit noch auf die Prostata begrenzt und somit kurativ therapierbar [41].

Die größte Herausforderung an die transrektale Sonographie ist die Erkennung eines Karzinoms im kurablen Stadium. Voraussetzung hierfür ist, daß die maligne Alteration auch zu einer Änderung der Impedanz des normalen Prostatagewebes führt. Auf Großflächenschnitten kann man die Veränderung der schwammähnlichen Drüsenarchitektur durch ein solides Adenokarzinom bereits mit bloßem Auge erkennen (vgl. Abb. 36). Daraus resultieren – ähnlich wie bei malignen Tumoren in anderen parenchymatösen Organen – weniger Partialreflektionen und Impedanzsprünge, so daß die Echodichte geringer wird. Als erste haben FRENTZEL-BEYME et al. [24] 1982 durch systematische Untersuchungen festgestellt, daß die meisten Prostatakarzinome echoärmer sind als das normale Drüsengewebe. Später wurden diese Befunde von DÄHNERT et al. [20] und LEE et al. [34] bestätigt. Größere Tumoren können auch echodichte Anteile enthalten, wahrscheinlich dadurch, daß der Tumor in echodichtere Strukturen infiltriert oder beispielsweise Sekretsteine umwächst. Kleine und hochdifferenzierte Karzinome können jedoch auch echogleich aussehen, wobei sicher auch die Qualität des Ultraschallgerätes und die Erfahrung des Untersuchers eine große Rolle spielen.

An korrespondierenden Ultraschall-Schnittbildern und Großflächenschnitten von anschließend operativ entfernten Prostaten konnten wir nachweisen, daß die schlecht differenzierten Tumoranteile zu der größten Änderung der Echostruktur führen [38]. Dadurch konnten in dieser Studie alle G3-Tumoren bereits präoperativ mit der transrektalen Sonographie entdeckt werden. Da das Prostatakarzinom in typischer Weise nicht nur multifokal, sondern auch sehr pluriform wächst, enthielten fast alle Prostaten mehrere und unterschiedlich differenzierte Tumoren: Viele kleine, weniger als 5 mm große Tumoren waren sonografisch nicht entdeckt worden. Außerdem wurde die Tumorausdehnung oft sonografisch unterschätzt, da die Randpartien der größeren pluriformen Tumoren oft hochdifferenziertes Gewebe enthalten, so daß keine signifikante Änderung der Echogenität verursacht wurde.

Leider ist die Echoarmut kein Karzinom-spezifisches Kriterium: Auch das periurethrale Stroma der prostatischen Harnröhre ist echoärmer als das drüsige Prostatagewebe. Besteht gleichzeitig eine benigne Hyperplasie der Prostata, so führt dies sehr oft auch zu einer Hyperplasie des Stromas mit fibromuskulären Knoten, die zu

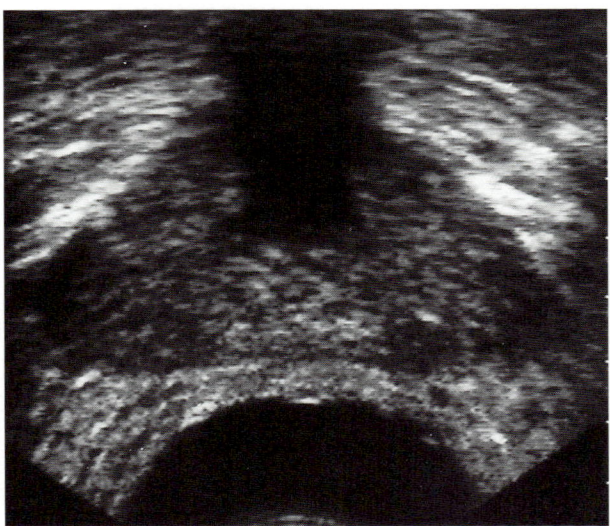

Abb. 37:
Kleines Prostatakarzinom
TS: In der linken peripheren Zone dorsal kapselnah kleines echoarmes Areal – in der gezielten Biopsie ein hochdifferenziertes Adenokarzinom (G1).
Die ventral in der Drüse gelegene Echoarmut entspricht der prostatischen Harnröhre mit ihrem fibromuskulären Stroma. Verstärkt wird diese Echoarmut durch physikalische Phänomene, da der Ultraschall die gleiche Verlaufsrichtung hat wie die Fasern dieses Gewebes.

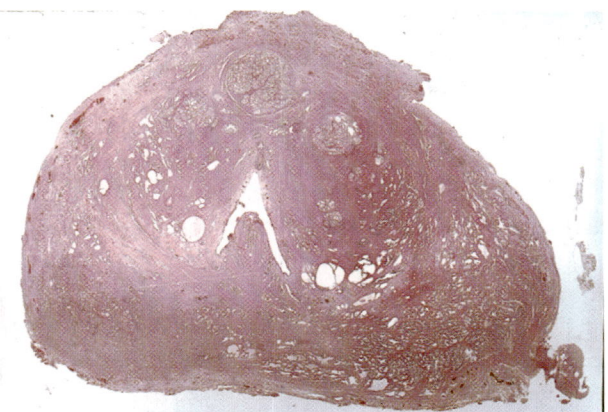
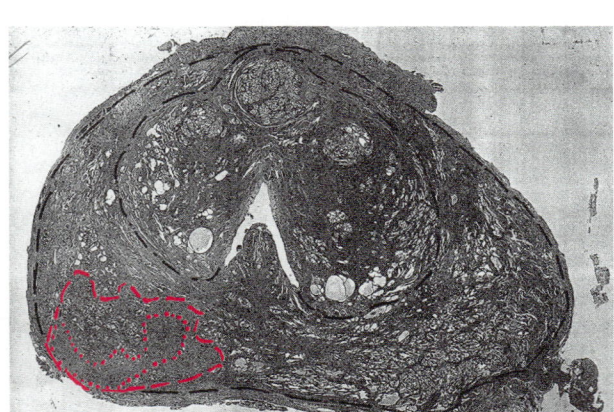

Abb. 36a *Abb. 36b*

Abb. 36a, b:
a) Großflächenschnitt (HE-Färbung) durch eine operativ entfernte Prostata in Höhe des Colliculus (Cs). In der rechten peripheren Zone ist ein maligner Tumor, lateral und ventral der Urethra (U) in der Transitionalzone ein benigner Tumor mit glandulärer und stromaler Hyperplasie gewachsen. Bereits makroskopisch können ganz unterschiedlich dichte Gewebe differenziert werden, die bei der Untersuchung mit hochauflösenden Schallköpfen eine unterschiedliche Reflexdichte verursachen.
b) Normale, schwammähnliche Drüsenstruktur in der linken peripheren Zone, solide Gewebeveränderungen in der rechten P-Zone, bis an die äußere Kapsel (– –) heranreichend. Rot umrandet die Ausdehnung des pluriformen Adenokarzinoms, dessen G3-Anteile besonders markiert sind (rotgepunktet). Innerhalb der BPH in beiden T-Zonen, begrenzt durch die chirurgische Kapsel (–.–.–), ist die Gewebestruktur ebenfalls inhomogen: Durch drüsige und stromale Hyperplasie.

einer ähnlichen Minderung der Echodichte führen wie ein Karzinom. Auch die fokale akute Prostatitis führt über das entzündliche Ödem zu einer Verminderung der Echodichte. Das bedeutet, daß in der normalen Prostata und bei gutartigen Erkrankungen der Prostata echoärmere Areale in der Prostata nachweisbar sind, die es gilt, von malignen Alterationen zu differenzieren.

T-Klassifikation

Für die derzeit üblichen Therapiekonzepte ist die entscheidende Frage, ob der Tumor noch auf das Organ begrenzt ist, oder ob eine Organüberschreitung und/oder Metastasierung nachweisbar ist. Da die Prognose des Tumorpatienten hiervon ganz entscheidend abhängt, sind auch die meisten Therapiekonzepte an dieser Differenzierung orientiert: Eine lokale Erkrankung kann auch lokal therapiert werden, und dann kurativ. Eine systemische Erkrankung bedarf der systemischen Therapie, und diese ist bisher palliativ.

Aufgrund der Bemühungen der Union Internationale Contre le Cancer (UICC) ist die TNM-Klassifikation weltweit bekannt und angewandt, nur im amerikanischen Raum ist die Nomenklatur der American Joint Committee on Cancer (AJCC) noch sehr verbreitet. Um Literaturvergleiche zu erleichtern, geben wir die beiden Nomenklaturen an.

T2-Tumor

Die meisten Prostatakarzinome sind so klein, daß sie noch nicht zu einer Änderung der Konsistenz der Drüse führen und somit bei der palpatorischen Untersuchung nicht entdeckt werden können. Um sonografisch erfaßt werden zu können, bedarf es einer Veränderung der Echogenität, was meist erst bei einem Tumordurchmesser von 5–7 mm erkennbar wird. Zusätzlich sollte ein so kleiner Tumor günstig lokalisiert sein, d.h. er sollte im dorsalen und lateralen Anteil der peripheren Drüse liegen. Dadurch kann man den Tumor in den Fokusbereich der Schallsonde bringen, der bei den meisten höherfrequenten Sonden bei 1–3 cm liegt. Weiterhin sollte das Echomuster der peripheren Zone relativ homogen sein, so daß ein solides echoarmes Areal einen besseren Kontrast zur Umgebung ergibt. Die meisten kleinen Karzinome finden sich kapselnah und wachsen entlang der Kapsel oder fingerförmig nach

Tabelle 1

UICC		AJCC
T2	**Tumor auf die Prostata begrenzt**	**B**
T2a	Tumor befällt die Hälfte eines Lappens oder weniger	B1
T2b	Tumor befällt mehr als die Hälfte eines Lappens, aber nicht beide Lappen	B2
T2c	Tumor befällt beide Lappen	B3

zentral. Die Randpartien eines Tumors sind oft echogleich, so daß die wahre Tumorausdehnung sonografisch unterschätzt wird: Im Mittel etwa um 5 mm [50].

In der peripheren Zone finden sich jedoch auch *benigne Alterationen*, die zu einer geringeren Echodichte führen: Häufig kommt es gerade bei älteren Patienten zur Atrophie mit Erweiterung des Lumens einzelner Drüsen, die dann sonografisch wie feine liquide Areale imponieren. Hierzu bedarf es hochauflösender Schallsonden und einer sorgfältigen Untersuchungstechnik in zumindest zwei Ebenen, um diese echoärmeren Areale sicher als liquide zu erkennen und nicht mit kleinen soliden Tumoren zu verwechseln. Mit 3,5- oder 4-MHz-Sonden ist diese Differenzierung nicht ausreichend sicher möglich.

Auch die fokale Prostatitis führt zu einer Echoarmut, die oft auch bei sorgfältigster Untersuchungstechnik nicht von soliden Veränderungen differenziert werden kann. Die entzündeten Drüsenbäumchen demarkieren sich oft schärfer von dem gesunden Gewebe als Karzinome, die eher fingerförmige Ausläufer bilden. Wenn die klinische Untersuchung (schmerzhafter Tastbefund) hier nicht weiter hilft, bedarf es einer bioptischen Abklärung.

Kleinere Karzinome können sonografisch nicht entdeckt werden, wenn sie innerhalb physiologischerweise echoarmen Strukturen entstehen wie der prostatischen Harnröhre mit dem periurethralen Stroma oder innerhalb eines Prostataadenoms mit stromaler Hyperplasie. In der Transitional-Zone muß ein Tumor einen Durchmesser von 10–20 mm erreichen, bevor er sonografisch wahrgenommen werden kann. Oft führen solche Tumoren dann zu einer Asymmetrie der jeweiligen

Zone – dies ist dann ein Kriterium für eine gezielte Biopsie.

Größere Tumoren führen durch verdrängendes Wachstum manchmal zu einer Asymmetrie der peripheren Zone, oder aber es findet sich eine Ausdehnung in die linke und recht periphere Zone, wobei diese häufig entlang der Kapsel stattfindet. Die periphere Zone ist nicht in verschiedene Lappen unterteilt, sondern eine Lappung mit einem sogenannten Sulcus in der Mittellinie entsteht erst, wenn sich in den beiden Transitional-Zonen eine benigne Hyperplasie entwickelt. Infiltrieren größere Tumoren bereits die gesamte Drüse, ist die ganze Prostata echoärmer – dann fehlt der innerprostatische Vergleich der Echogenität, so daß ein solcher Tumor sonographisch unerkannt bleiben kann. Klinisch ist dies jedoch ohne Relevanz, weil solche Prostatatumoren immer zu einem suspekten Tastbefund führen.

Perforiert der Tumor die anatomische Kapsel, so ist dies das Kriterium für ein höheres T-Stadium. Perforiert er innerprostatisch die chirurgische Kapsel zwischen Adenom und peripherer Zone, so ist dies kein Kriterium für ein höheres T-Stadium. Anderersetis zeigt ein solcher Tumor damit ein aggressiveres Verhalten an, was für die klinische Einschätzung ein bedeutsamer Hinweis sein kann. Viele dieser Tumoren, die in die Transitionalzone durchgebrochen sind, werden zufällig nach einer transurethralen Elektroresektion bei der Aufarbeitung der Resektionsspäne entdeckt. Sind mehr als 5 % des resezierten Gewebes von Tumor befallen, wird ein solcher Tumor als T1b bzw. A2 klassifiziert. Diese Zusammenhänge mögen verständlich machen, weshalb solche T1b-Tumoren in vielen klinischen Studien eine deutlich schlechtere Prognose haben als T2-Tumoren. Denn ein T1b-Tumor kann ein sehr viel größeres Volumen und maligneres Grading haben als ein T2-Tumor.

Die *Palpation* ist zwar eine relativ sensitive Methode: 70–80 %, bezogen auf sämtliche Tumorstadien. Das kommt dadurch, daß mehr als die Hälfte aller durch Palpation entdeckten Tumoren bereits nicht mehr organbegrenzt sind. In unserer prospektiven vergleichenden Studie an 2.668 Patienten [37] lag die Sensitiviät des Tastbefundes bei den 313 Patienten mit einem T1- bis T2b-Karzinom nur bei 67,4 %. Berechnet man die Sensitivität nicht auf die Zahl der klinisch entdeckten Karzinome, sondern auf die der latenten Karzinome – also die pathohistologische Inzidenz –, dann liegt die Sensitivität nur noch zwischen 4 und 15 %. Bei allen statistischen Betrachtungen ist es also wichtig zu definieren, woran die Treffsicherheit eines Testes gemessen werden soll. *Von klinischer Bedeutung* ist unseres Erachtens die Sensitivität gegenüber einem 15 mm großen Prostatakarzinom – also einem Tumor, der mit großer Wahrscheinlichkeit noch auf die Prostata begrenzt und somit kurativ therapierbar ist. Bei einer solchen Betrachtung liegt der positive prädiktive Wert der transrektalen Sonographie immerhin noch bei 56 %, der der Palpation nur bei 29 %. Der negative prädiktive Wert – also der Ausschluß eines Tumors von 15 mm oder größer – ergab sogar einen Wert von 98 % für den transrektalen Ultraschall und von 92 % für die Palpation.

Die Spezifität des transrektalen Ultraschalls ist mit 35,6 % ähnlich gering wie die der Palpation (35,9 % bei Cooner et al. [19]). Aber auch für diese Betrachtung ist von entscheidender Bedeutung, wie groß die als suspekt eingeschätzte Läsion ist. Bei sonografisch verdächtigen Befunden kleiner als 7 mm haben wir bioptisch nur in 21 % der Fälle ein Karzinom nachweisen können. War die suspekte Läsion größer als 15 mm, dann allerdings handelte es sich in 96 % der Biopsien um ein Adenokarzinom [13].

Für den klinischen Alltag leiten wir daraus die praktische Konsequenz ab, die diagnostische Aggressivität zum einen von der Größe der Läsion, zum anderen vom Alter und vom klinischen Zustand des Patienten abhängig zu machen. Bei einem 50jährigen macht es Sinn, eine sehr kleine Läsion bioptisch zu untersuchen. Entdeckt man eine so kleine Läsion allerdings bei einem 75jährigen, so ist die Wahrscheinlichkeit, daß dieser Patient die Tumorprogression mit Metastasierung erlebt, gering. Denn die Volumen-Verdopplungsrate bei hochdifferenzierten Prostatakarzinomen wird auf fünf bis sechs Jahre geschätzt.

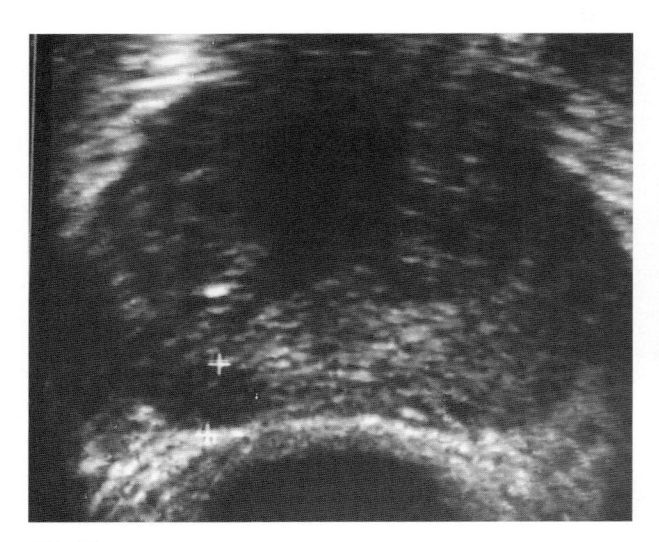

Spezielle Diagnostik | Prostata und Samenblasen

Abb. 38a

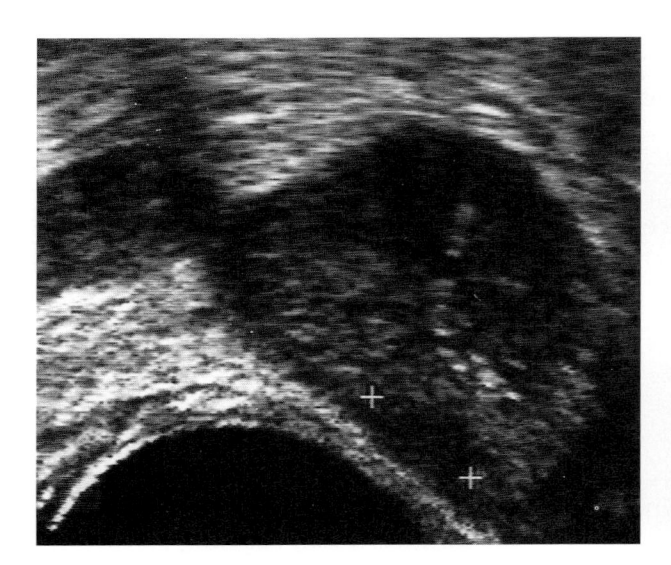

Abb. 38b

Abb. 38a, b:
Kleines Karzinom (uT2a)
a) (TS): Rechts in der P-Zone echoarmer Herd (6 x 8 mm), erhebliche Vergrößerung der Prostata durch eine benigne Hyperplasie.
b) (LS): Maximale Ausdehnung des echoarmen Areals in Längsrichtung 10 mm. Links im Bild die rechte Samenblase.

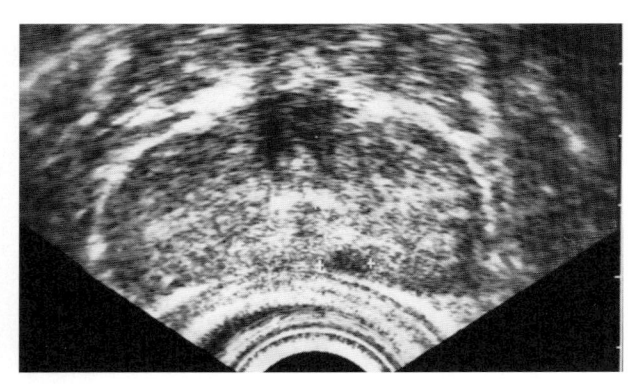

Abb. 39a

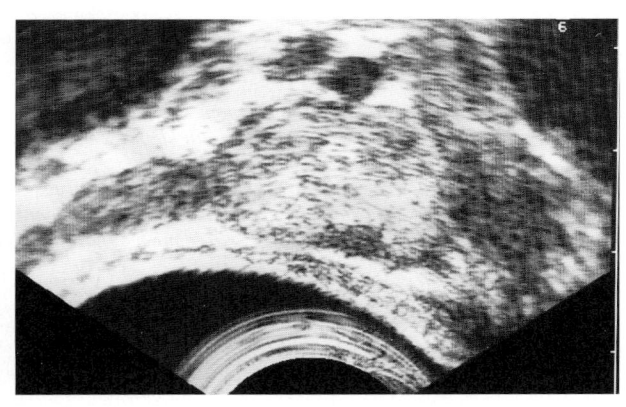

Abb. 39b

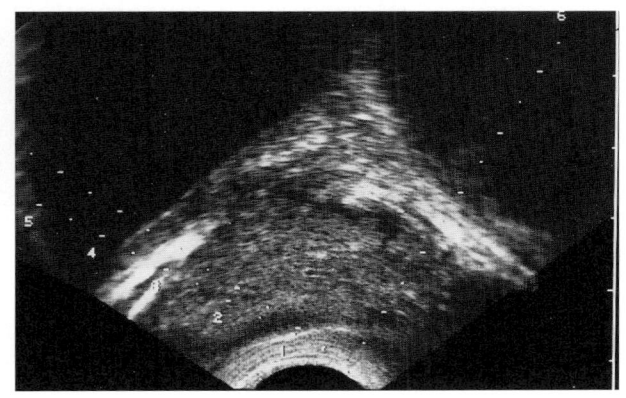

Abb. 39c

Abb. 39a–c:
Kleines Karzinom (uT2a)
a) (TS): 4 x 7 mm kleines echoarmes Areal nahe der Mittellinie.
b) (LS): Echoarme Läsion entlang der Kapsel bis nach apikal (max. 12 mm).
c) (LS): Eingeblendet der erwarteter Nadelverlauf bei der transrektalen Biopsie – da ohne Wasservorlauf biopsiert und der Schallkopf an das Rektum etwas angepreßt wird, ist die Echogenität im Vergleich zu A und B deutlich verändert.

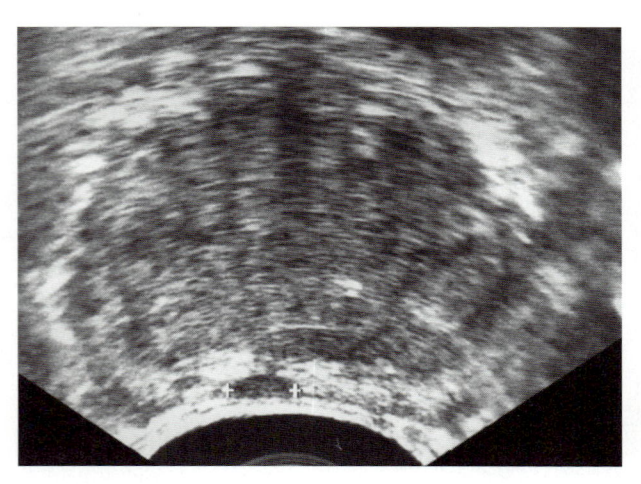

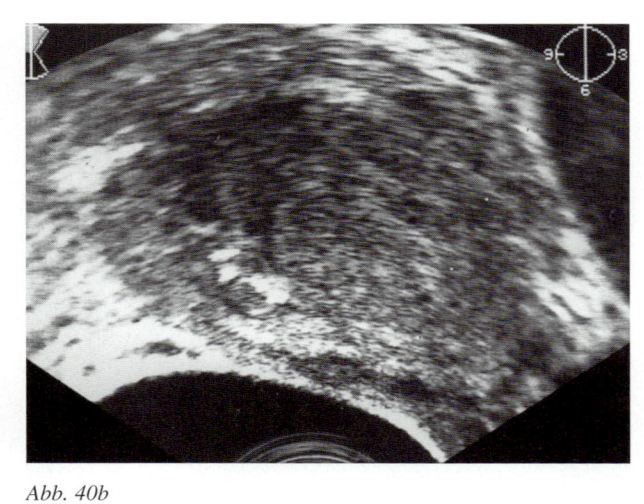

Prostata und Samenblasen   **Spezielle Diagnostik**

Abb. 40a

Abb. 40b

Abb. 40a, b:
Kleines Karzinom (uT2a) und großes Adenom
a) Im TS ist in der rechten dorsalen P-Zone ein kleines echoarmes Areal gut abgrenzbar (max. Breite 9 mm). Die T-Zonen sind erheblich vergrößert durch eine BPH – Gesamtvolumen der Prostata: 82 ml.
b) Im LS zieht sich das echoarme Areal entlang der Kapsel (max. 14 mm) – die gezielte Biopsie ergibt ein G1+2-Karzinom.
Wegen Blasenentleerungsstörungen war in diesem Fall eine operative Therapie des Adenoms geplant – als der präoperative TRUS diesen nicht palpablen suspekten Befund ergab, wurde nach Erhalt der Histologie eine radikale Prostatektomie durchgeführt.

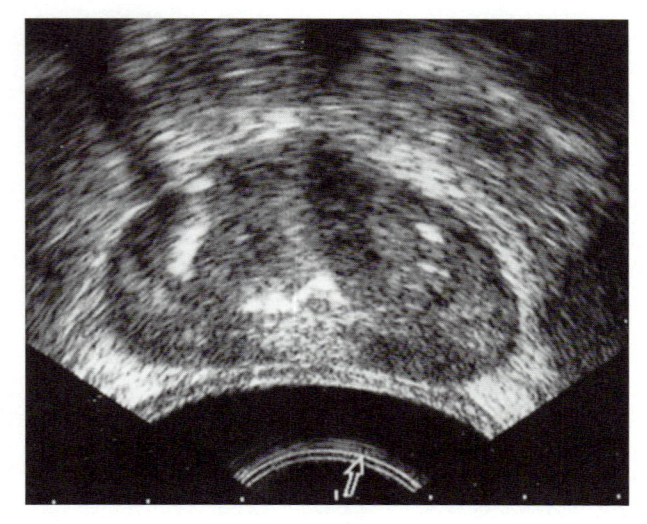

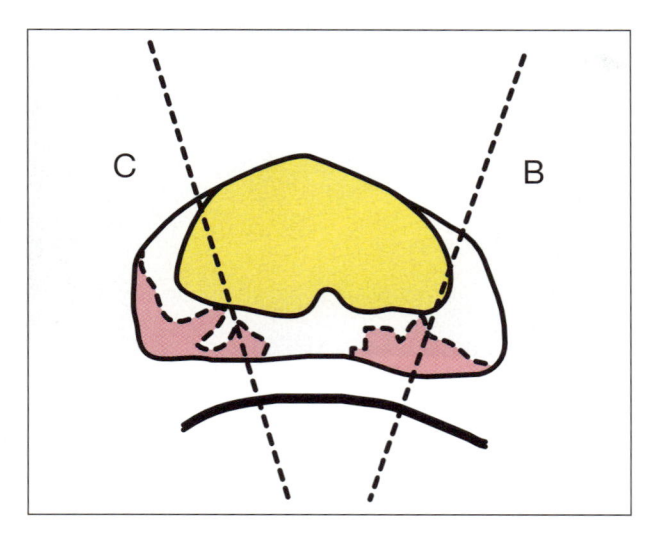

Abb. 41a:
Kleine Karzinomherde in beiden Lappen (uT2c)
a) (TS): In der P-Zone beidseits echoarme Areale (in der schematischen Darstellung pink), die T-Zone ist durch eine BPH verbreitert mit größeren Verkalkungen/Sekretsteinen entlang der chirurgischen Kapsel, die teilweise Schallschatten verursachen.

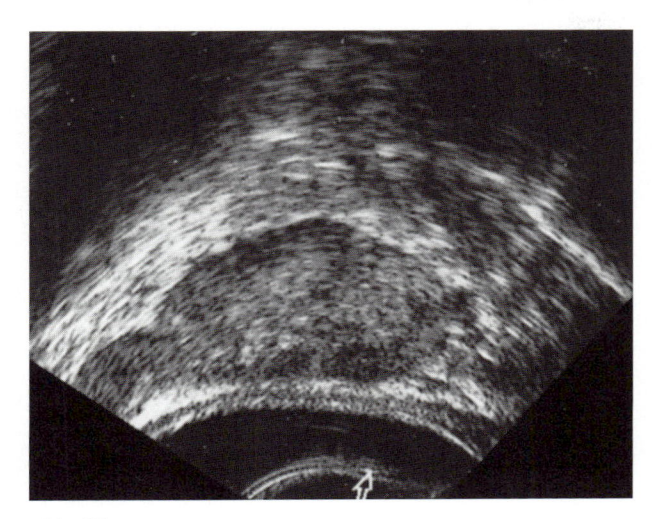

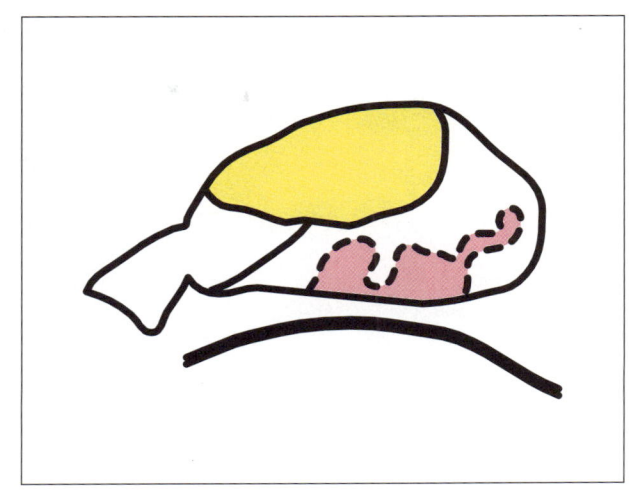

| Spezielle Diagnostik | Prostata und Samenblasen |

Abb. 41b

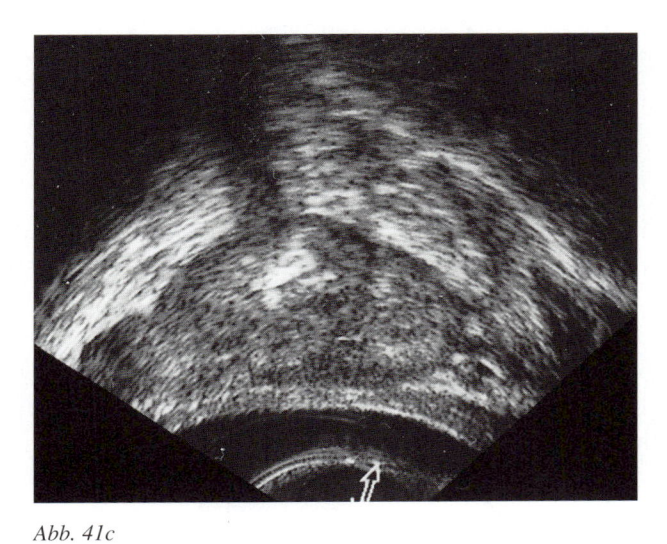

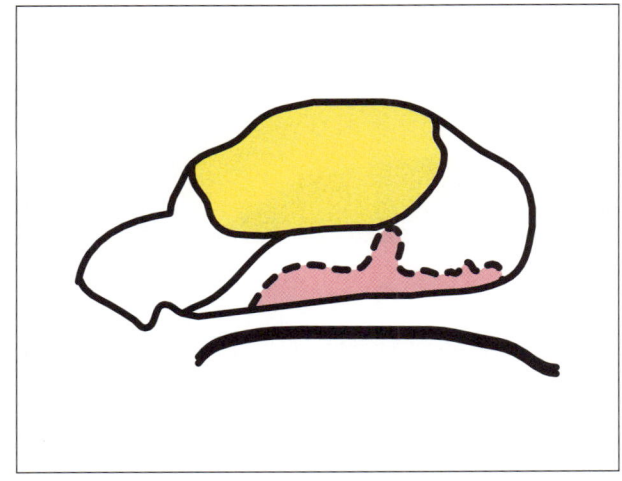

Abb. 41c

Abb. 41b, c:
b) LS durch den linken Lappen (entsprechend Linie B in der schematischen Darstellung): Zumindest zwei echoarme Herde lassen sich in der linken P-Zone abgrenzen. Samenblase unauffällig.
c) LS durch den rechten Lappen (entsprechend Linie C in der schematischen Darstellung): Die Echoarmut ist vor allem entlang der Kapsel entwickelt. Größere Verkalkung in der rechten T-Zone (mit Schallschatten), Samenblase nicht dilatiert.
Die gezielten Biopsien ergeben beidseits Anteile eines G2–Karzinoms.

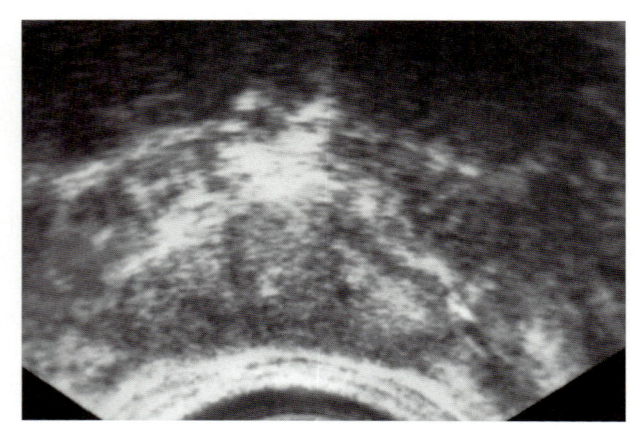

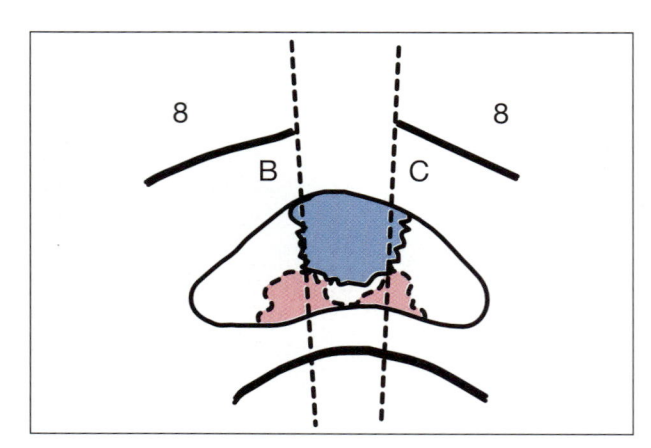

Prostata und Samenblasen — Spezielle Diagnostik

Abb. 42a

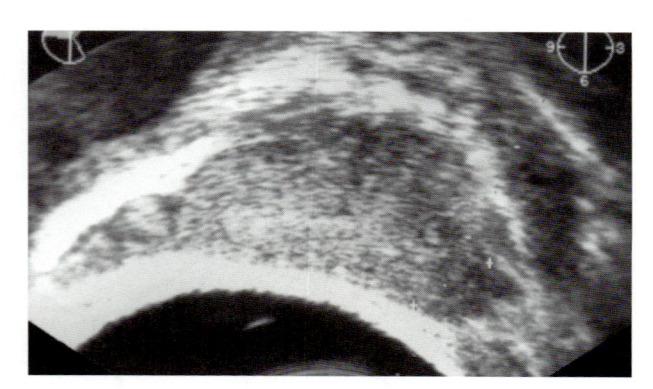

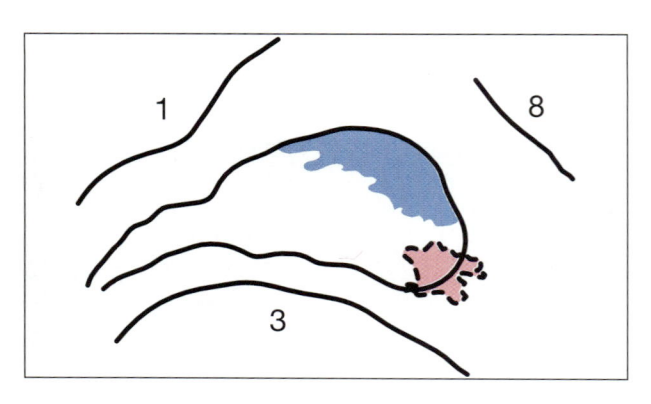

Abb. 42b

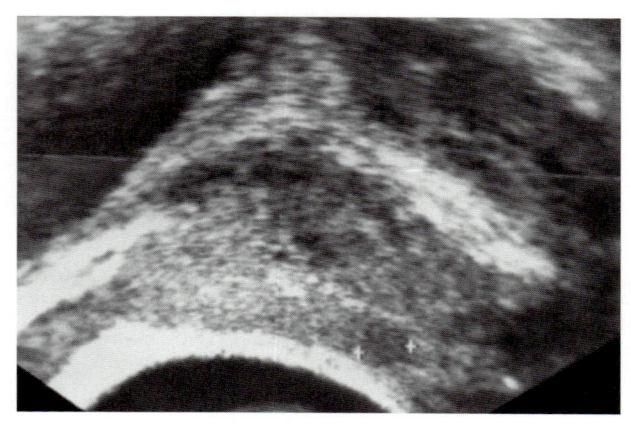

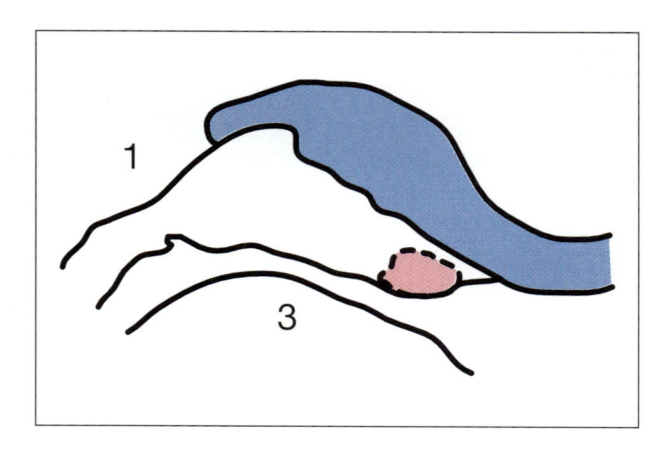

Abb. 42c

Abb. 42a–c:
Kleine Karzinomherde beidseits apikal (uT2c)
a) (TS): Beidseits dorsal der Urethra sind apikal echoärmere Areale nachweisbar. 8: Os pubis, 3: Rektum; B und C sind die Longitudinalschnittebenen für die folgenden Abbildungen.
b) LS rechts dicht neben der prostatischen Harnröhre (blau): Das echoarme Areal geht apikal über die Prostatakapsel hinaus – bei einer radikalen Prostatektomie besteht die Gefahr eines positiven Absetzungsrandes.
c) LS links mit Anteilen der Harnröhre und dem periurethralen Stroma (blau) – hier ist das suspekte echoarme Areal organbegrenzt. 1: Harnblase.
Gezielte Biopsie: rechts G2+3, links G1.

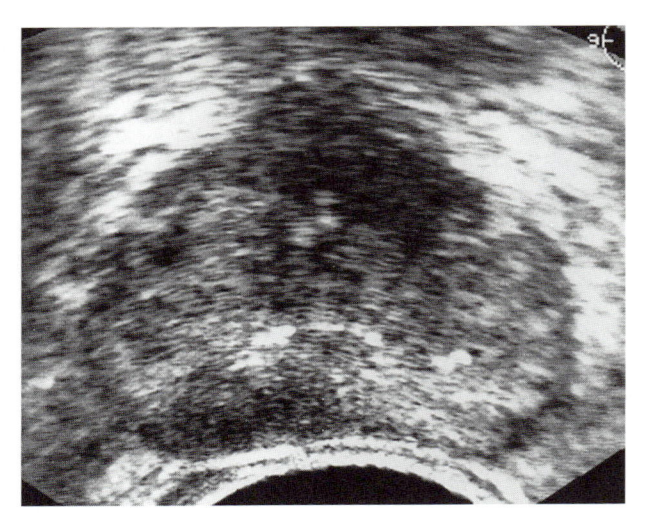

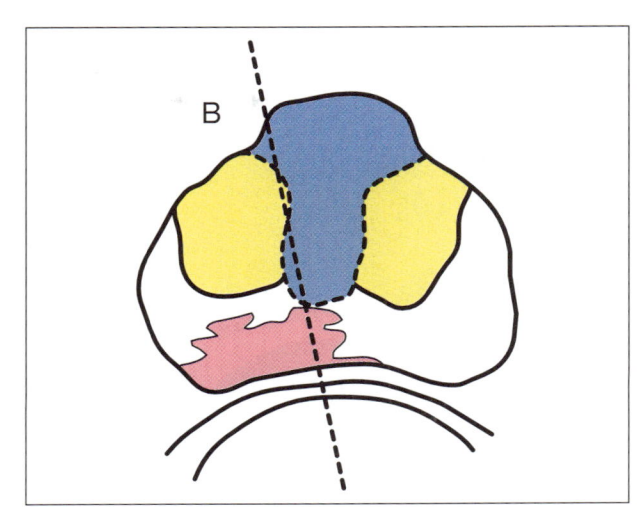

| Spezielle Diagnostik | Prostata und Samenblasen |

Abb. 43a

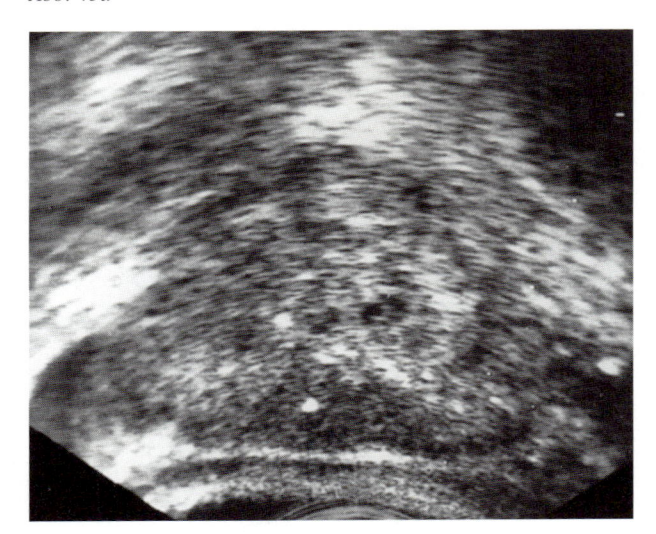

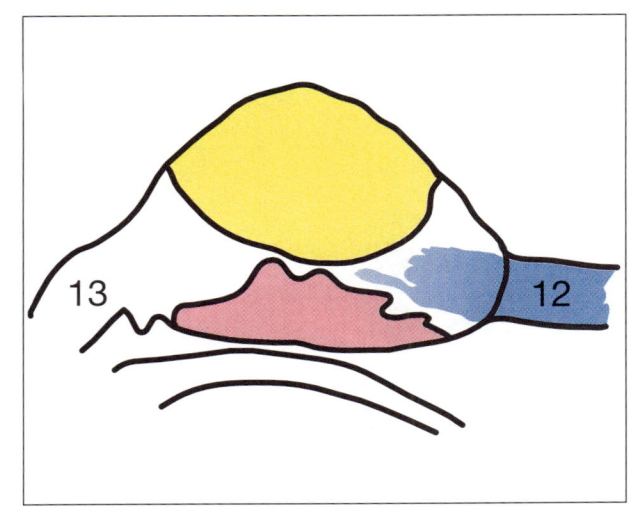

Abb. 43b

Abb. 43a–c:
Größeres Karzinom (uT2c)
a) Der TS zeigt die größte Ausdehnung eines echoarmen Areals in der P-Zone: Überwiegend im rechten Lappen entlang der Kapsel, aber auch bis in den linken Lappen ziehend. Ventral Anschnitt eines Adenoms und des periurethralen Stromas.
b) LS entsprechend der Linie B in der schematischen Darstellung: Inmitten des suspekten Areals ein echodichter Herd (Sekretstein), ebenso in der Urethra (12) rechts im Bild; links die rechte Samenblase (13).
c) LS während der gezielten Biopsie (ohne Wasservorlauf): Der helle Reflex zwischen 2 und 3 des eingeblendeten Punktions-Sektors entspricht der Spitze der Biopsienadel – dadurch ist gesichert, daß der Gewebezylinder „echoarmes Gewebe" enthält: Kontrollierte Biopsie.

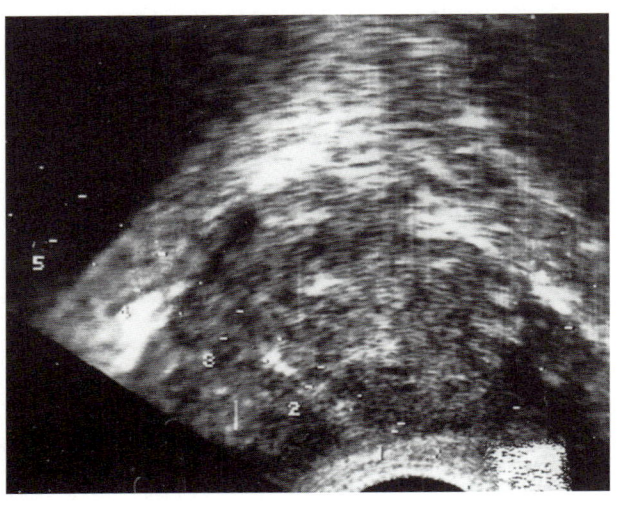

Abb. 43c

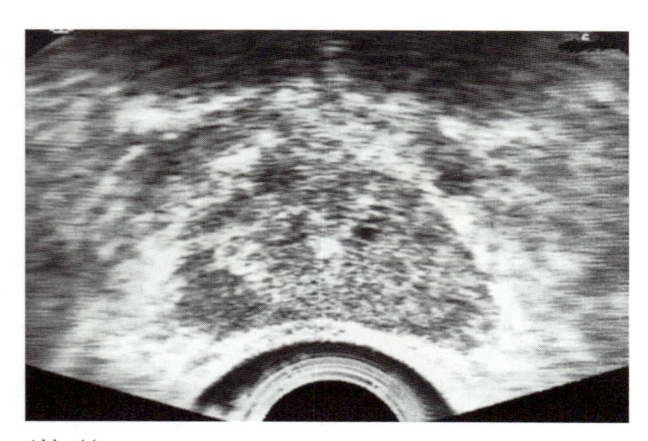

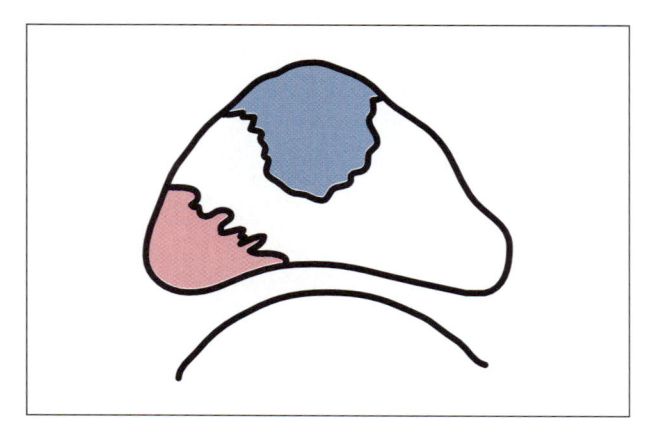

Prostata und Samenblasen — Spezielle Diagnostik

Abb. 44a

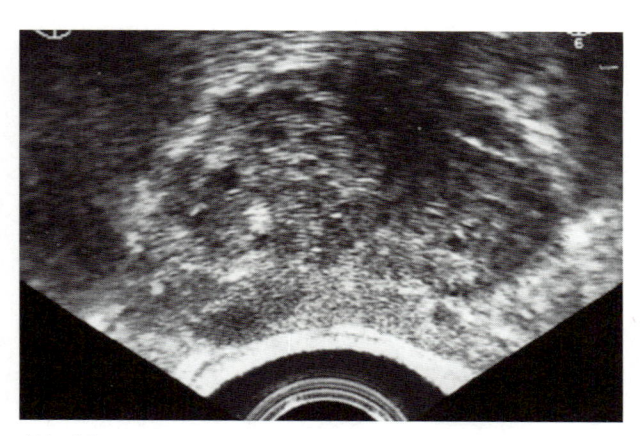

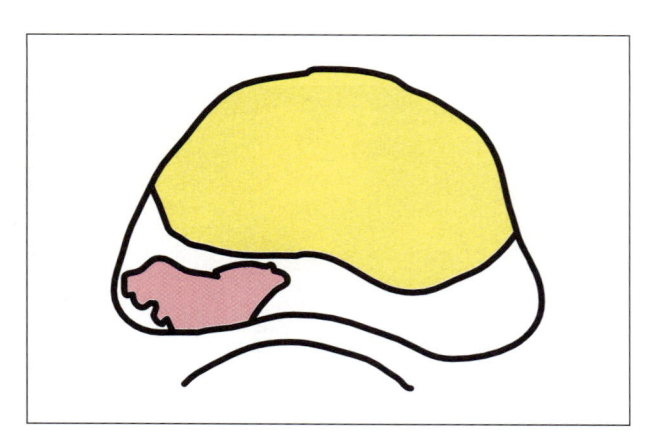

Abb. 44b

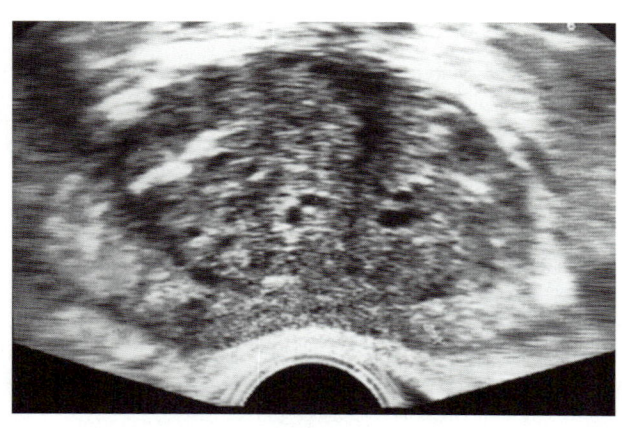

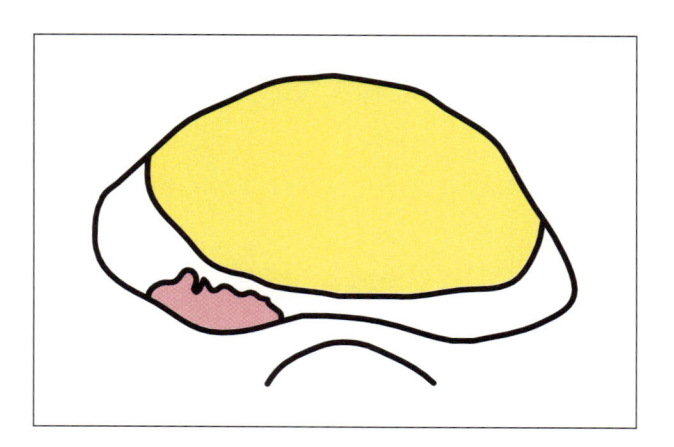

Abb. 44c

Abb. 44a–c:
Größeres Karzinom (uT2b) und inhomogenes Adenom
a) TS apikal (etwa A 05) mit echoarmem Areal rechts.
b) TS (etwa A 15) mit inhomogener Echoarmut in der rechten P-Zone. Die Prostata ist deutlich vergrößert durch ein sehr inhomogenes Adenom (gemischt stromal und glandulär mit vielen Zysten).
c) TS (etwa A 25) mit weiteren echoarmen Arealen in der P-Zone – damit beträgt der maximale Durchmesser in longitudinaler Richtung mindestens 30 mm.

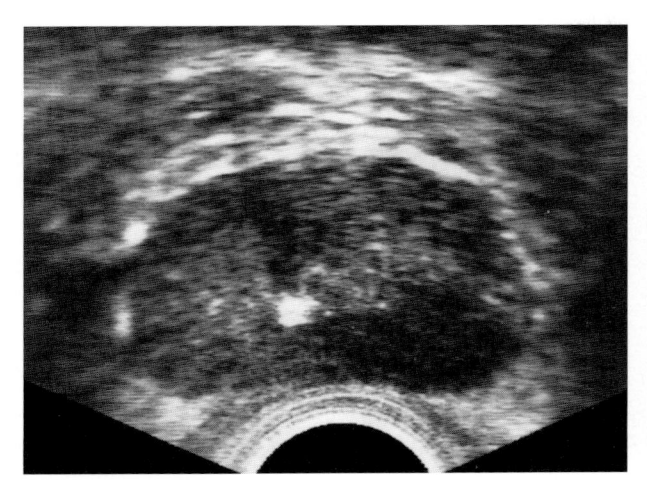

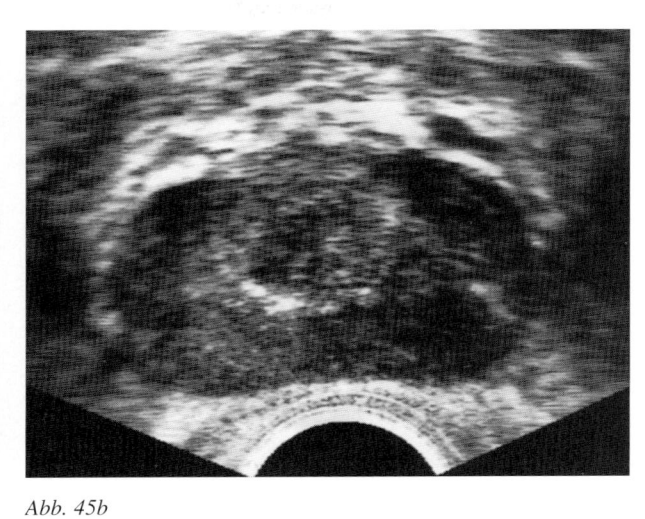

| Spezielle Diagnostik | Prostata und Samenblasen |

Abb. 45a *Abb. 45b*

Abb. 45a, b:
Großes Karzinom (uT2b) und kleines Adenom
a) Im TS apikal (etwa A 10) ausgedehnte Echoarmut im linken Lappen, rechts in der T-Zone größere Verkalkung.
b) TS (etwa A 15) mit kleinem rundlichen Adenom und Sekretsteinchen in der chirurgischen Kapsel. Die beidseits in der ventralen P-Zone erkennbare Echoarmut ist durch erweiterte Drüsenschläuche verursacht, nicht durch das Karzinom.

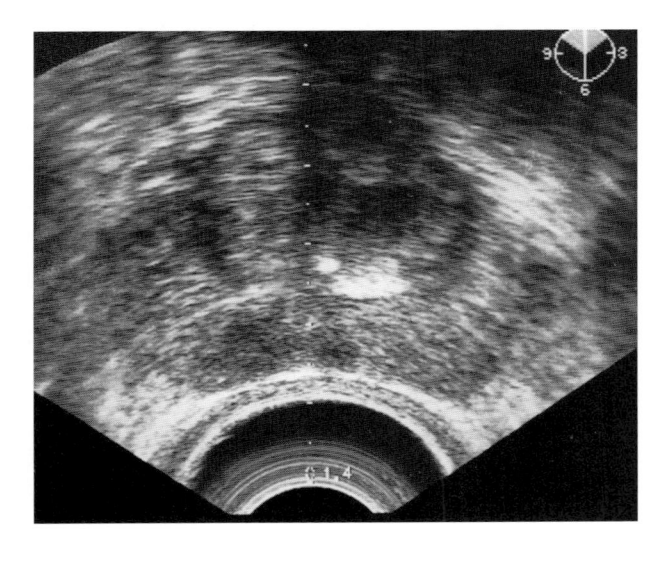

Abb. 46:
Karzinom (uT2c) und Adenom
TS: Die Echoarmut liegt überwiegend in der rechten PZ, reicht aber auch nach links (uT2c). Die BPH mit ausgedehnten Verkalkungen/Steinen links ist relativ gut abgrenzbar.

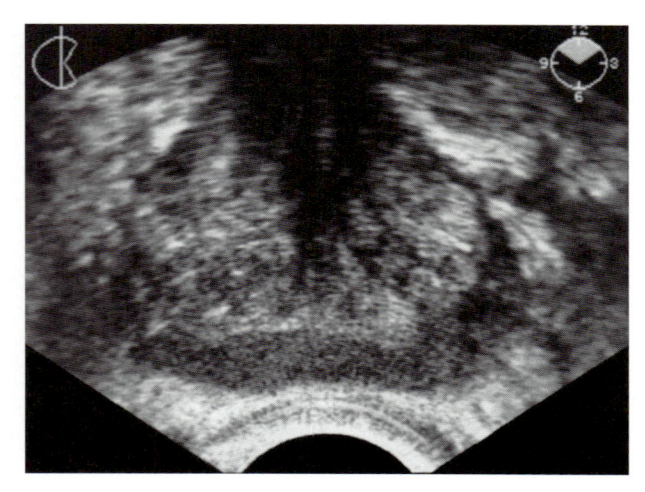

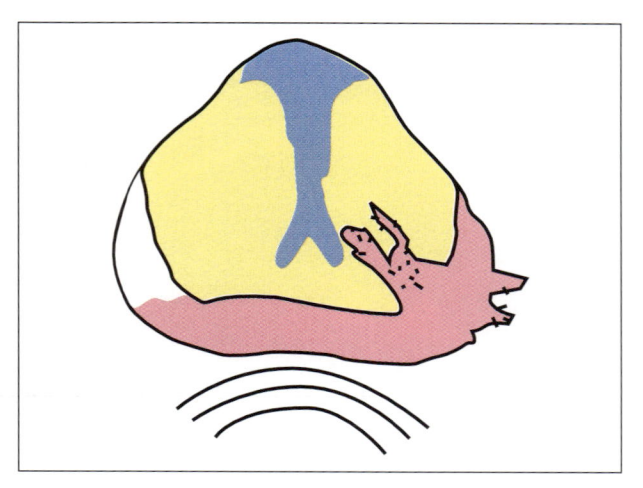

Prostata und Samenblasen | **Spezielle Diagnostik**

Abb. 47:
Karzinom (uT2c) mit Infiltration des Adenoms
TS: In beiden P-Zonen echoarmes Karzinom (G1+2), im linken Lappen lateral G3 – dort auch fingerförmige Penetration in die T-Zone und fragliche Kapselperforation.

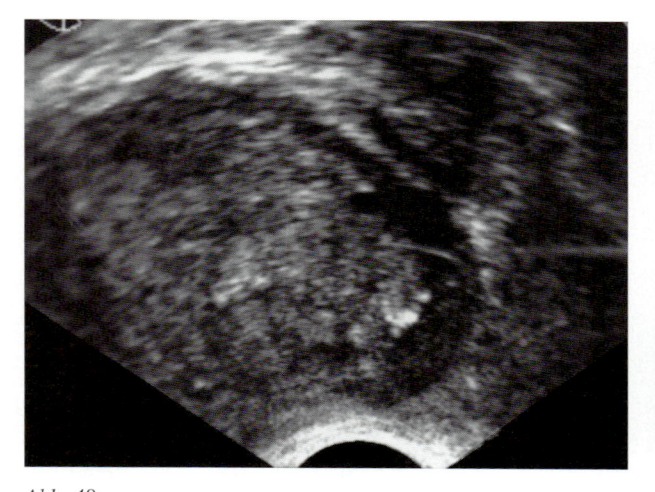

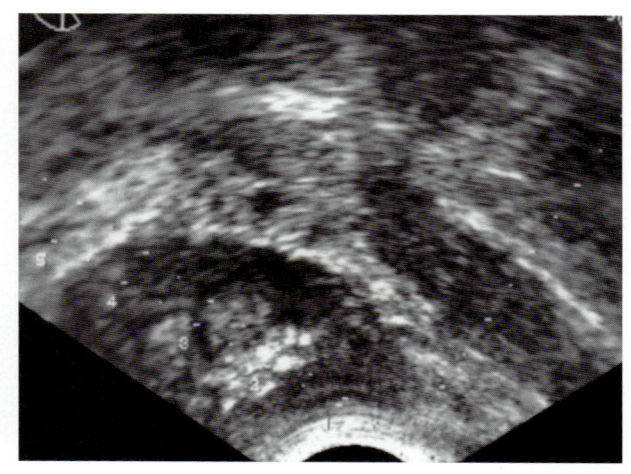

Abb. 48a   Abb. 48b

Abb. 48a, b:
Großes Adenom und ausgedehntes Karzinom (uT2b)
a) Im TS großes Adenom (Gesamtvolumen der Prostata 119 ml), die gesamte linke P-Zone ist echoarm. Der Tumor hat die äußere Kapsel nicht durchbrochen, allerdings scheint eine breite Infiltration des Adenoms vorzuliegen. Die gepunktete Linie entspricht dem LS in B.
b) Eingeblendet (1–5 cm) der schmale Winkel, in dem die Biopsienadel erscheinen wird. Die Histologie bestätigt den Verdacht der Infiltration des G3 – Karzinoms in die BPH.

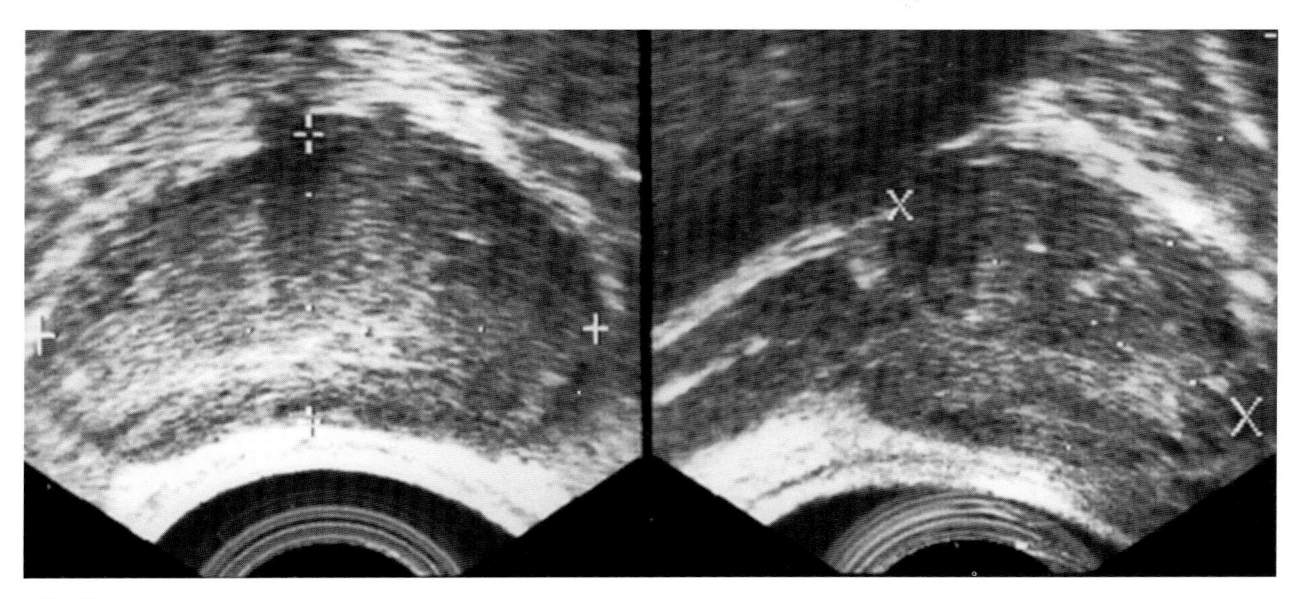

Abb. 49a

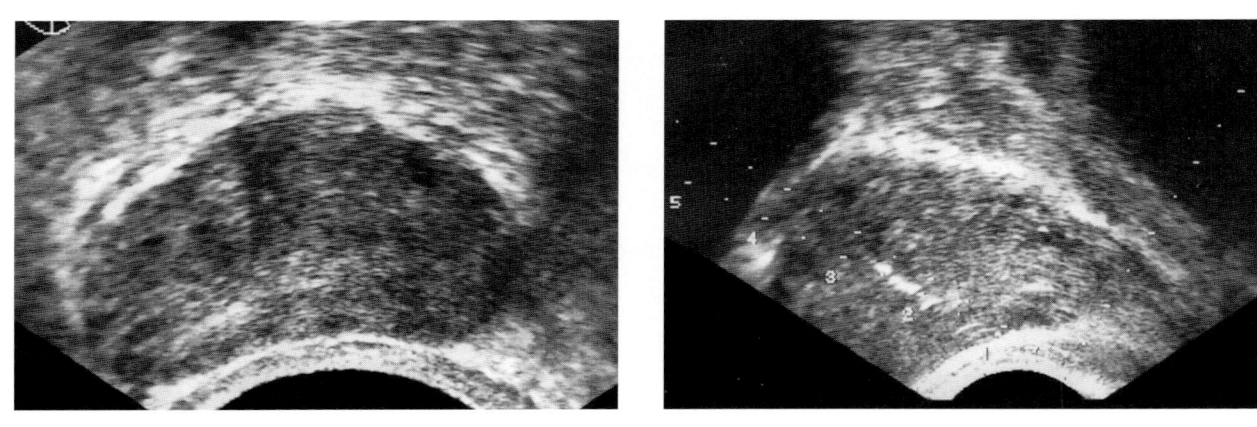

Abb. 49b   *Abb. 49c*

Abb. 49a–c:
Asymmetrische Prostata (uT2c)
a) Größter TS und LS: Die linke P-Zone ist echoarm verbreitert, wodurch eine Asymmetrie der gesamten Drüse entsteht – Gesamtvolumen 22 ml. Zur Beurteilung der Symmetrie muß der Schallkopf streng in der Sagittalebene und in konstantem Abstand zur Prostatakapsel geführt werden.
b) Die echoarme Alteration betrifft vor allem die P-Zone des linken Lappens, zieht sich aber auch in die linke T-Zone hinein, die chirurgische Kapsel zwischen der T- und P-Zone ist nicht mehr erkennbar.
c) Gezielte und kontrollierte Biopsie: Der helle Reflex in dem Punktionssektor entspricht wiederum der Biopsienadel; in der P- und T-Zone links Karzinomgewebe (G2+3).

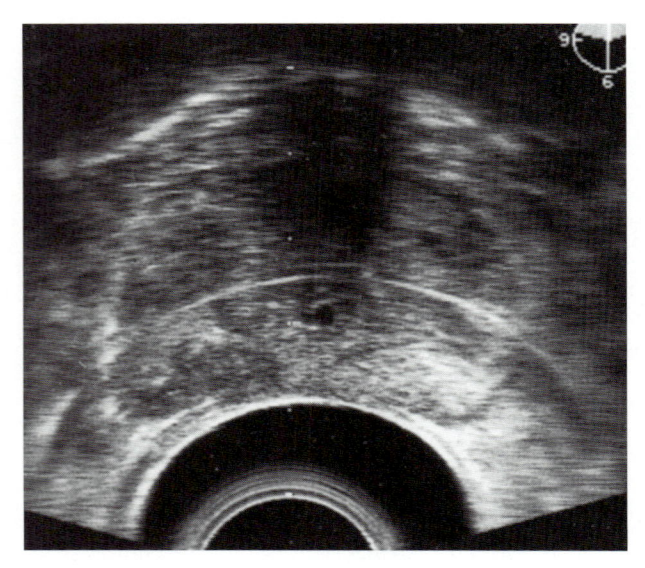

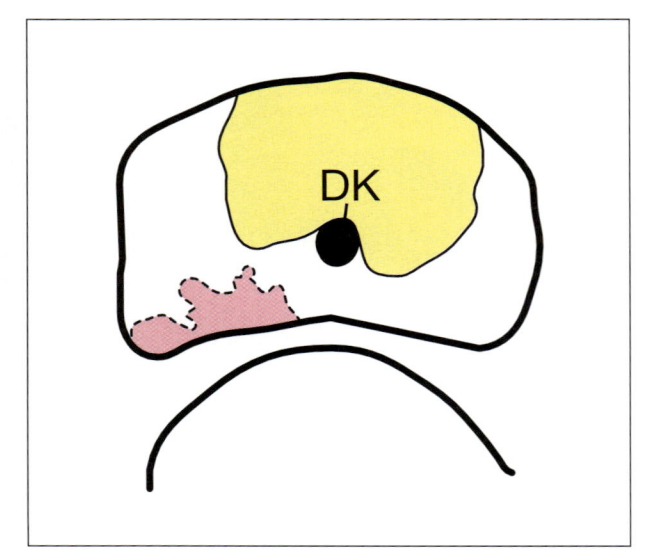

Abb. 50a

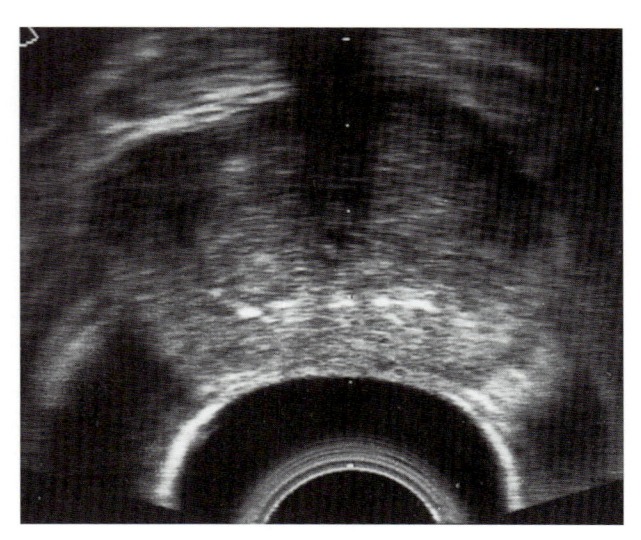

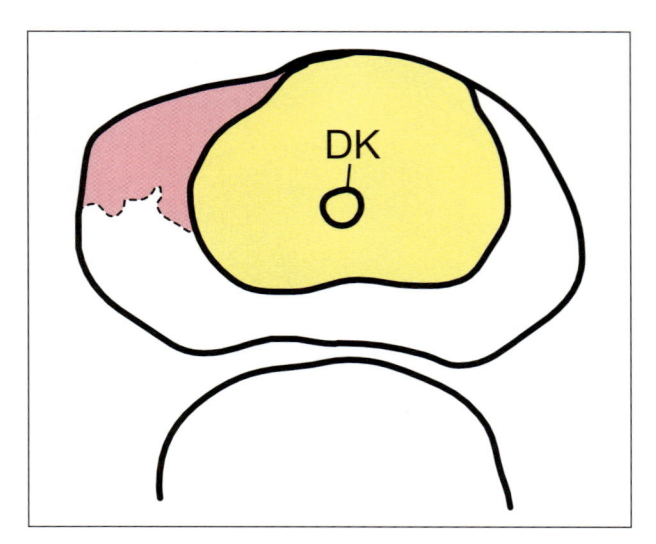

Abb. 50b

Abb. 50a, b:
Asymmetrische Prostata (uT2b)
a) Auf dem TS dicht oberhalb des Colliculus ist das Karzinom in der rechten P-Zone dorsal gelegen. In der Harnröhre liegt ein Dauerkatheter (DK).
b) Dieser TS liegt etwa 2 cm weiter kranial: Lateral des kugeligen Adenoms ist die P-Zone durch das Karzinom verbreitert, die Kapsel nicht perforiert.

T3- Tumor

Tabelle 2

UICC		AJCC
T3	**Tumor hat die Prostatakapsel durchbrochen**	**C**
T3a	Unilateraler Kapseldurchbruch	C
T3b	Bilateraler Kapseldurchbruch	C
T3c	Tumor befällt die Samenblase(n)	C

Mikroskopisch kleine *Kapselüberschreitungen* oder Samenblaseninfiltrationen sind wiederum aus physikalischen Gründen sonografisch nicht zu erfassen. Nach den Untersuchungen von MCNEAL et al. [42] haben Kapselüberschreitungen, die kleiner sind als 10 mm, meist noch keine Lymphknoten- oder Fernmetastasen verursacht, so daß eigentlich auch keine klinische Relevanz im Sinne einer ungünstigeren Prognose aus einem geringgradigen organüberschreitenden Stadium resultiert. KASTENDIECK und BRESSEL empfahlen bereits 1980 die Differenzierung in ein Stadium pT3a und pT3b, wobei das Stadium pT3a dann die gleiche klinische und prognostische Bedeutung haben sollte wie die Stadien T1-2 [32]. Diese klinisch bedeutungsvolle Differenzierung wurde jedoch bisher nicht in die Empfehlungen der UICC aufgenommen.

Kapselpenetrationen von 10 mm Breite sind bei günstiger Lage bereits gut zu erkennen. Schwierig ist die Beurteilung im Verlauf des neurovaskulären Bündels, wo physiologischerweise Gefäße die anatomische Kapsel der Prostata durchbrechen, denn die kräftigeren Venen imponieren ebenso echoarm wie ein hier perforierender Tumor. Das gleiche gilt für den periurethralen apikalen Bereich, wobei auch diese Region von besonderem klinischen Interesse ist, denn eine sogenannte radikale Prostatektomie ist nur dann tatsächlich auch radikal, wenn der Absetzungsrand apikal tumorfrei ist.

Für die *Infiltration der Samenblasen* gibt es sonografisch klare diagnostische Kriterien: Asymmetrie und Dilatation der Samenblase auf der tumorbefallenen Seite. Bei beidseitigem Tumorbefall mit Infiltration der Samenblasen ist eine beidseitige, möglicherweise sogar symmetrische Dilatation der Samenblasen anzutreffen. Eine Samenblaseninfiltration ist ein prognostisch ungünstiges Zeichen, denn durch die Infiltration der Ductus ejaculatorii gelangt der Tumor leicht in paraprostatisches Gewebe, so daß die Inzidenz von lokoregionalem Lymphknotenbefall bei 40–70 % liegt.

Leider sind die beschriebenen sonografischen Kriterien für das Stadium T3c nicht besonders spezifisch: Denn auch Entzündungen der Samenblasen oder fokale Prostatitiden im Bereich der Samenblasenausführungsgänge führen zum Bild der Dilatation. Letztlich vermag auch in diesen Fällen nur die gezielte Biopsie zu einer sicheren Diagnose zu verhelfen. Um unnötig viele Biopsien zu vermeiden, hat sich folgendes Vorgehen bewährt:

Ergibt die Befragung nach Symptomen wie Dysurie, Schmerzen beim Samenerguß, Hämospermie oder ein schmerzhafter Tastbefund Hinweise auf eine entzündliche Genese, so führen wir zunächst eine antibiotische Behandlung durch. Ergibt die Kontroll-Sonographie nach drei Wochen keine Änderung des Befundes, führen wir eine gezielte Biopsie durch. Durch dieses Vorgehen wird die Anzahl der Biopsien, vor allem aber die Rate der entzündlichen Komplikationen nach Biopsie reduziert. Bei Vorliegen einer fokalen Prostatitis kommt es doch immerhin in 4–8 % der Fälle zu lokalen oder sogar systemischen entzündlichen Komplikationen. Andererseits, im Falle eines Karzinoms, wird der Zeitpunkt der Diagnostik nicht zu einem erkennbaren Nachteil für den Patienten verzögert.

Zur Sicherung paraprostatischen Tumorwachstums oder einer Samenblaseninfiltration kann die sogenannte *strategische Biopsie* eingesetzt werden. Läßt sich dadurch ein T3-Stadium bereits präoperativ sichern, würde dies vielerorts die Behandlungsstrategie beeinflussen; denn es ist für den Patienten und den Therapeuten sehr unbefriedigend, wenn intra- oder postoperativ festgestellt wird, daß der vermeintlich kurative Eingriff doch nur palliativ gewesen ist.

Es gibt eine umfangreiche Literatur zu der Frage, wie sicher zwischen organbegrenztem und organüberschreitendem Tumorwachstum differenziert werden kann – bei WIRTH und BERTERMANN [58] wird eine aktuelle Übersicht gegeben. Es bleibt kritisch anzumerken, daß das Resultat einer transrektalen Sonographie nach wie vor sehr stark von der Erfahrung des Untersuchers abhängt. Dadurch liegt die Trefferquote des TRUS in multizentrischen Studien oftmals deutlich unter der mono-

Abb. 51a

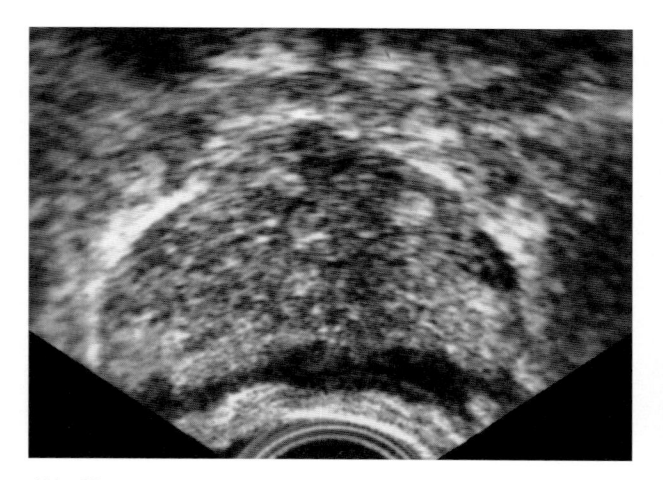

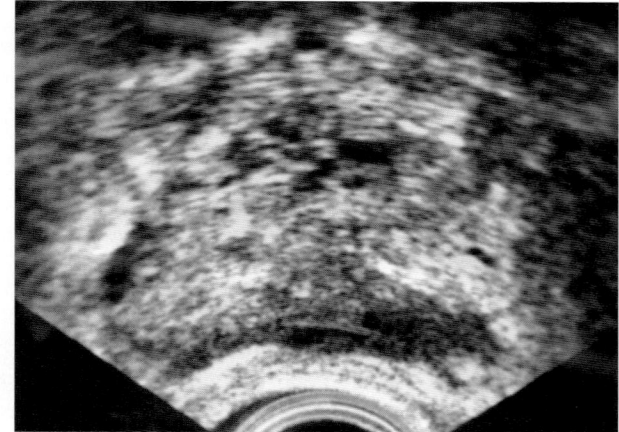

Abb. 51c

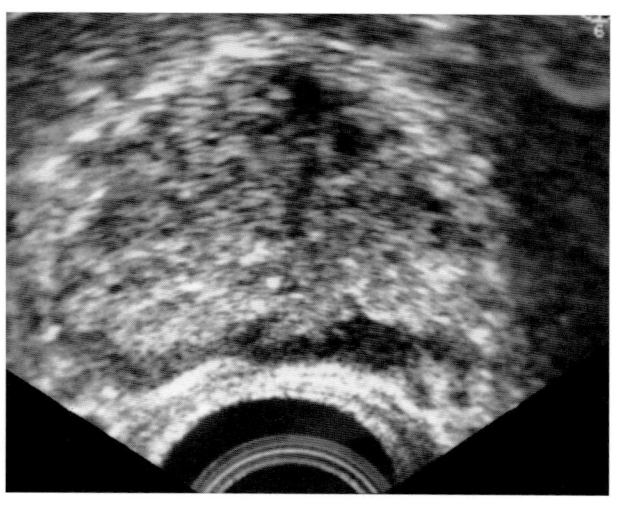

Abb. 51b

Abb. 51a–c:
Kapselüberschreitendes Karzinom (uT3a)
a) Dieser TS zeigt in beiden Lappen dorsal entlang der Kapsel echoarme Strukturen (uT2c); links latero-ventral sind es zystisch erweiterte Drüsen, die eine Echoarmut verursachen.
b) Dieser TS etwas weiter kranial zeigt, daß die Echoarmut offensichtlich die Kapsel links durchbrochen hat (uT3a) – würde trotzdem die Indikation zu einer operativen radikalen Prostatektomie gestellt werden, sollte links das neurovaskuläre Bündel nicht geschont werden.
c) Auch auf diesem apikalen TS ist die Kapsel überschritten.

Spezielle Diagnostik   **Prostata und Samenblasen**

zentrischer Untersuchungen. So hat WIRTH (unveröffentlicht) bei 94 Patienten, bei denen das T-Stadium durch radikale Prostatektomie definitiv untersucht werden konnte, die Ergebnisse der transrektalen Sonographie mit der Computertomografie verglichen. Für die TRUS ermittelte er einen positiven prädiktiven Wert von 100 % bzw. 60 % für die CT. Auch der negative prädiktive Wert lag mit 78 % über dem der CT (68 %). Allerdings war bei 16 von 36 organüberschreitenden Tumoren das Ergebnis der transrektalen Sonographie falsch negativ, so daß die Sensititvität nur 56 % betrug, die der Computertomografie allerdings nur 33 %. Fast alle sonografisch übersehenen Organüberschreitungen waren mikroskopisch klein oder kleiner als 5 mm. Außerdem hatte die Sonographie in keinem Falle das Tumorstadium zu hoch eingeschätzt, also kein falsch positiver Befund.

Damit erscheint die transrektale Sonographie in der Hand des Geübten die beste Methode zum Nachweis organüberschreitenden Tumorwachstums. Mit Hilfe eines Image-Analysesystems, das mit sogenannten Deskriptoren nach Karzinom-spezifischen Mustern im Ultraschallsignal sucht [36, 38] kann die Sensitivität und Spezifität des TRUS weiter verbessert werden (vgl. S. 60).

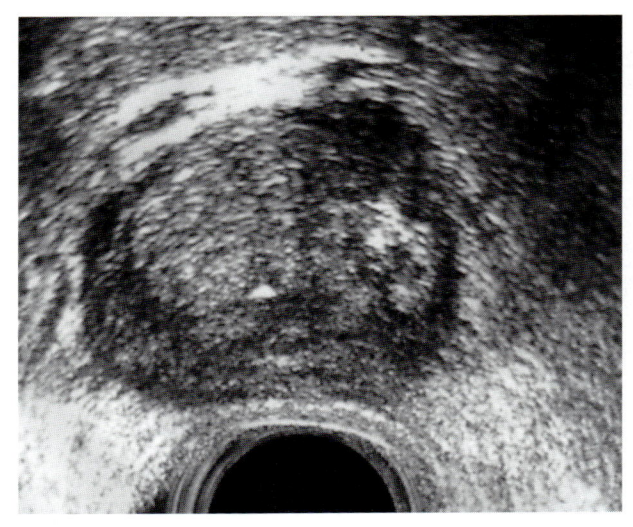

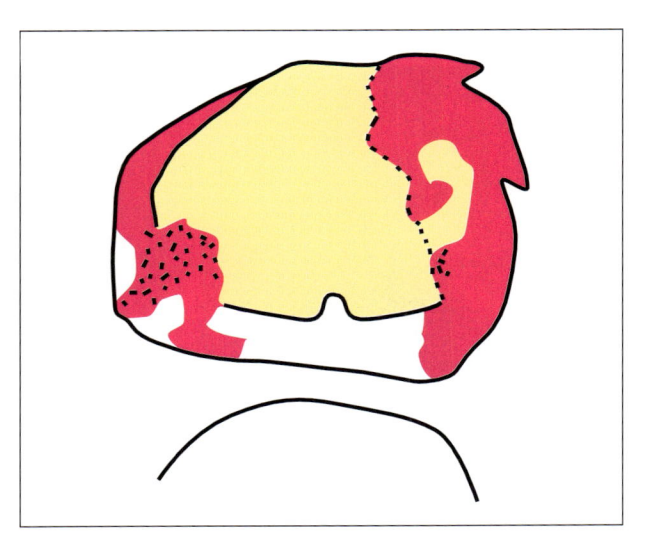

Abb. 52:
Großes Karzinom mit beidseitigem Kapseldurchbruch (uT3b)
Der TS zeigt einen ausgedehnten Kapseldurchbruch links ventral und lateral sowie in das mittelgroße Adenom (Gesamtvolumen der Prostata: 37,7 ml), aber auch die rechte äußere Kapsel scheint von dem beidseitigen Tumor durchbrochen.

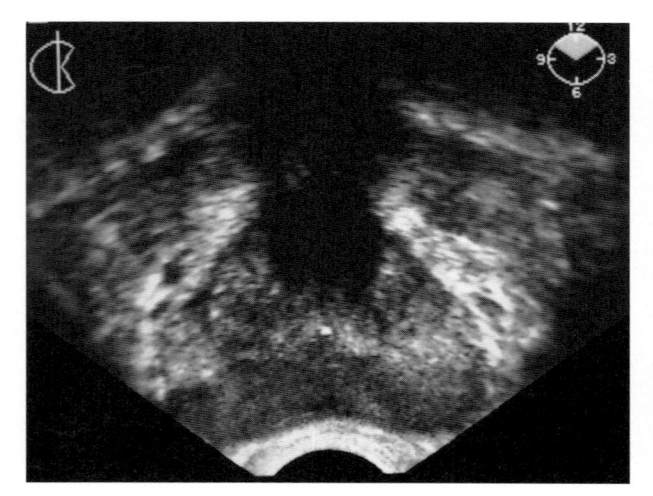

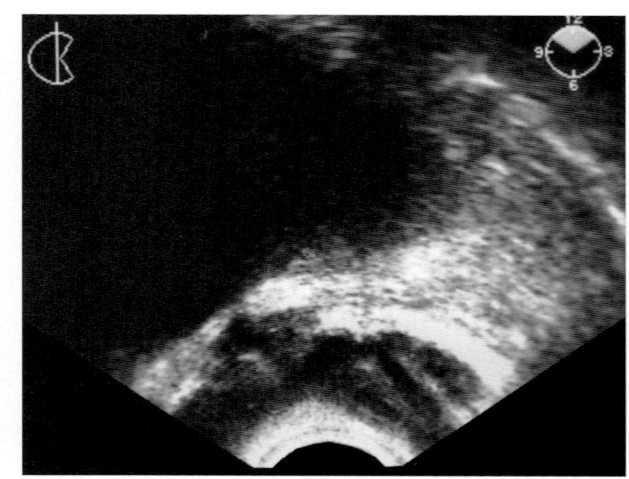

| Prostata und Samenblasen | Spezielle Diagnostik |

Abb. 53a *Abb. 53b*

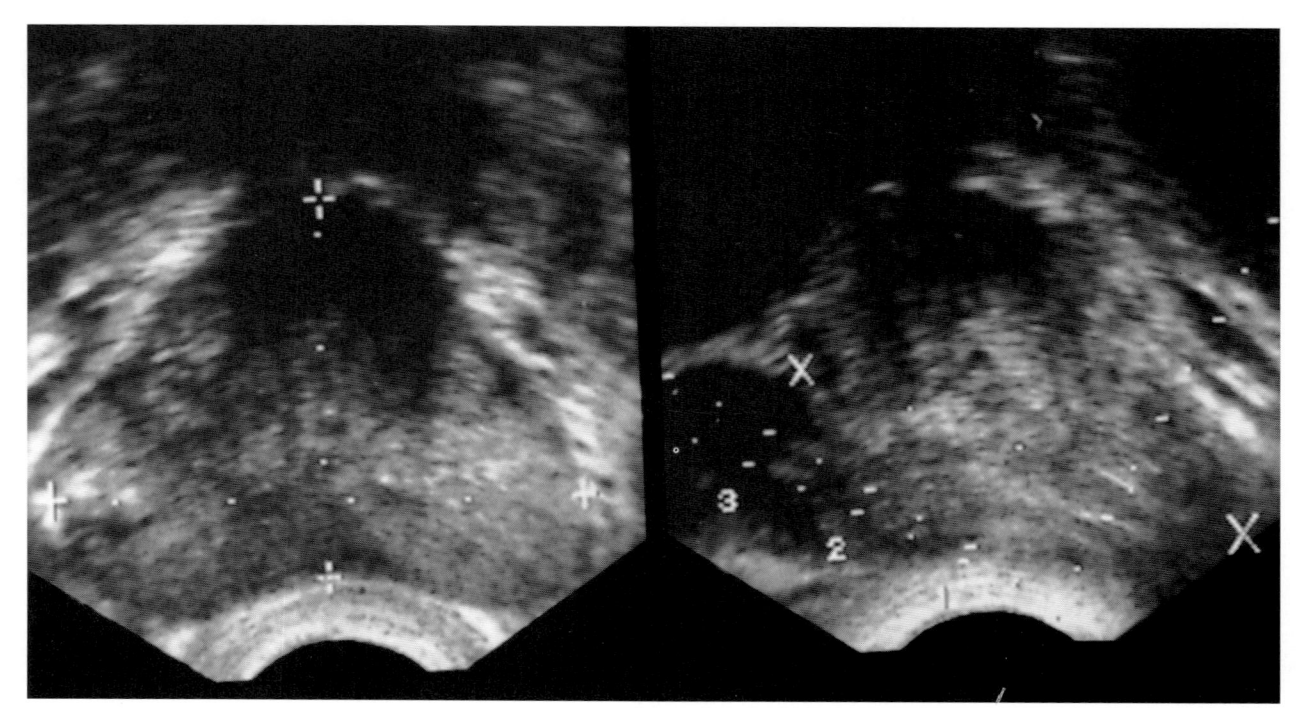

Abb. 53c

Abb. 53a–c:
Großes Karzinom mit Samenblaseninfiltration (uT3c)
a) TS mit ausgedehnter Echoarmut in beiden P-Zonen (uT2c), die ventrale Echoarmut ist teils durch das periurethrale Stroma, teils auch physikalisch bedingt.
b) Nach links gedrehter TS: Deutliche Dilatation der linken Samenblase, somit Verdacht auf Infiltration durch den Tumor.
c) Der maximale TS läßt den Tumor weniger gut erkennen, der LS rechts zeigt die echoarme Verplumpung der linken Samenblase, verursacht durch Tumorinfiltration des Ductus. Die gezielte „strategische" Biopsie kann dies bestätigen (G2+3).

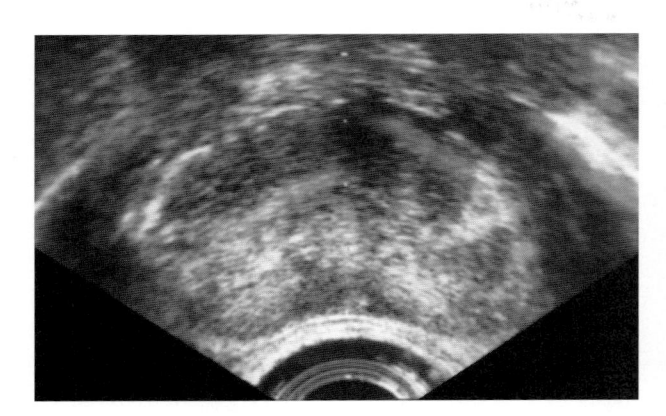

| Spezielle Diagnostik | Prostata und Samenblasen |

Abb. 54a

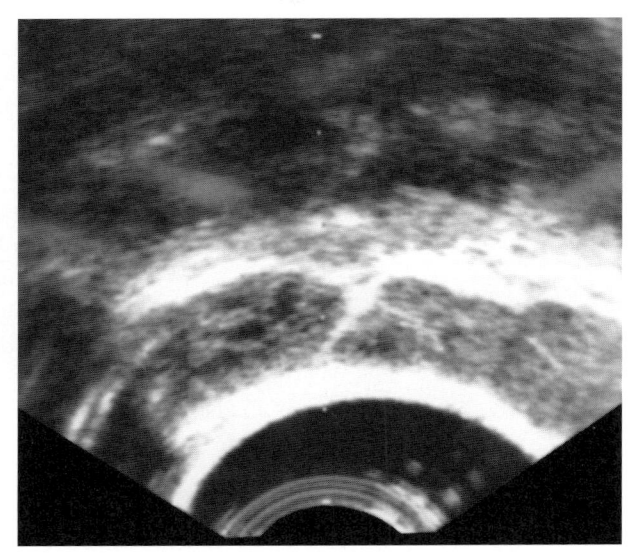

Abb. 54b

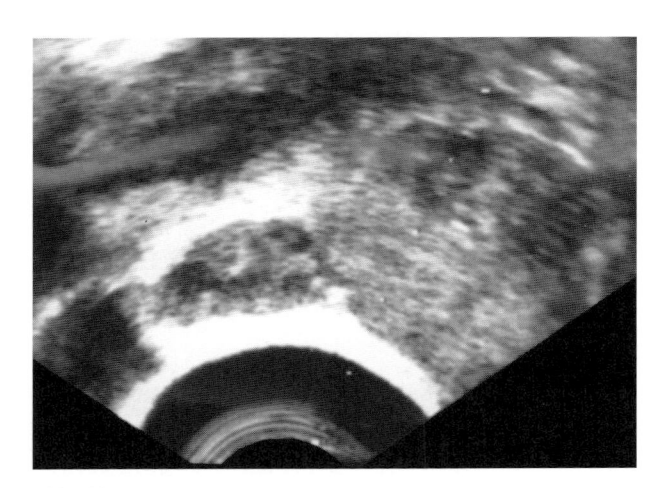

Abb. 54c

Abb. 54a–c:
Karzinom mit Samenblaseninfiltration (uT3c)
a) Im TS ist die suspekte Echoarmut dorsal in der Mitte am deutlichsten.
b) In diesem kranialen TS ist im Seitenvergleich eine Dilatation der rechten Samenblase, die nach lateral von Stuhlartefakten überlagert wird, zu erkennen.
c) Der schräge LS verdeutlicht die Dilatation der rechten Samenblase, die Echostruktur der rechten zentralen und peripheren Zone ist normal; ventral in der BPH einige zystisch dilatierte Drüsen.

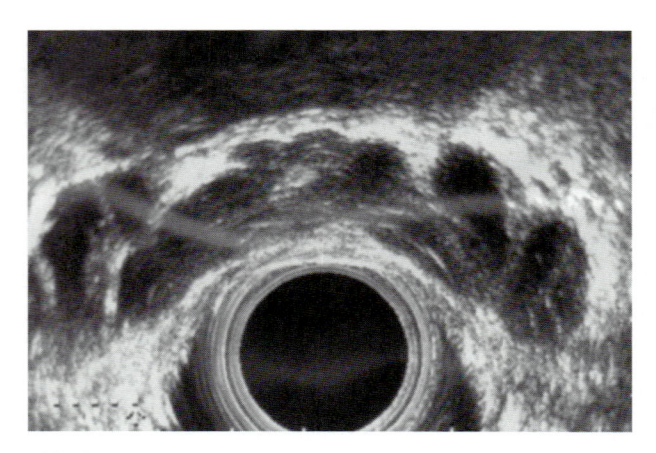

Prostata und Samenblasen — Spezielle Diagnostik

Abb. 55a

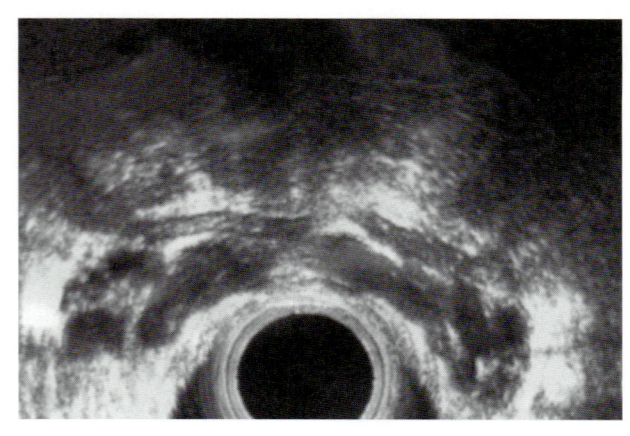

Abb. 55b

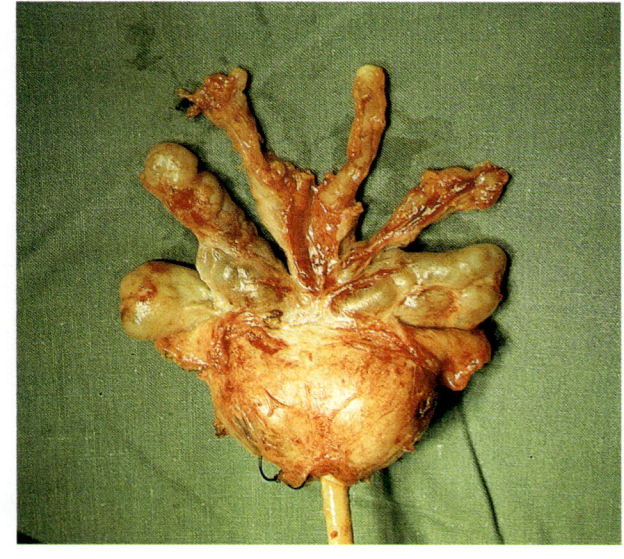

Abb. 55c

Abb. 55a–c:
Dilatierte Samenblasen und Prostatakarzinom (uT3c)
a) TS kranial der Prostata unter der Harnblase – deutlich liquide Areale in beiden großen Samenblasen, entsprechend einer Dilatation durch Obstruktion.
b) Dieser TS etwas kaudal von A zeigt beide Ductus deferentes, wie sie ventral der Samenblasen nach lateral verlaufen.
c) Operationspräparat Prostata mit dilatierten Samenblasen – medial nach oben die beiden Ductus deferentes, medial nach unten ein Katheter in der prostatischen Harnröhre. Die Samenblasen sind teilweise erheblich dilatiert durch die Obstruktion ihrer Ausführungsgänge durch das Prostatakarzinom (pT3c).

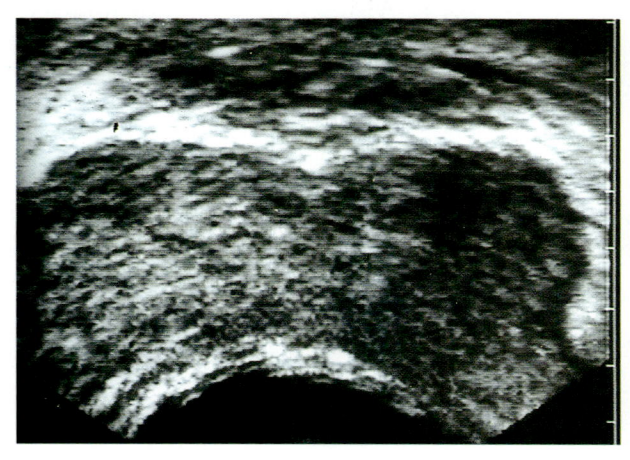

Abb. 56a

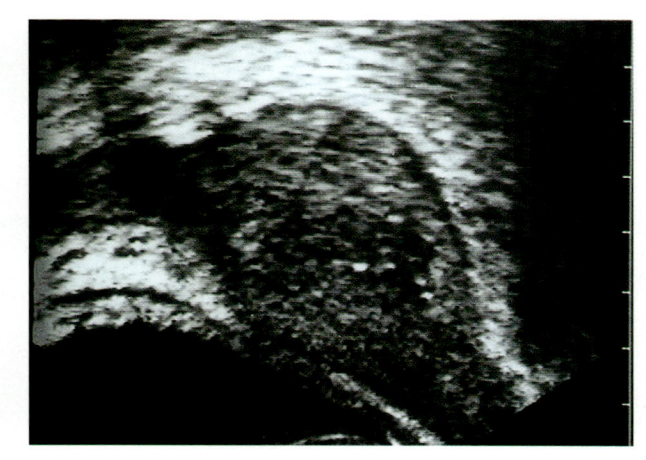

Abb. 56b

Abb. 56a, b:
Karzinom in der C-Zone mit Samenblaseninfiltration (uT3c)
a) Dieser TS durch die basal gelegene zentrale Zone der Prostata zeigt – im Seitenvergleich – eine deutlich geringere Echodichte der linken C-Zone.
b) Im LS erkennt man, daß diese Echoarmut bis an die linke Samenblase heranreicht, die etwas dilatiert ist. Gezielte Biopsie: G2 Karzinom.

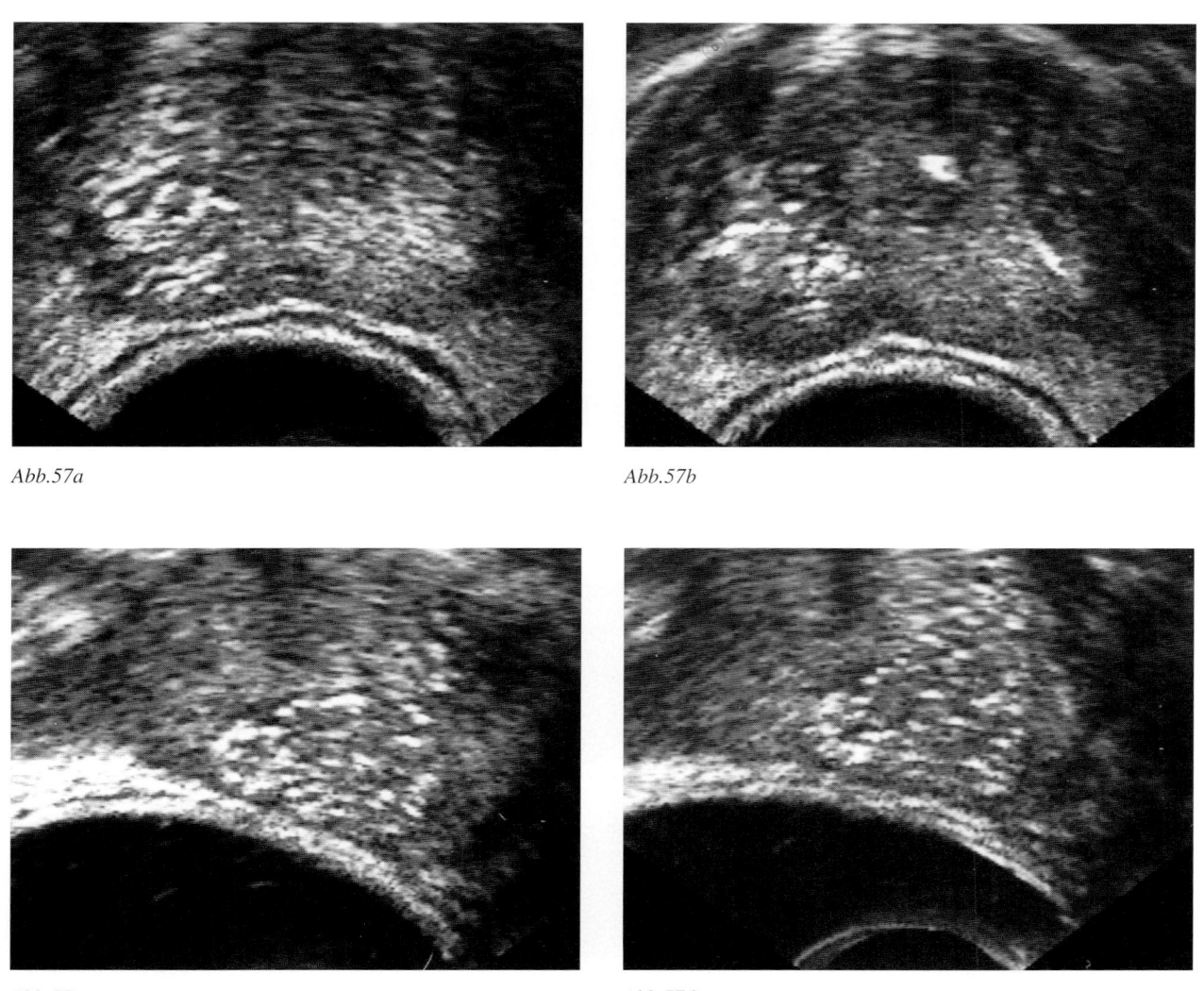

| Spezielle Diagnostik | Prostata und Samenblasen |

Abb.57a *Abb.57b*

Abb.57c *Abb.57d*

Abb. 57a–c:
Echodichtes (kribriformes) Karzinom.
Die beiden TS (a und b) zeigen im rechten Lappen ein großes Areal, das von feinen echodichten Herden durchsetzt ist; in B ist der dorsal gelegene Anteil dieses Areals echoarm; im LS (c und d) ein ganz ähnliches Bild: Histologisch handelt es sich um ein hochmalignes kribriformes Karzinom (G3), die echodichten Herde entsprechen kleinsten Verkalkungen.

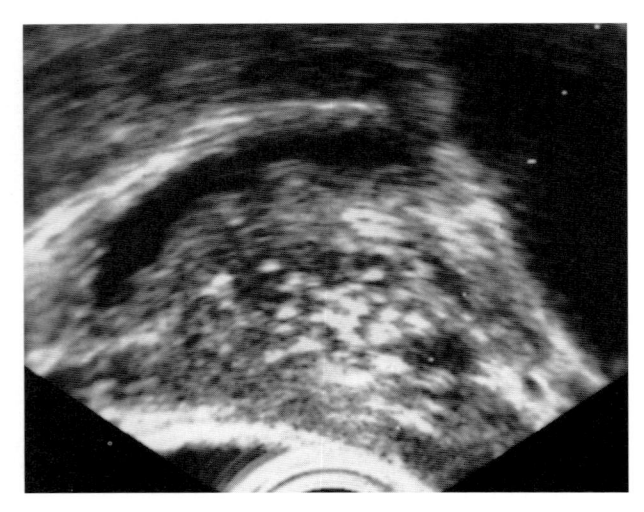

Prostata und Samenblasen   **Spezielle Diagnostik**

Abb. 58a

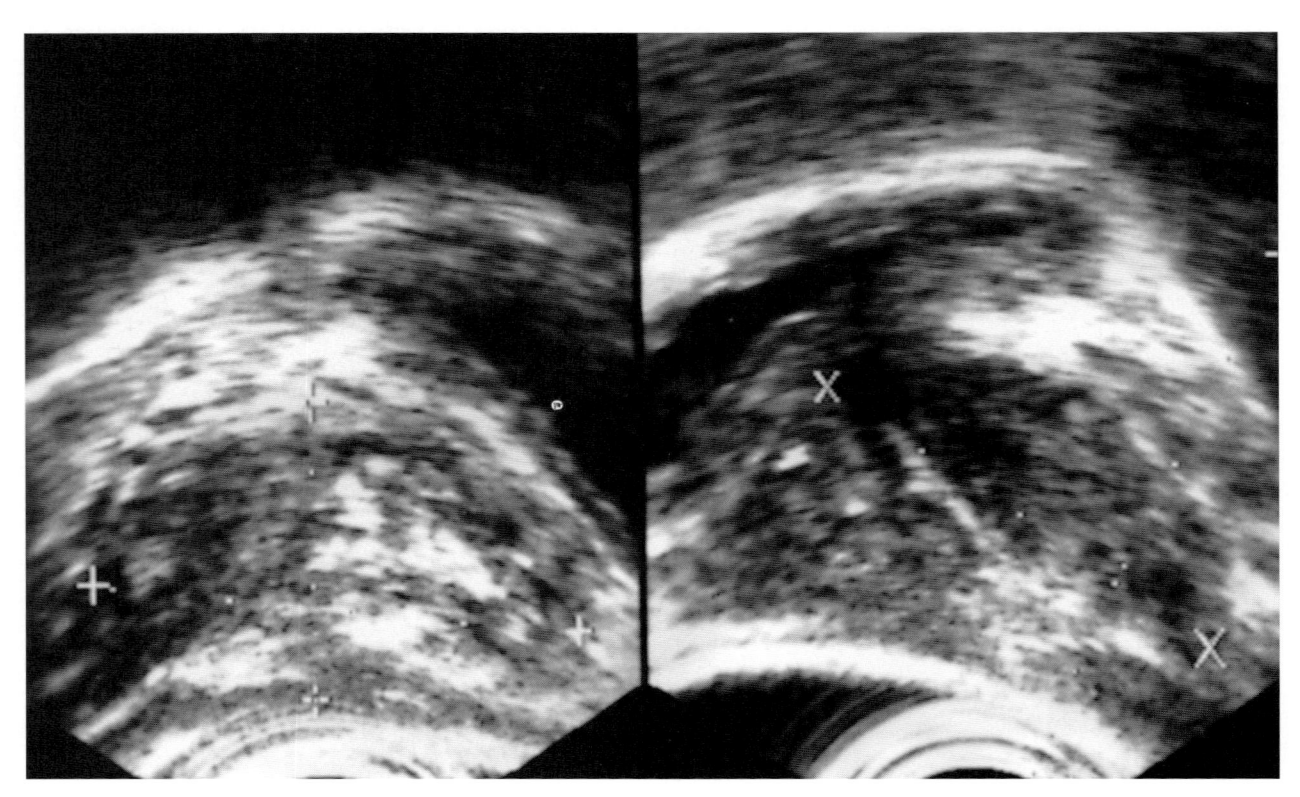

Abb. 58b

Abb. 58a, b:
Echodichtes Karzinom
a) Im TS (links) erkennt man zahlreiche, auch größere echodichte Herde im linken Prostatalappen, peripher auch rechts. Der LS in der Sagittalebene zeigt diese Strukturen nur apikal, entlang der prostatischen Harnröhre finden sich perlschnurartig echodichte Herde: Submuköse Sekretsteine in den kurzen Drüsen.
b) Dieser LS durch den linken Lappen zeigt neben und zwischen den dichten Herden auch echoarme Areale – bioptisch ein kribriformes G3–Karzinom.

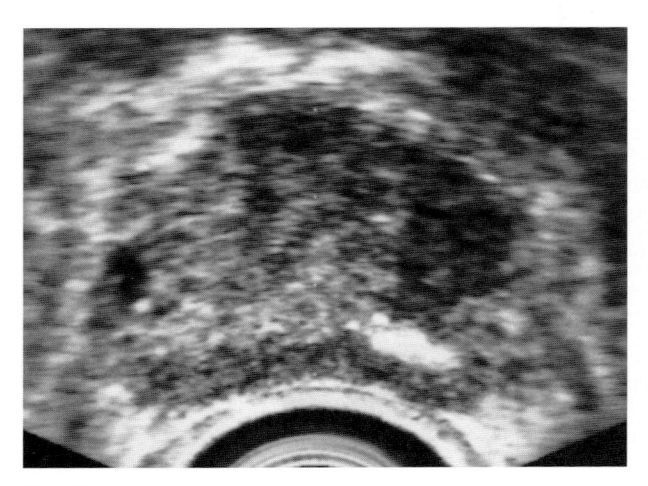

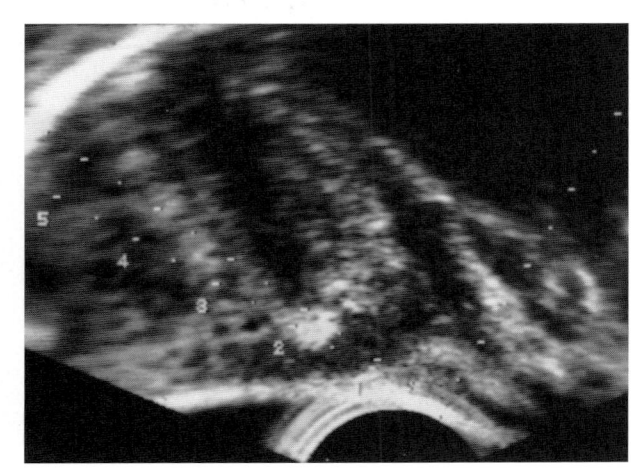

Abb. 59a   *Abb. 59b*

Abb. 59a, b:
Verkalkung in einem Karzinom
a) Der TS zeigt dorsal in beiden Lappen eine relative Echoarmut, rechts lateral ein kleines zystisches (liquides) Areal, links dorsal eine große echodichte Struktur mit dorsaler Schallauslöschung, die einer Verkalkung entspricht.
b) Im LS scheint die Verkalkung innerhalb der PZ zu liegen und wird von echoarmen Strukturen umgeben, die bioptisch einem G2 Karzinom entsprechen.

T4-Tumor

Tabelle 3

UICC		AJCC
T4	**Tumor ist fixiert oder infiltriert Nachbarstrukturen** (nicht die bei T3 aufgeführten Samenblasen)	**C**
T4a	Tumor infiltriert Blasenhals und/ oder Sphinkter externus und/oder Rektum	D1
T4b	Tumor infiltriert Levator-Muskeln und/oder ist an der Beckenwand fixiert	D2

Eine *Infiltration des Blasenhalses* ist sonografisch sehr schwer zu diagnostizieren, da die Strukturen des Blasenhalses selbst eine geringe Echodichte aufweisen und keine gut sichtbare Grenzschicht vorhanden ist. So kann erst bei großen, nach basal hin entwickelten Tumoren eine Organüberschreitung vermutet werden, die dann durch eine strategische Biopsie gesichert werden sollte. Meist wird dieses Stadium jedoch erst intraoperativ beim Absetzen der Prostata vom Blasenhals entdeckt, entweder bereits palpatorisch oder durch die Schnellschnittuntersuchung des Resektionsrandes.

Deutlich günstiger sind die anatomischen und sonomorphologischen Voraussetzungen nach dorsal zum *Rektum* hin. Hier ist eine sonografisch gut faßbare feine echodichte Schicht – die Denonvilliers'sche Faszie – vorhanden, die praktisch nie von einem Tumor durchbrochen wird. Nach apikal hin, wo die Harnröhre die Prostata verläßt, wird die Beurteilung schwieriger. Die meisten Rektuminfiltrationen ereignen sich offensichtlich auch in diesem Bereich, wo der Tumor keine feste Grenzstruktur perforieren muß. Palpatorisch sind solche beginnenden Rektuminfiltrationen nicht zu erfassen, so daß der sonografischen Vermutung einer Rektuminfiltration große diagnostische Bedeutung zukommt. Auch die Infiltration des *Sphinkter externus* kann nur selten vom Palpationsbefund her vermutet werden, sonografisch erkennt man sie an einer meist asymmetrischen echoarmen Infiltration des apikalen periurethralen Gewebes. Auch diese Verdachtsdiagnose kann durch eine strategische Biopsie gesichert werden.

Die *laterale Kapselperforation* erfolgt entweder entlang der physiologischen, bereits vorhandenen Kapsellücken durch ein- und austretende Gefäße (neurovaskuläres Bündel) oder direkt nach lateral in den M. Levator prostatae, wie der ventrale Anteil des M. Levator ani bezeichnet wird. Direkt lateral davon liegt der M. obturator internus. Die in Abbildung 5 dargestellten topographischen Verhältnisse lassen auch erkennen, warum Infiltrationen in die lateralen Nachbarstrukturen zu einer besonders frühzeitigen Beteiligung der Obturatorius-Lymphknoten führen, die üblicherweise vor einer radikalen Prostatektomie intraoperativ im Schnellschnitt untersucht werden.

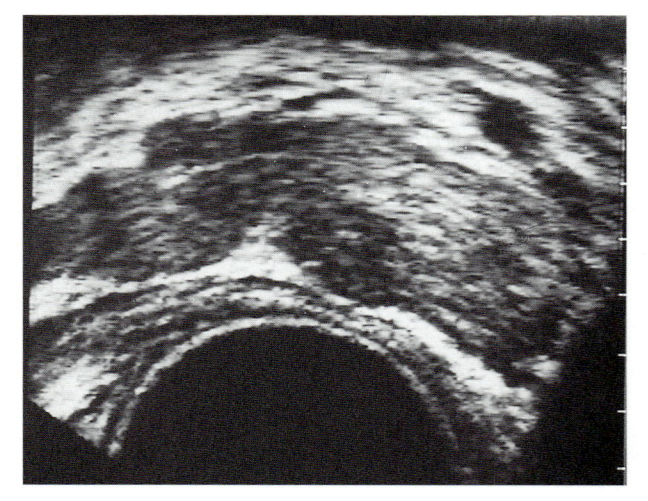

Abb. 60b

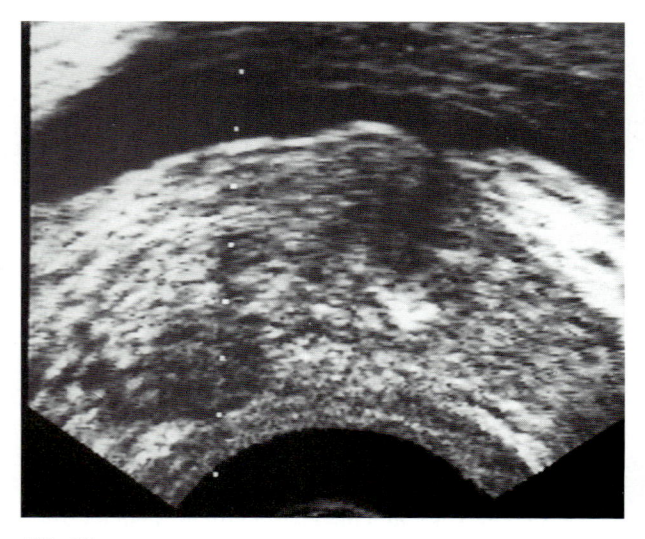

Abb. 60a

Abb. 60c

Abb. 60a–c:
Karzinom mit Infiltration des Rektums?
a) Im TS in der rechten P-Zone bis maximal 18 mm großer echoarmer Herd mit Kontakt zur T-Zone – auf der gepunkteten Linie könnte ventral eine Infiltration des kleinen Adenoms vorliegen. In der linken T-Zone größere Verkalkungen.
b) Der LS zeigt eine Infiltration der rechten Samenblase, (uT3c) die dorsale Prostatakapsel scheint intakt.
c) Dieser LS etwas weiter medial läßt eine Infiltration des Tumors in die Rektumvorderwand vermuten, allerdings ist in der dynamischen Sonografie immer eine nicht-durchbrochene helle Linie erkennbar, die Rektumvorderwand erscheint lediglich imprimiert. Histologie der radikal entfernten Prostata: Dorsal kein Kapseldurchbruch, auch nicht in das Adenom, keine Samenblaseninfiltration (pT2b).

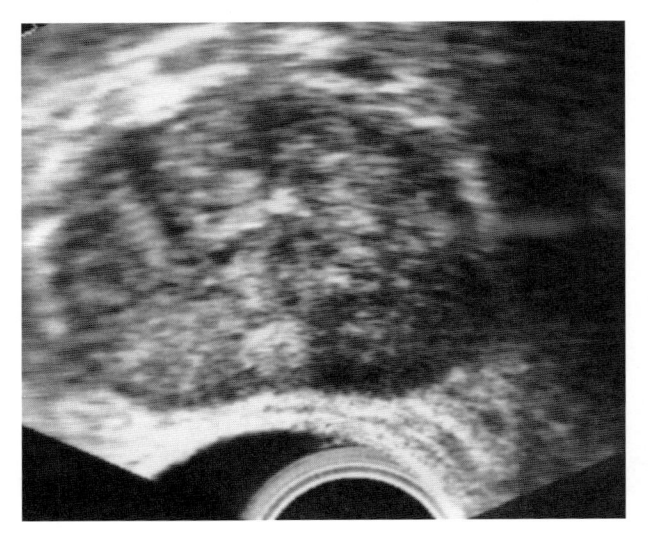

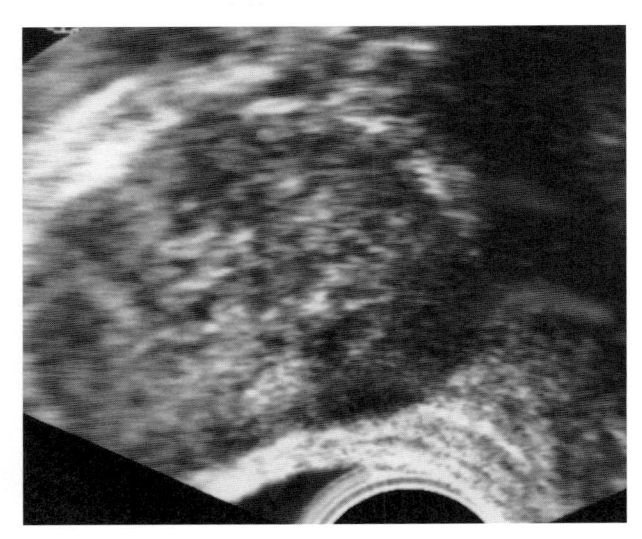

Spezielle Diagnostik — Prostata und Samenblasen

Abb. 61a

Abb. 61b

Abb. 61a, b:
Kapselüberschreitendes Karzinom (uT3a, fraglich uT4b)
a und b: Auf beiden TS hat das echoarme Areal im linken Lappen die Prostatakapsel auf einer Breite von mehr als 10 mm durchbrochen. Auf beiden Standbildern scheint der Tumor bereits die Levator-Muskulatur infiltriert zu haben (uT4b), in der dynamischen Untersuchung ist jedoch noch eine dünne Schicht zwischen beiden Strukturen zu erkennen.

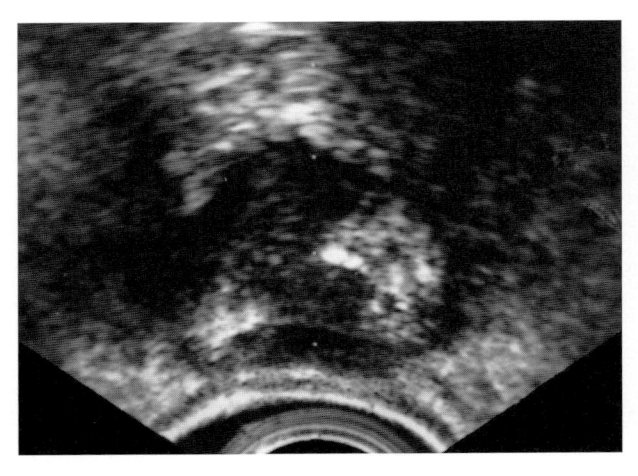

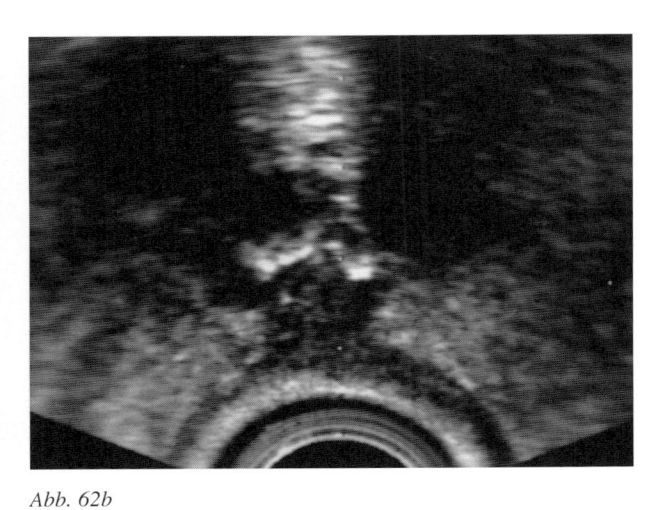

Abb. 62a

Abb. 62b

Abb. 62a, b:
Karzinom mit Infiltration von M. Levator und Rektum (uT4a+b)
a) Der TS (etwa in Höhe A 15) läßt eine breite Infiltration des rechten M. levator/M. obturatorius erkennen (uT4b), das Rektum ist hier gut abgrenzbar.
b) Dieser TS liegt weiter kaudal (etwa A 05) und zeigt einen etwa 10 mm breiten Durchbruch des Tumors in die Rektumvorderwand, die teilweise bereits durch die Infiltration verbreitert ist (uT4a). Biopsie aus beiden Lappen: Entdifferenziertes Karzinom (G3).

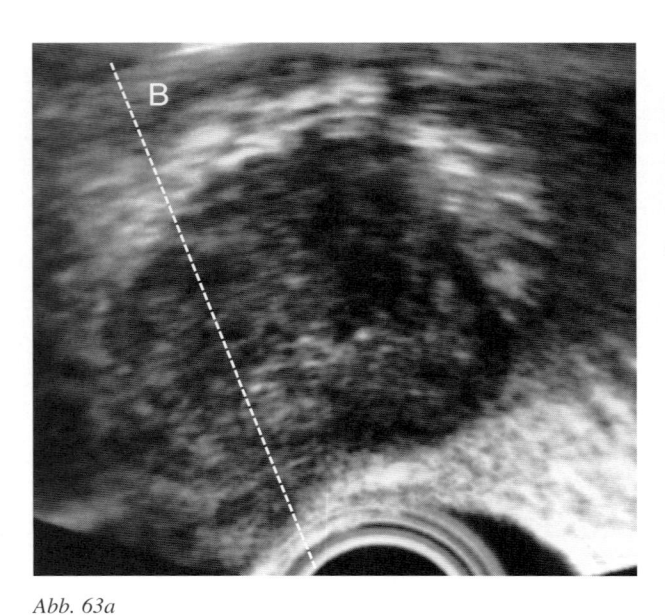

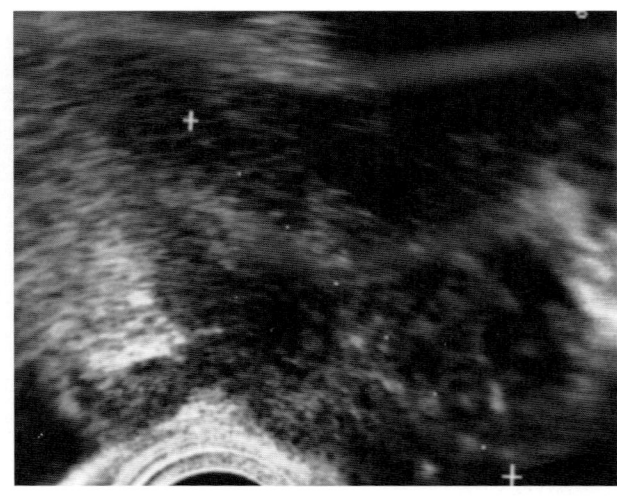

Prostata und Samenblasen — Spezielle Diagnostik

Abb. 63a

Abb. 63b

Abb. 63a, b:
Karzinom mit Infiltration von Blasenboden und Rektum (uT4a+b)
a) (TS): Breite Infiltration des Rektums und des M. levator auf der rechten Seite der vollständig von Tumorgewebe durchsetzten Prostata (uT4b), palpatorisch fixiert im kleinen Becken. Die gestrichelte Linie zeigt den Verlauf des SLS in B.
b) SLS durch den rechtsseitigen Tumoranteil läßt einen weit nach kranial und ventral entwickelten Tumor erkennen, der vom Blasenboden nicht mehr abgrenzbar ist (uT4a). Die rechte Samenblase scheint auf diesem SLS wenig alteriert, war aber in der dynamischen Untersuchung deutlich dilatiert. Histologie: G3.

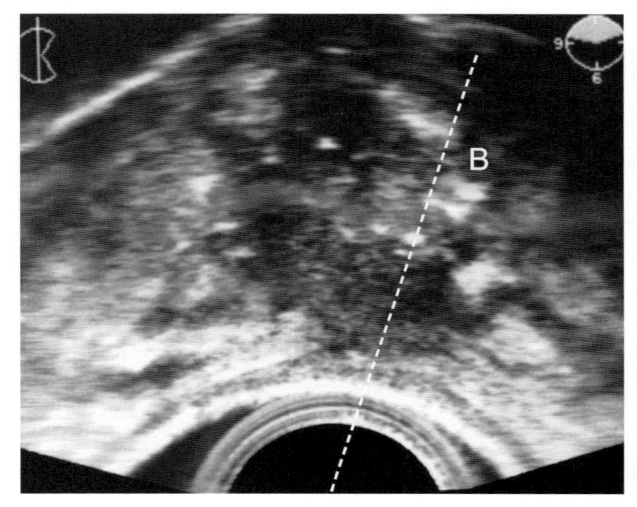

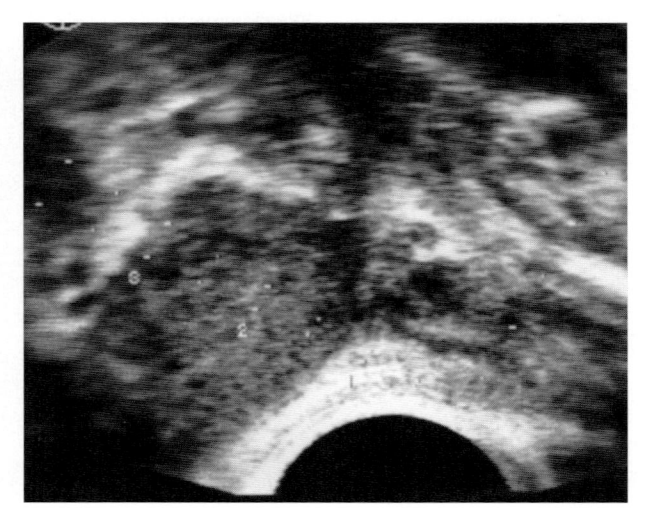

Abb. 64a

Abb. 64b

Abb. 64a, b:
Infiltration des Sphinkter externus (uT4a)
a) Dieser TS liegt in Höhe des Sphinkter und zeigt li. einen breiten Durchbruch des Tumors in das periurethrale Gewebe direkt unter der Apex prostatae.
b) Im SLS (entsprechend der Linie B) ist die Beziehung zur Apex der Prostata kaum noch zu erkennen, die Biopsie aus diesem paraprostatischen Gewebe ergibt ein G3-Karzinom der Prostata.

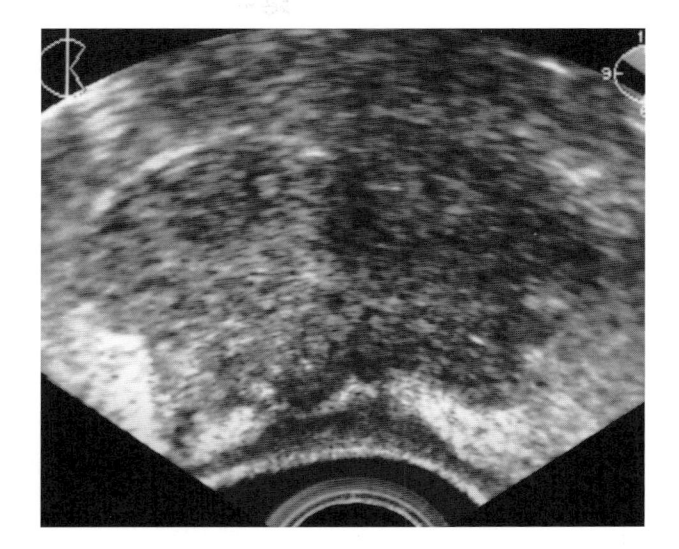

Spezielle Diagnostik   **Prostata und Samenblasen**

Abb. 65:
Infiltration des Rektums (uT4a)
TS eines auch innerhalb der Prostata weit fortgeschrittenen Karzinoms mit Durchbruch in die Rektumvorderwand, die bereits eine deutliche Verdickung der schmalen Rektummuskulatur verursacht hat. Eine solche Infiltration ist palpatorisch nicht zu erfassen.

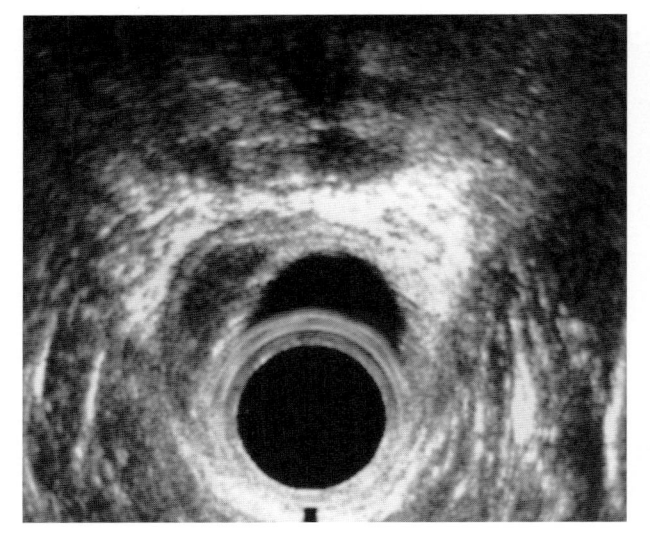

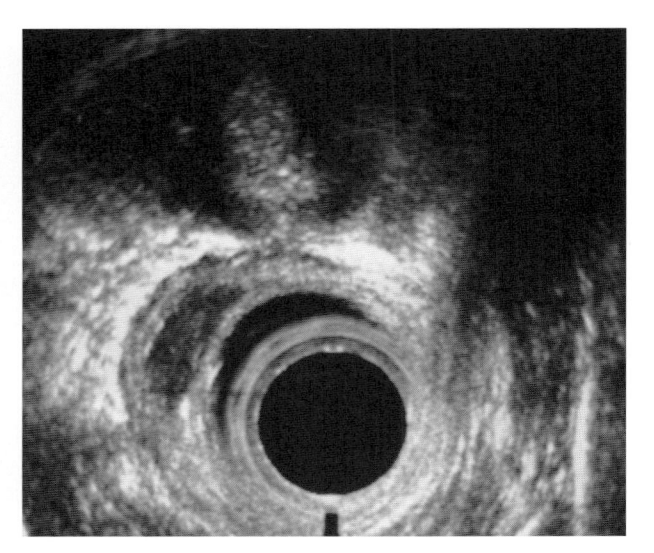

Abb. 66a   *Abb. 66b*

Abb. 66a, b:
Infiltration in die Rektumwand oder primäres Rektumkarzinom?
a) Dieser TS läßt eine deutliche echoarme Verbreiterung der Rektumwand erkennen, hier ohne Kontakt zur ebenfalls echoarmen Prostata.
b) Auf einem etwas weiter kaudal gelegenen TS ist eine echoarme Verbindung von Prostata und Rektumwand nachweisbar – die gezielte Biopsie aus beiden Strukturen ergibt histochemisch eindeutig ein G3-Prostatakarzinom.

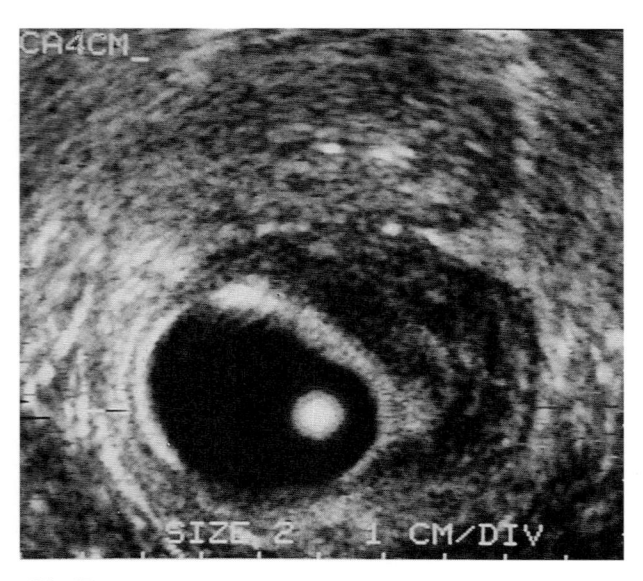

Abb. 67:
Rektumkarzinom (uT4)
Dieser TS mit einem endorektalen Rotationsschallkopf (4 MHz) zeigt ein ausgedehntes Adenokarzinom des Rektums, das die Prostata infiltriert zu haben scheint – auch bei der dynamischen Sonografie ist die schmale Schicht zwischen Prostata und Rektumtumor an einigen Stellen durchbrochen. Die Infiltration wurde operativ und histologisch bestätigt.

T1-Tumor

Tabelle 4

UICC		AJCC
T1	**Klinisch nicht nachweisbarer Primärtumor, nicht zu palpieren, nicht durch bildgebende Verfahren zu erkennen**	**A**
T1a	Tumor ist zufälliger histologischer Befund (inzident) in 5 % oder weniger resezierten Gewebes	A1
T1b	Tumor ist zufälliger histologischer Befund (inzident) in mehr als 5 % resezierten Gewebes	A2
T1c	Tumor durch Nadelbiopsie identifiziert (z.B. weil ein erhöhter PSA-Serumspiegel vorlag)	

Mikroskopisch kleine Tumoren können mit der Sonographie schon aus physikalischen Gründen nicht erfaßt werden. Nach den systematischen Untersuchungen von MCNEAL [41] an Leichenprostaten sind etwa zwei Drittel aller Prostatakarzinome kleiner als 0,5 ml und dürften sich somit der sonografischen Diagnostik entziehen. Zusätzlich sind all diese kleinen Tumoren fast ausschließlich hochdifferenziert, so daß mit nur sehr geringen Veränderungen der Echostruktur zu rechnen ist. Da diese kleinen Tumoren eine geringe Proliferationsrate haben, sind viele Autoren der Meinung, daß solche Tumoren auch keinerlei Behandlung bedürfen. Allerdings ist bei einer solchen „wait and see"-Strategie von großer Bedeutung, daß ein höheres Tumorstadium ausgeschlossen werden kann. Noch immer halten einige Autoren eine transurethrale Nachresektion für erforderlich. Wir favorisieren einen weniger aggressiven Weg: Vier Wochen nach der TUR führen wir eine transrektale Sonographie durch: Finden sich hier suspekte Areale, wird eine gezielte Biopsie durchgeführt. Das Intervall von vier Wochen halten wir deswegen für sinnvoll, weil bei einer früheren Untersuchung das Gewebe am Rande der Resektionshöhle meist noch reaktive und/oder entzündliche Veränderungen zeigt, die von malignitätsverdächtiger Sonomorphologie nicht zu unterscheiden sind. Voraussetzung für eine so engmaschige Nachsorge sollte sein, daß das Alter und der Allgemeinzustand des Patienten eine kurative Therapie zulassen.

Bei den von uns nachuntersuchten Patienten mit *T1a-Tumoren* konnten wir in etwa 60 % der Fälle Residual-Tumor nachweisen. Das hängt im wesentlichen damit zusammen, daß bis zu 80 % der Prostatakarzinome bei klinischer Diagnosestellung bereits multifokal in der Prostata entwickelt sind. Außerdem wird die transurethrale Elektroresektion periurethral und in der Transitionalzone der Prostata vorgenommen, eine Region, in der nur 10–20 % aller Karzinome primär entstehen. Die periphere Zone, in der 70–80 % der Karzinome entstehen, wird bei einer TUR üblicherweise gar nicht tangiert.

Wahrscheinlich sind die echten T1a-Karzinome identisch mit den T-Zonen-Karzinomen, die benigner als die P-Zonen-Karzinome sein sollen [43].

Tumoren im *Stadium T1b* sollten grundsätzlich vom Tumorvolumen und vom Grading her bereits präoperativ mit der transrektalen Sonographie zu erkennen sein. Im eigenen Patientengut haben wir die Rate der T1b-Tumoren durch die routinemäßig bei allen Patienten präoperativ durchgeführte transrektale Sonographie drastisch reduzieren können, heute sind es nur noch etwa 20 % aller inzidenten Karzinome. Problematisch für das Erkennen von T-Zonen-Karzinomen ist wiederum die mangelnde Spezifität der sonografischen Kriterien für ein Karzinom: Denn bei Vorliegen einer Hyperplasie entstehen oft auch ausgedehnte Stromaproliferationen, die ebenfalls als echoarme Areale imponieren.

Bei vielen Adenomen kommt es zu ausgeprägten Sekretsteinansammlungen, vor allem entlang der chirurgischen Kapsel zwischen Adenom und peripherer Drüse. Dadurch bilden sich mehr/minder starke Auslöschungsphänomene hinter den Steinen, also im Adenom, so daß der inzidente Tumor durch Schallartefakte verdeckt sein kann. Sehr große Adenome führen oft auch zu einer so ausgeprägten Verdrängung der lateralen peripheren Zone, daß die Entfernung zum Schallkopf so groß wird, daß dieses Gewebe nicht mehr im Fokusbereich, also mit dem optimalen Auflösungsvermögen untersucht werden kann.

Das *T1c-Karzinom* wurde in die UICC-Nomenklatur neu aufgenommen, da in den letzten Jahren vermehrt Nadelbiopsien wegen eines hohen PSA-Serumspiegel durchgeführt wurden. Obwohl das prostataspezifische Antigen kein Karzinom-spezifischer Marker ist, sondern lediglich ein Prostata-Epithel-Marker, wurde mit steigenden PSA-Werten auch eine zunehmende Karzinom-Inzidenz nachgewiesen. Auch steigt der PSA-Serumspiegel mit zunehmendem Tumorstadium. Andererseits finden sich sehr große Überlappungen mit benignen Prostataerkrankungen, vor allem der Hyperplasie und der Prostatitis, so daß die Spezifität dieses Parameters mit 30–40 % sehr gering ist, insbesondere zu gering, um diesen Test als Screening-Untersuchung einzusetzen. Viele Autoren empfehlen bei erhöhtem PSA-Spiegel eine randomisierte, sogenannte systematische Biopsie, bei der aus Apex, Mitte und Basis der Prostata jeweils links und rechts eine Stanzbiopsie entnommen wird. Unter Berücksichtigung der zonalen Anatomie empfehlen LOCH et al. [39], die Punktionen jeweils möglichst lateral durchzuführen, um das Gewebe aus der peripheren Zone zu entnehmen, da hier die Inzidenz drei bis viermal höher ist als in der Transitionalzone.

Wir empfehlen bei erhöhtem PSA-Spiegel, zunächst eine sorgfältige transrektale Sonographie durchzuführen. In vielen Fällen konnten wir suspekte echoarme Areale entdecken, die dann gezielt biopsiert werden konnten. Definitionsgemäß waren dies dann allerdings nicht mehr Tumoren im Stadium T1c, weil sie ja mit einem bildgebenden Verfahren entdeckt worden waren, sondern entsprechend T2- oder T3-Tumoren. Zusätzlich bestimmen wir bei der TRUS-Untersuchung das Volumen der Prostata, um die PSA-Density zu bestimmen. Dieser Quotient aus PSA pro ml Prostatagewebe soll die Spezifität des PSA erhöhen; inzwischen wird die klinische Bedeutung der PSA-Density allerdings als gering eingeschätzt. Ist ein Adenom nachweisbar, achten wir darauf, ob es sich überwiegend um eine glanduläre oder stromale Hyperplasie handelt, denn PSA wird ja nur von Drüsenepithelien sezerniert. Finden wir keine tumorverdächtigen Echostrukturen und korreliert die Höhe des PSA-Serumspiegels mit dem Umfang der drüsigen Volumenvergrößerung, so führen wir – einen unauffälligen rektalen Tastbefund vorausgesetzt – eine Verlaufskontrolle durch. Findet sich nach drei Monaten ein signifikanter PSA-Anstieg, so führen wir die systematische Biopsie durch. Der sogenannte longitudinale Verlauf des PSA-Spiegels gilt als aussagekräftigster Parameter. Das Vorgehen bei erhöhtem PSA-Spiegel ist uneinheitlich, so daß erst in einigen Jahren repräsentative vergleichende Ergebnisse vorliegen werden. Einheitlich sind die Empfehlungen bereits jetzt dahingehend, daß eine systematische Biopsie unter Ultraschallsicht vorgenommen werden soll, damit das Vorgehen sich an der Prostata-Topographie orientieren kann und Fehlpunktionen vermieden werden.

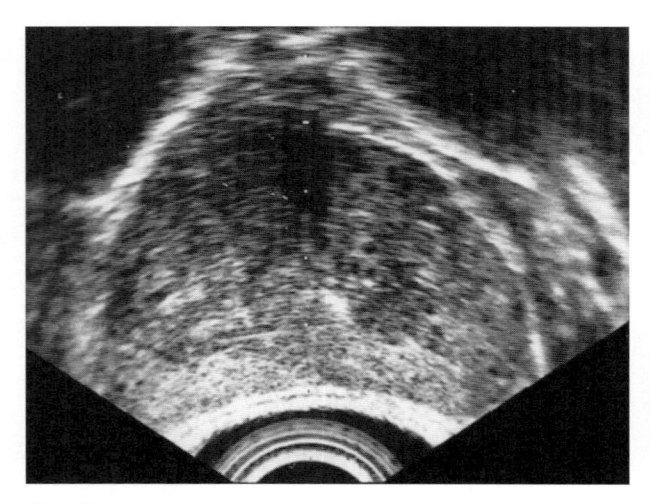

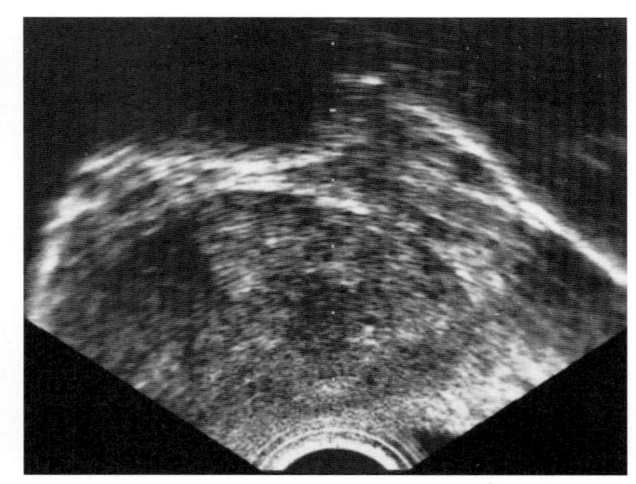

Prostata und Samenblasen Spezielle Diagnostik

Abb. 68a

Abb. 68b

Abb. 68a, b:
Inzidentes Prostatakarzinom (pT1b)
a) (TS): Die praeoperative TRUS ergibt eine erheblich vergrößerte Prostata (Gesamtvolumen: 96 ml) mit unauffälliger P-Zone, die T-Zone ist inhomogen wie bei einem Adenom mit gemischter stromaler (echoarmer) und glandulärer (echogleicher) Hyperplasie. Wegen eines stark erhöhten PSA-Spiegels (42 ng/ml) wird eine systematische sechsfach-Biopsie vorgenommen: Kein Karzinom.
b) Auch auf diesem TS sind innerhalb der T-Zone inhomogene Echomuster zu erkennen. Wegen Blasenentleerungsstörungen wird eine Adenom-Enukleation (68 g) durchgeführt. Die Histologie ergibt in etwa 40% des BPH-Gewebes ein G2-Karzinom.

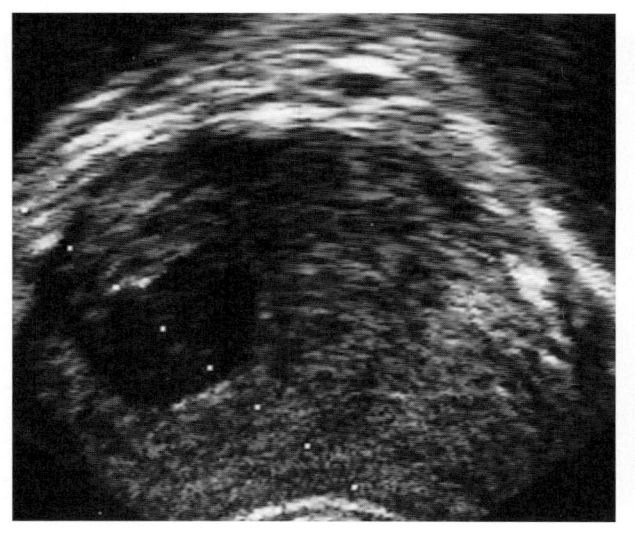

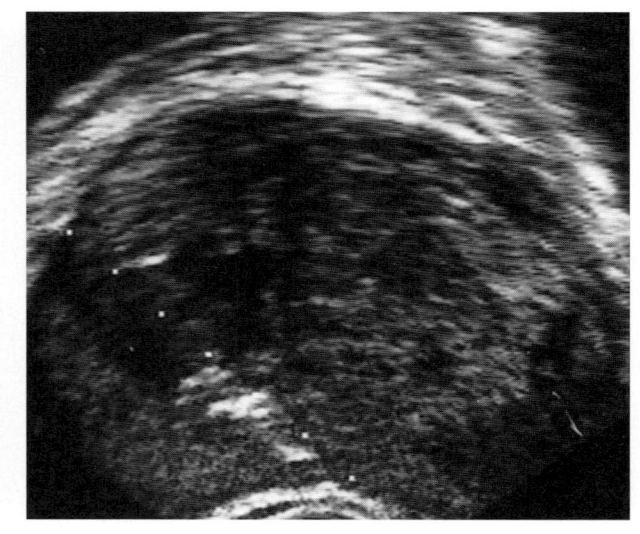

Abb. 69a

Abb. 69b

Abb. 69a, b:
„TRUS-inzidentes" Karzinom in der T-Zone (uT2a)
a) (TS): Im rechten Adenomlappen dieser vergrößerten (Volumen 38 ml), palpatorisch nicht suspekten Prostata kann sonografisch ein maximal 16 mm großer echoarmer Herd entdeckt werden. PSA: 3,5 ng/ml.
b) Gezielte, kontrollierte Biopsie: G2-Karzinom in der rechten T-Zone, somit Stadium T2a. Wäre dieser Tumor bei vollständiger Resektion des Adenomgewebes im TUR-Material (etwa 15–20 g) entdeckt worden, wäre es ein T1b-Stadium gewesen (mehr als 5% des resezierten Gewebes).

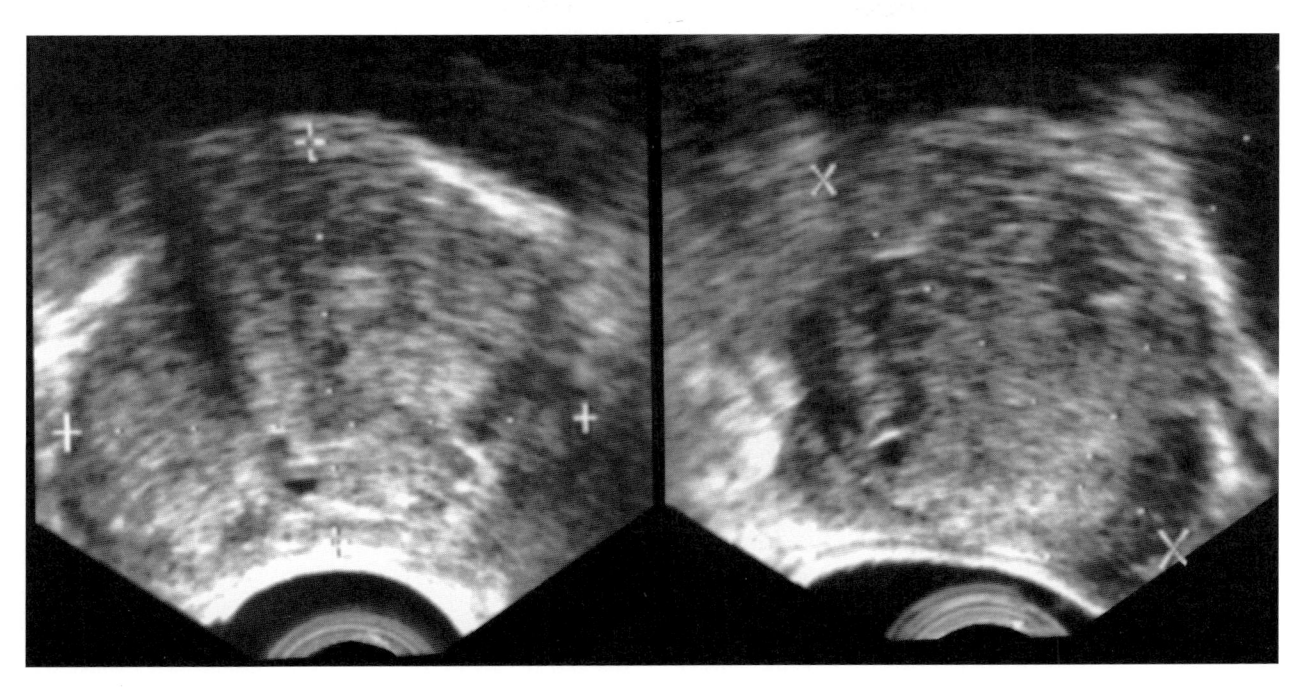

Spezielle Diagnostik — Prostata und Samenblasen

Abb. 70a

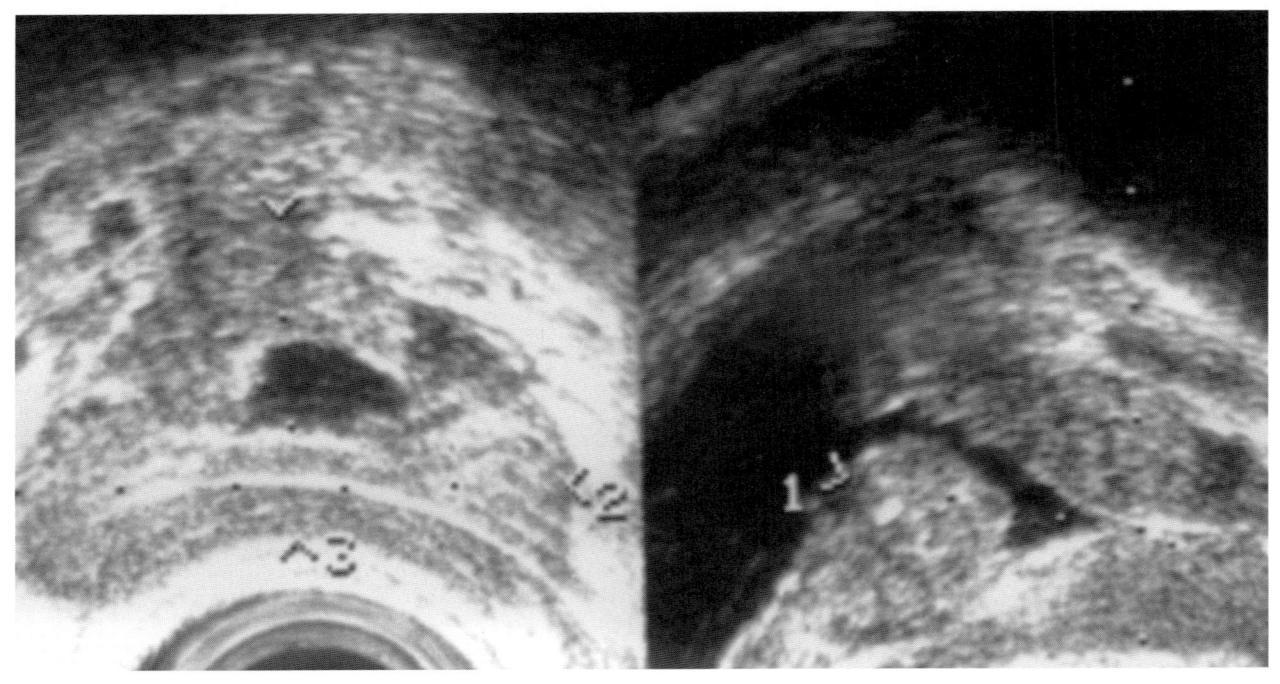

Abb. 70b

Abb. 70a, b:
Inzidentes Karzinom (pT1a)
a) Der TS und LS zeigt ein großes Prostata-Adenom mit überwiegend glandulärer (echogleicher) Hyperplasie, aber auch kleineren echofreien und echoarmen Arealen – insgesamt sonografisch kein Malignitätsverdacht. PSA: 7,2 ng/ml. Wegen Blasenentleerungsstörungen wird eine Adenom-Enukleation (87 g) durchgeführt. Histologie: Mehrere kleine (bis 4 mm), hochdifferenzierte Karzinomherde in einem gemischten Adenom (pT1a).
b) Kontroll-TRUS nach 3 Monaten: Nur noch kleine Adenomhöhle, Gesamtvolumen der Prostata jetzt 31 ml. Im TS links lateral und im LS ventral apikal umschriebener echoarmer Herd. Die gezielten Biopsien ergeben atrophisch dilatierte Drüsen, kein Karzinom.

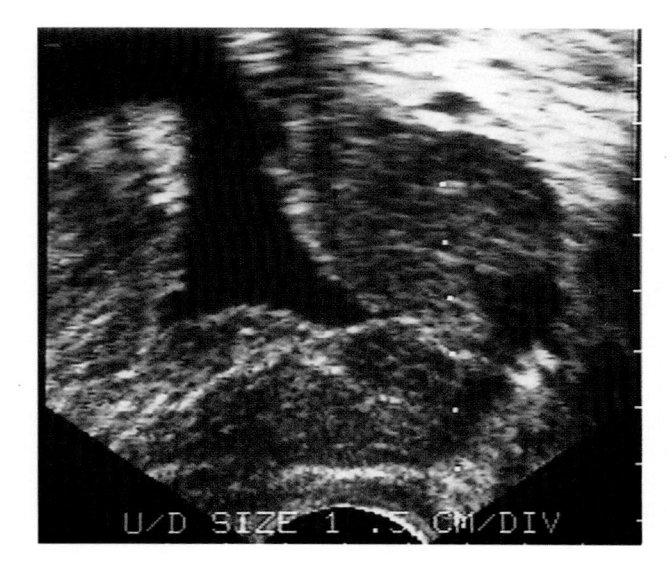

Prostata und Samenblasen — Spezielle Diagnostik

Abb. 71:
Inzidentes Karzinom mit ausgedehntem Residual-Tumor (pT1b – uT3c). Dieser TS 4 Wochen nach Adenom-Enukleation (praeoperativ palpatorisch nicht suspekt, kein TRUS und keine PSA; Histologie: Ausgedehnte Infiltration des Adenoms (ca. 30 %) durch ein G2+3-Karzinom, somit pT1b), zeigt eine weitgehend auf juvenile Form retrahierte Prostata mit größeren echoarmen Herden beidseits in der P-Zone. Gezielte Biopsien: Beidseits Anteile eines G 3-Karzinoms. Beide Samenblasen sind dilatiert wie bei Infiltration – postoperatives TRUS-Stadium: uT3c.

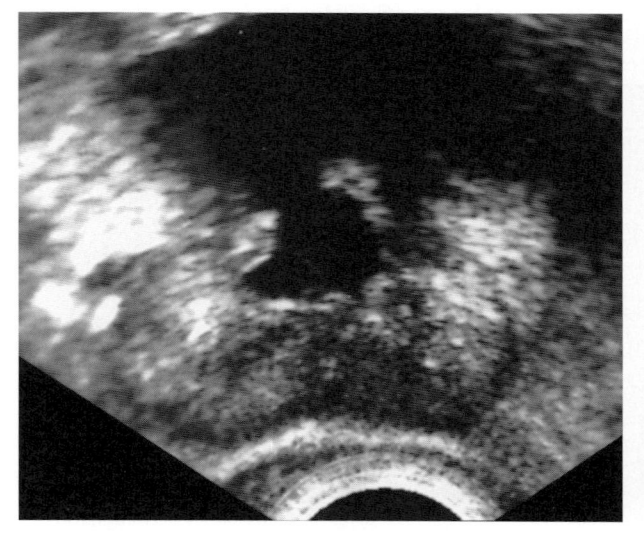

Abb. 72a *Abb. 72b*

Abb. 72a, b:
Inzidentes Karzinom mit ausgedehntem Residual-Tumor (pT1b–uT2c) A (TS): 7 Wochen nach subtotaler TUR (praeoperativ palpatorisch „etwas fester, aber nicht suspekt", PSA 16,4 ng/ml, kein TRUS-Befund; Histologie: Reichlich Infiltrate durch G2-Karzinom, somit pT1b) findet sich nur eine kleine Resektionshöhle am Blasenhals. Dort und in der peripheren Zone größere echoarme Areale; die Biopsie ergibt beidseits Anteile eines Karzinoms (G3+3); postoperatives TRUS-Stadium: uT2c, fraglich uT4a (Infiltration des Blasenhalses).

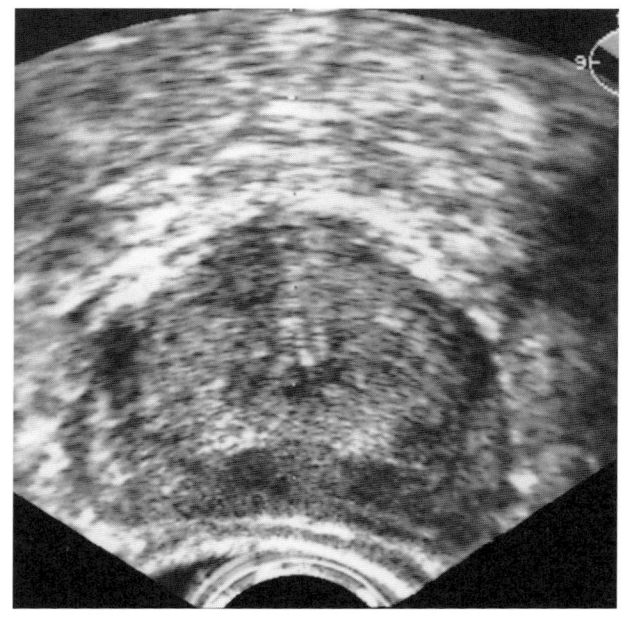

| Spezielle Diagnostik | Prostata und Samenblasen |

Abb. 73a

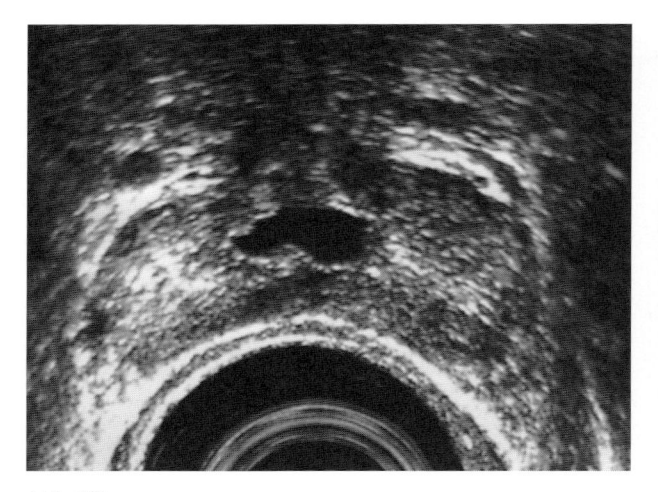

Abb. 73b *Abb. 73c*

Abb. 73a–c:
Inzidentes Karzinom mit Residual-Tumor (pT1b–uT2c)
a) Beim praeoperativen TRUS (hier ein TS, etwa A 15) wurde die suspekte Echoarmut in der PZ nicht realisiert (palpatorisch Adenom, PSA: 9,0 ng/ml). Wegen Blasenentleerungsstörungen wurde eine TUR durchgeführt – die Histologie ergibt Anteile eines G1+2-Karzinoms in ca. 10% des untersuchten Gewebes (pT1b).
b, c) TS 4 Wochen nach der TUR – in B (etwa A 10) ist das kaudale Ende der TUR-Höhle mit dem Colliculus zu erkennen, in der P-Zone dorsal und links lateral suspekte Echoarmut.
c) Auf diesem apikalen TS (etwa A 05) sind gleich 3 echoarme Areale nachweisbar. Die Biopsien aus der P-Zone ergeben beidseits Residualtumor: G1+2.

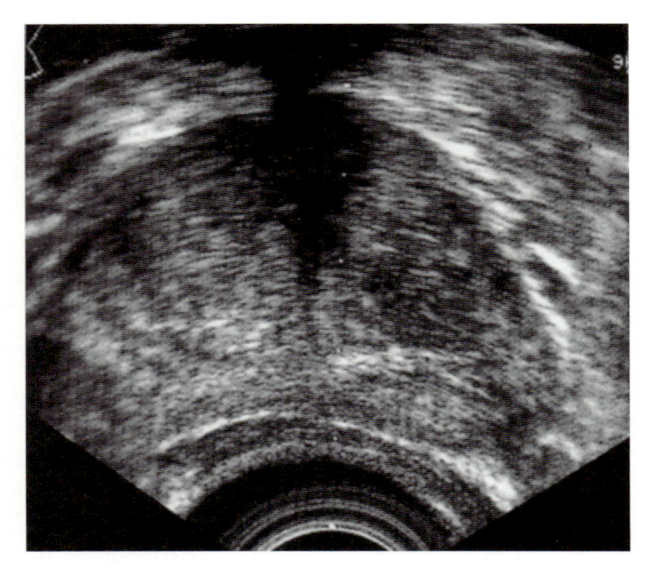

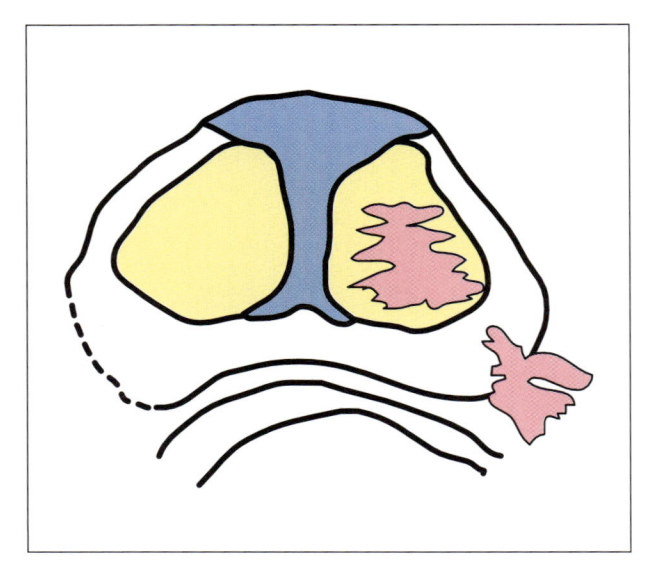

Prostata und Samenblasen | **Spezielle Diagnostik**

Abb. 74a

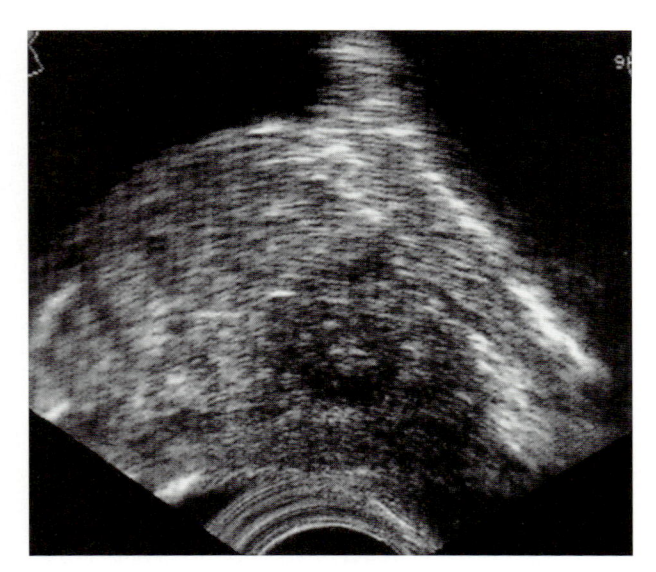

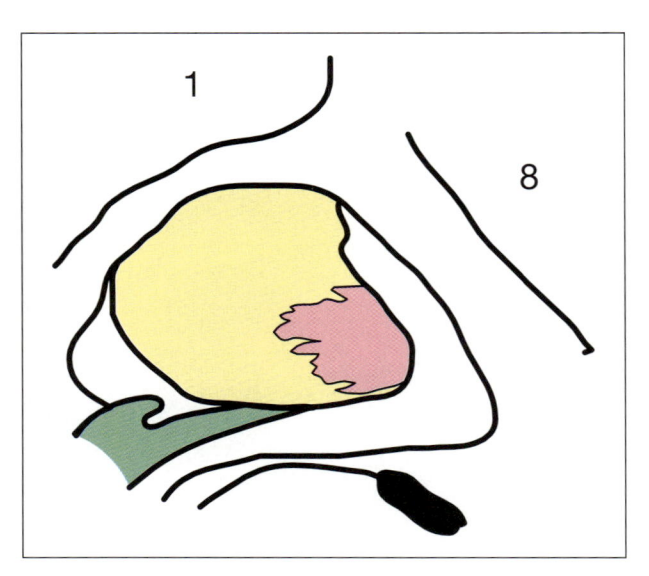

Abb. 74b

Abb. 74a, b:
„TRUS-inzidentes" Karzinom in der T-Zone (uT2a)
a) (TS): Unverdächtiger Tastbefund, PSA 4,4 ng/ml, Prostatavolumen 36 ml – im TRUS findet sich in der linken T-Zone ein suspektes echoarmes Areal, geringverdächtige Strukturen auch in der lateralen P-Zone, wo Gefäße die Prostatakapsel durchbrechen.
b) Im LS durch den linken Lappen ist der suspekte Herd innerhalb der T-Zone abgrenzbar. 1: Harnblase, 8: Os pubis. Die apikale PZ ist aus physikalischen Gründen (Stuhlüberlagerung) sehr echoarm, dadurch eingeschränkt beurteilbar. Die gezielte Biopsie aus der T-Zone ergibt ein Karzinom (G1+2), aus der apikalen P-Zone unauffälliges Drüsengewebe.

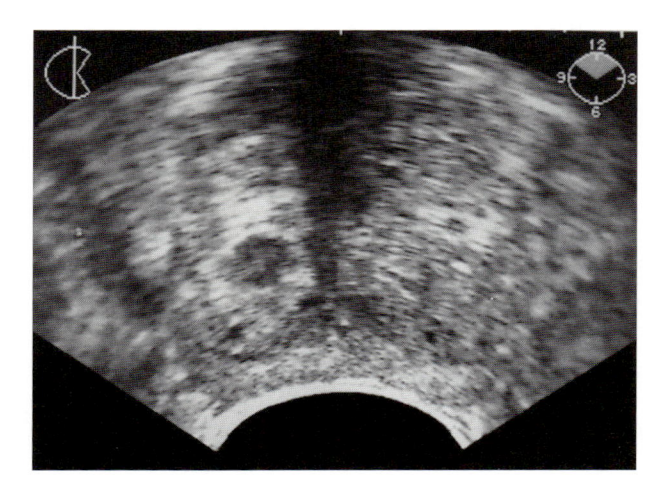

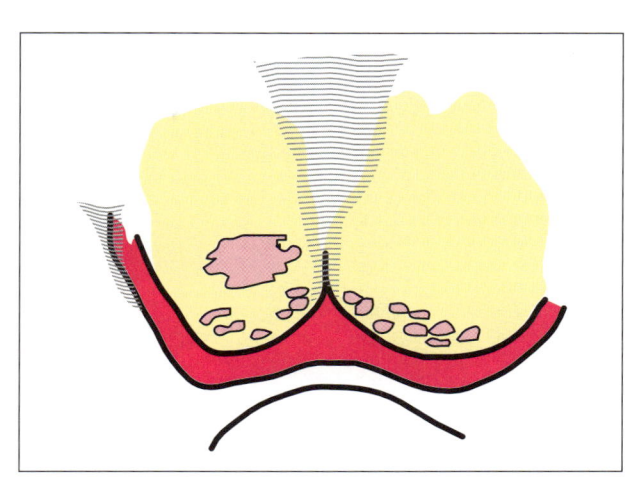

Spezielle Diagnostik Prostata und Samenblasen

Abb. 75:
Kleines, inzidentes T-Zonen-Karzinom (pT1b)
TS eines sehr großen Prostata-Adenoms (Gesamtvolumen 134 ml, Palpation: Nicht suspekt, PSA 19,6 ng/ml) mit inhomogener Echostruktur der T-Zone: Nach dorsal multiple kleine zystisch dilatierte Drüsen; die ausgeprägte Echoarmut (schraffiert) ist teilweise physikalisch bedingt (Tangentialphänomen), auch am rechten lateralen Rand der Prostata. In der rechten T-Zone ein maximal 12 mm großer echoarmer Herd, der als Stromaknoten interpretiert wird. Nach Adenom-Enukleation (102 g) findet der Pathologe im kleineren rechten Adenomlappen ein bis zu 14 mm großes hochdifferenziertes Karzinom (pT1b, da mehr als 5 %). Kontroll-TRUS nach 4 Wochen: Kein Anhalt für Residualtumor; PSA: 2,9 ng/ml.

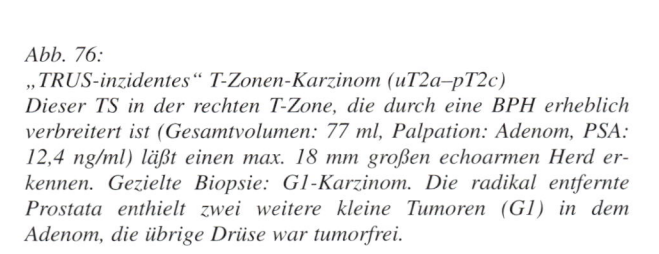

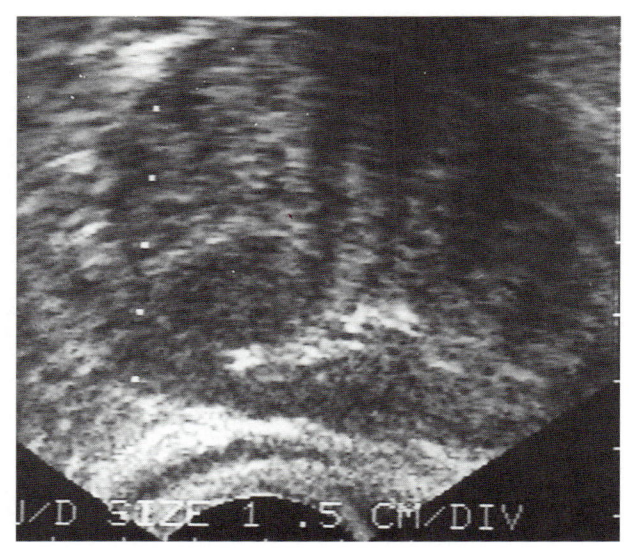

Abb. 76:
„TRUS-inzidentes" T-Zonen-Karzinom (uT2a–pT2c)
Dieser TS in der rechten T-Zone, die durch eine BPH erheblich verbreitert ist (Gesamtvolumen: 77 ml, Palpation: Adenom, PSA: 12,4 ng/ml) läßt einen max. 18 mm großen echoarmen Herd erkennen. Gezielte Biopsie: G1-Karzinom. Die radikal entfernte Prostata enthielt zwei weitere kleine Tumoren (G1) in dem Adenom, die übrige Drüse war tumorfrei.

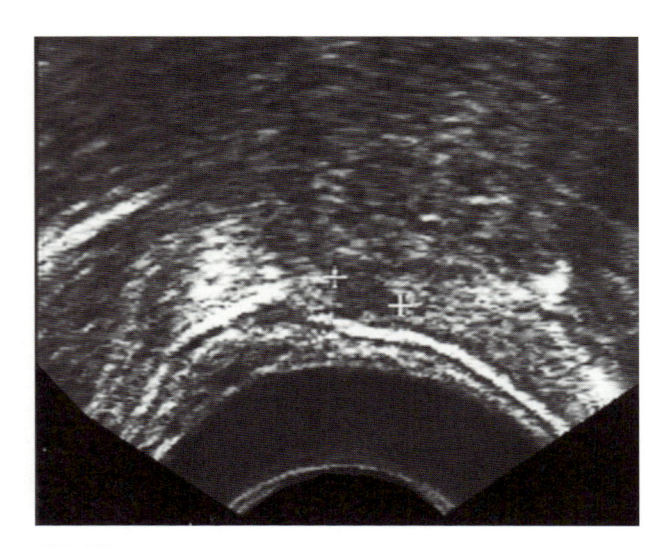

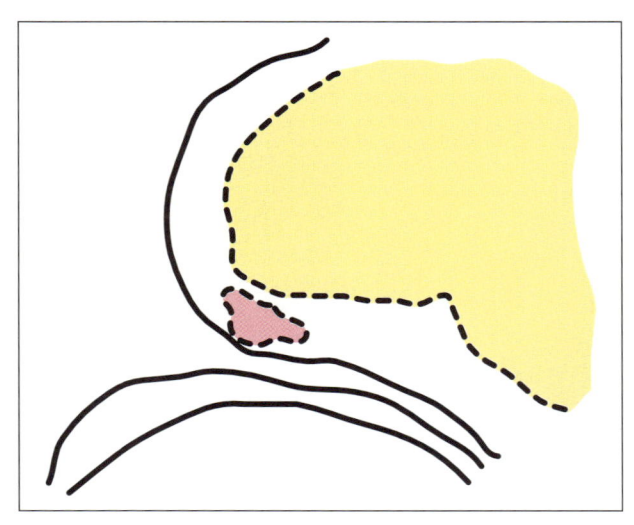

Prostata und Samenblasen **Spezielle Diagnostik**

Abb. 77:
„TRUS-inzidentes" P-Zonen-Karzinom (uT2a)
Dieser TS durch den rechten Lappen einer erheblich vergrößerten (57 ml), palpatorisch nicht suspekten Prostata (PSA: 6,1 ng/ml) zeigt einen max. 6 mm kleinen echoarmen Herd. Biopsie: G1-Karzinom. Auch in der T-Zone ist die Echostruktur inhomogen wie bei gemischter stromaler+glandulärer Hyperplasie. Wegen Blasenentleerungsstörungen wird eine TUR durchgeführt: Kein Karzinom. Da bei einer TUR die periphere Zone üblicherweise nicht erreicht wird, wird ein so peripher gelegener kleiner Tumor nicht entdeckt.

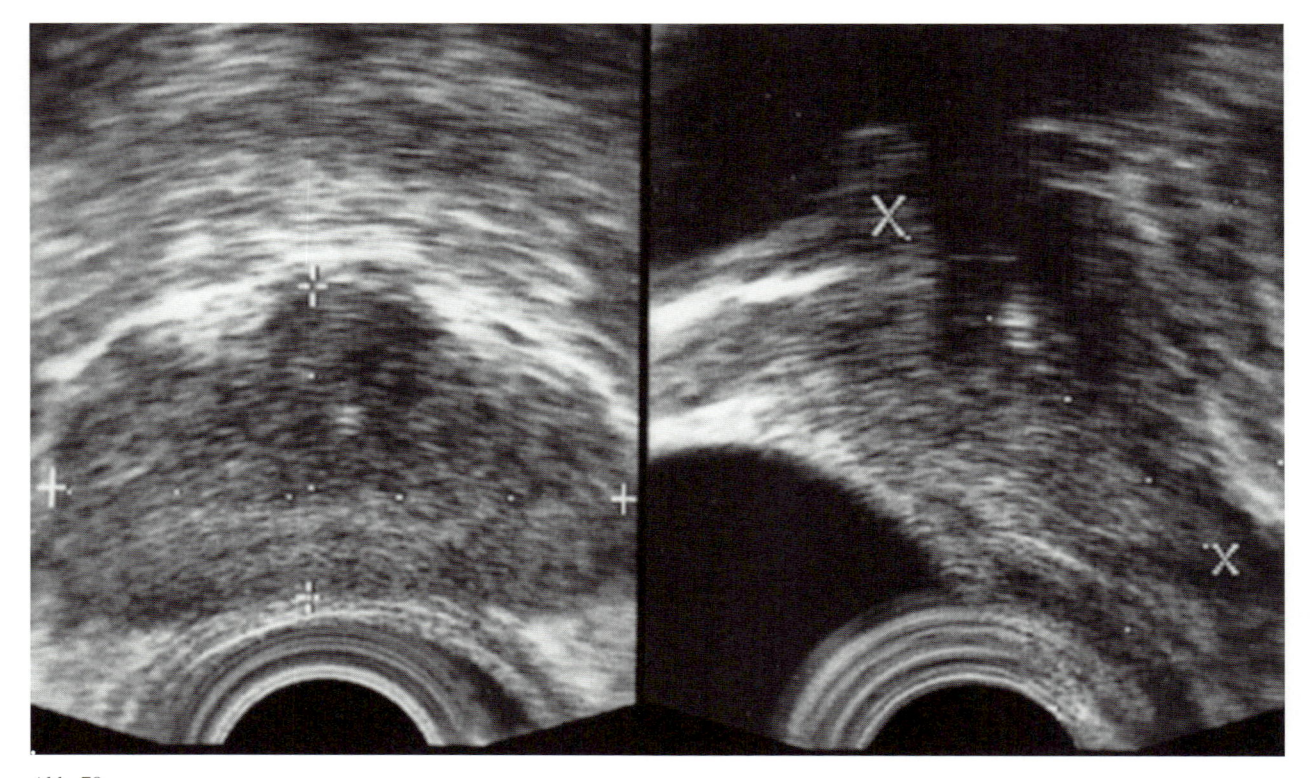

Abb. 78:
„PSA-inzidentes" Karzinom (T1c)
Links der TS, rechts der LS von einer vergrößerten, palpatorisch unauffälligen Prostata bei langsam steigendem PSA (von 9,1 auf 12,8 ng/ml innerhalb 10 Monaten): Kein malignitätsverdächtiges Areal, glanduläre BPH mit kleinem, endovesikalen Adenom (Gesamtvolumen: 35 ml). Die systematisch sechsfach-Biopsie ergibt in 3 Gewebezylindern (basal beidseits und rechts Mitte) Anteile eines G1-Karzinoms, fokal auch G2.

Screening

Das T1c-Karzinom kann man auch als PSA-inzidentes Karzinom bezeichnen. Was ist nun mit dem TRUS-inzidenten Karzinom, also einem Karzinom, das nur in der transrektalen Sonographie erkennbar ist? Ist ein *Screening* – also die Untersuchung von Gesunden – mit der transrektalen Sonographie sinnvoll, um die Rate der latenten Karzinome (Zufallsbefunde bei der Autopsie) zu reduzieren?

Als erste haben FRENTZEL-BEYME et al. [25] eine vergleichende Screening-Untersuchung zwischen transrektalem Ultraschall und Palpation veröffentlicht: Bei 1016 Probanden entdeckten sie mit der TRUS *ein* nichtpalpables Karzinom. Mehr war mit den 4 MHz-Schallköpfen damals nicht zu erreichen. Mit einem verbesserten Equipment – jetzt standen 7 Mhz-Schallköpfe mit deutlich verbesserter Hardware zur Verfügung – untersuchten LEE et al. [33] 784 gesunde Männer: sie entdeckten insgesamt 22 Karzinome, davon 10 durch Palpation und 20 durch transrektale Sonographie. RAGDE et al. [46], untersuchten 1.035 gesunde Männer älter als 50 Jahre, sie entdeckten 50 Karzinome, von denen 27 nicht palpabel waren.

COONER et al. [19] untersuchten 1.807 Patienten mit urologischen Erkrankungen – also keine repräsentative Querschnittsuntersuchung der Bevölkerung – bei denen sie 263 Karzinome nachweisen konnten: 77 % waren palpabel, 80 % hatten ein erhöhtes PSA, 97,7 % waren sonografisch auffällig – nur sechs Karzinome waren bei der transrektalen Sonographie unentdeckt geblieben.

Die Ergebnisse einer prospektiven Studie an der Kieler Klinik [37], bei der 2.668 Patienten ausgewertet wurden, sind ganz ähnlich wie die von COONER. 95,2 % der 690 Karzinome sind im TRUS erkannt worden. 81,7 % waren palpabel, 82 % der Patienten hatten einen erhöhten PSA-Wert. Da die größeren, lokal fortgeschrittenen Tumoren leicht zu diagnostizieren sind, haben wir die Daten für die kleineren, organbegrenzten, kurativ therapierbaren Tumoren berechnet: 32,6 % dieser Tumoren waren nicht palpabel, 25,2 % hatten einen normalen PSA-Serumspiegel. Die transrektale Sonographie hatte nur 10,1 % der organbegrenzten Tumoren übersehen, wovon wiederum mehr als die Hälfte mikroskopisch kleine Läsionen waren.

Beide Studien weisen allerdings auch eine sehr geringe Spezifität der transrektalen Sonographie nach: bei COONER lag die Spezifität bei 30,7 %, in unserer Studie bei 35,6 %. Diese niedrige Spezifität läßt die transrektale Sonographie als Screening-Untersuchung nicht geeignet erscheinen. Andererseits ist der hohe Prozentsatz der negativen Palpation und des normalen PSA-Spiegels bei den kleinen, noch kurativ therapierbaren Tumoren beträchtlich. Deshalb empfehlen wir eine *Kombination der drei Parameter* (RT, PSA, TRUS): In der Kieler Studie betrug die Rate der klinisch inzidenten Karzinome nur noch 1,7 % (12 von 690 Patienten) bei denen alle drei Parameter negativ gewesen waren. Wenn der Tastbefund und der PSA-Wert vor der sonografischen Untersuchung bekannt ist, wird die a-priori-Wahrscheinlichkeit für das Vorliegen oder den Ausschluß eines Karzinoms stark beeinflußt, so daß der *positive* und *negative prädiktive Wert* der abschließenden transrektalen Ultraschalluntersuchung deutlich größer wird. Gleichzeitig resultiert aus diesen Ergebnissen die Forderung, die Ausbildung in der transrektalen Sonographie zu intensivieren, denn – das weiß jeder Sonografeur – die Lernkurve ist steil (und motivierend). Kürzlich haben wir einen Video-Lehrfilm über die transrektale Sonographie fertiggestellt, denn die *dynamische Sonographie* schärft den Blick sehr viel schneller als dies beim Betrachten von Standbildern möglich wäre [6].

Zur *Verbesserung der Spezifität* haben wir bereits vor Jahren begonnen, eine computergestützte Bildanalyse vorzunehmen, um weitere Informationen, die im Ultraschallsignal vorhanden sind zu nutzen, als bei der Wiedergabe in unterschiedlichen Grauwerten möglich ist. Nach systematischer Untersuchung von Prostatakarzinomen in vivo und nach radikaler Prostatektomie mit korrespondierenden Großflächenschnitten konnten Karzinom-typische Signalmuster durch sogenannte Deskriptoren definiert werden [36, 38]. Ein solches *Image-Analyse-System* kann ein Ultraschallbild entweder mit hoher Spezifität oder mit hoher Sensitivität analysieren, um dann das tumorverdächtigste Areal oder die größte Tumorausdehnung farbig zu markieren (s. Abb. 79-81). Die ersten klinischen Studien sind positiv verlaufen. Zunächst wird eine Image-Analyse-Service-Station eingerichtet werden, an die Ultraschallbilder (per Modem) zur Analyse eingesandt werden können.

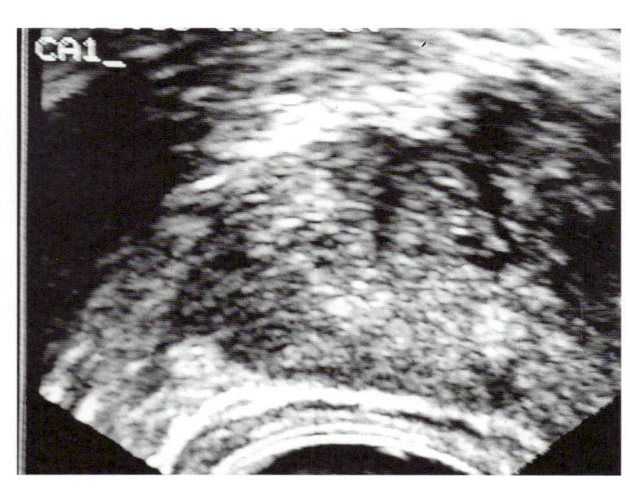

Abb. 79:
Verdacht auf kapselüberschreitendes Prostata-Karzinom (uT3a)
Der leicht nach rechts gedrehte TS fokussiert auf ein echoarmes Areal, das lateral fraglich die Kapsel durchbrochen hat.

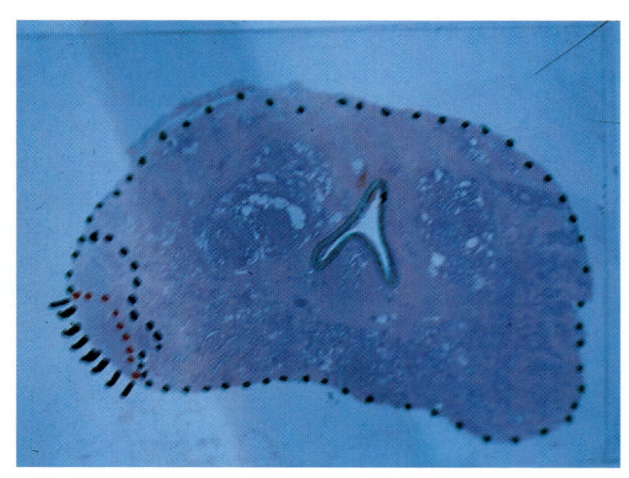

Abb. 81:
Korrespondierender Großflächenschnitt
Dieser transversale Großflächenschnitt korrespondiert exakt mit dem Ultraschallbild in 79 und der Image-Analyse in 80. Die gepunktete schwarze Linie markiert die größte Ausdehnung des Tumors auf dieser Schnittfläche, die rot gepunktete Linie den G3-Tumoranteil. Die schwarzen Striche verdeutlichen die Ausdehnung der Kapselperforation.

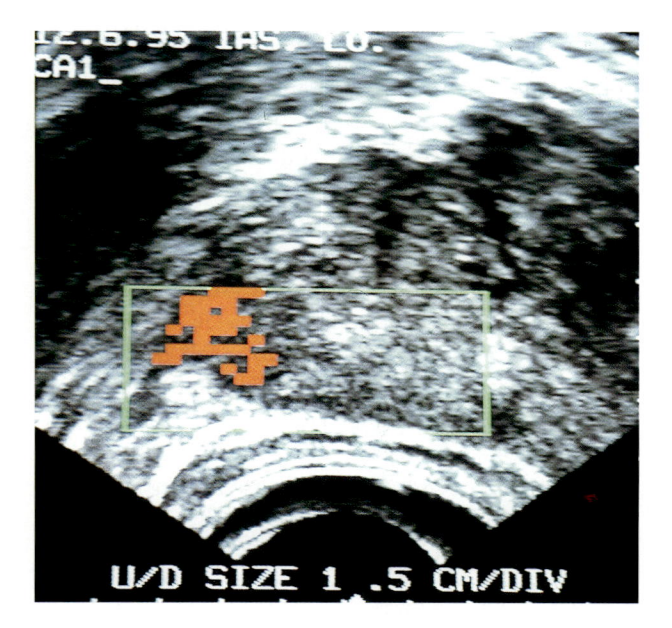

Abb. 80:
Computergestützte Image Analyse
Die Image-Analyse des Ultraschallbildes mit Hilfe von karzinomspezifischeren Deskriptoren ergibt in Sekundenschnelle ein größeres tumorverdächtiges Areal mit Kapseldurchbruch (rote Kästchen).

Verlaufskontrollen beim Prostatakarzinom

Nach medikamentöser Therapie

Eine medikamentöse Blockade der Androgene wie auch die operative Entfernung des Hodengewebes führt nach ein bis drei Monaten zu einer signifikanten Volumenabnahme des hormonabhängigen Prostatagewebes. Das gilt nicht nur für die Tumorzellen, sondern auch für das normale und hyperplastische Prostatagewebe. Nach halbjähriger Therapie ist das Gesamtvolumen der Prostata um 40–60 % reduziert. Dies wird allgemein als Zeichen der lokalen Remission gewertet. Man muß sich allerdings vergegenwärtigen, daß kleinere Prostatakarzinome ja oft nur 5–10 % des Prostatavolumens repräsentieren, so daß die Abnahme des Gesamtvolumens nicht als sehr spezifischer Parameter angesehen werden kann. Ein sichereres sonografisches Zeichen für ein Ansprechen des Tumors auf die Therapie ist die Änderung der Echogenität: Das zuvor echoarme Areal wird echodichter, häufig ist nach einigen Monaten sonografisch gar kein Tumor mehr zu erkennen. Persistiert die Echoarmut oder kommt es nach einiger Zeit der Normalisierung der Echostruktur wieder zum Auftreten von echoarmen Herden, spricht dies für eine lokale Progression. Oft kann eine solche lokale Progression auch palpatorisch erfaßt werden. Der sensitivste Parameter für eine Tumorprogression ist das prostataspezifische Antigen. Ein Anstieg des PSA läßt allerdings nicht erkennen, ob es sich um einen lokalen oder einen systemischen Progreß handelt. Deshalb empfehlen wir bei PSA-Anstieg eine transrektale Sonographie, wobei die Beurteilbarkeit leichter ist, wenn regelmäßige Verlaufskontrollen zum Vergleich vorliegen. Eine Volumenzunahme von mehr als 20 % und/oder eine Zunahme der Ausdehnung von echoarmen Arealen werten wir als lokale Progression. Eine gezielte Biopsie mit Bestimmung des Gradings und Regressionsgradings [27] kann den Verdacht bestätigen. Die frühzeitige Erfassung eines lokalen Progresses ist allerdings nur dann von größerem Interesse, wenn sich daraus noch therapeutische Konsequenzen ergeben (z.B. gezielte interstitielle Strahlentherapie – vgl. S. 130 ff., Chemotherapie).

Großvolumigere Karzinome (mehr als 10 ml) enthalten praktisch immer schon entdifferenzierte und anaplastische Tumorzellen, die sich oft im Laufe der Therapie als hormonrefraktär gegenüber einer androgenopriven Therapie erweisen. Das kann man in der transrektalen Sonographie dadurch erkennen, daß größere echoarme Areale persistieren und/oder das Gesamtvolumen der Prostata deutlich weniger abnimmt (10–30 %). Eine solche verminderte Volumenabnahme nach Hormontherapie kann somit als ungünstiges prognostisches Zeichen gewertet werden [8].

Nach Strahlentherapie

Auch die Strahlentherapie führt nach 6–12 Monaten zu einer Volumenreduktion, die bei 10–30 % des Ausgangsvolumens liegt. Meist kann auch hier eine Zunahme der Echogenität der Tumorareale beobachtet werden, bis hin zur sonografischen Unauffälligkeit. Die transrektale Sonographie ist für die Verlaufskontrolle des strahlentherapierten Prostatakarzinoms besonders hilfreich, weil durch die bestrahlungsbedingte Fibrosierung der Rektumvorderwand meist eine palpatorische Beurteilung der Prostata selbst nicht mehr möglich ist. Sinkt ein vor der Bestrahlungsbehandlung erhöhter PSA-Serumspiegel nicht in den Normbereich ab oder steigt er im Verlauf wieder an, kann die transrektale Sonographie wiederum eine lokale Progression nachweisen oder ausschließen. Gegebenenfalls kann eine gezielte Biopsie eines progressionsverdächtigen Areals erfolgen und so der lokale Progreß gesichert werden. Wertvolle Hinweise liefert das zytologische Regressions-Grading [27].

Nach radikaler Prostat-Ektomie

Der sonografische Befund nach operativer Entfernung von Prostata und Samenblasen ist eindrucksvoll: Die Harnblase geht direkt in die Harnröhre über. Wir führen drei Monate nach der Operation, wenn die innere Narbenbildung abgeschlossen ist, eine transrektale Sonographie durch, um für den Fall eines späteren PSA-Wiederanstiegs einen Ausgangsbefund dokumentiert zu haben. Palpatorisch ist die Anastomose oft schwer zu beurteilen, insbesondere wenn sich Narbenzüge entwickelt haben. Nach unserer Erfahrung ist die transrektale Sonographie das sicherste Verfahren zum Nachweis einer lokalen Progression, vor allem durch die Möglichkeit der ultraschallgezielten Biopsie tumorverdächtiger Strukturen.

Prostata und Samenblasen — Spezielle Diagnostik

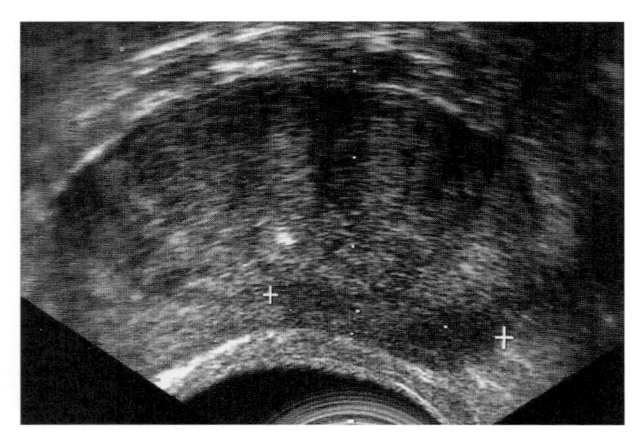

Abb. 82a

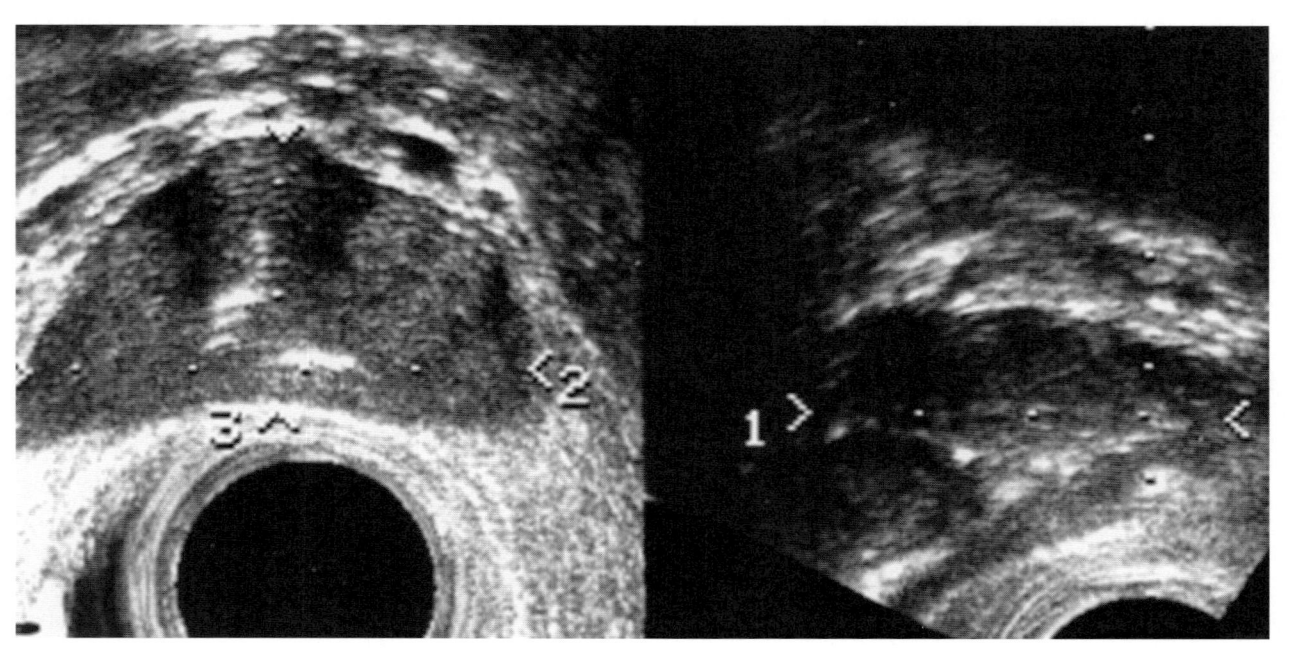

Abb. 82b

Abb. 82a, b:
Androgen-Blockade
a) TS einer Prostata mit einem maximal 27 mm großen Karzinom überwiegend in der linken peripheren Zone, gleichzeitig ist ein Adenom vorhanden – Gesamtvolumen 49 ml.
b) Größter TS und LS derselben Prostata, seit 4 Jahren unter Androgen-Blockade. Der linke Lappen ist etwas asymmetrisch vergrößert, keine größeren suspekten Areale, Gesamtvolumen 21 ml.

| Spezielle Diagnostik | Prostata und Samenblasen |

Abb. 83:
Atrophierte Samenblasen unter Androgen-Blockade
Dieser TS zeigt die maximale Ausdehnung der Samenblasen – diese deutliche Atrophie ist typisch für einen bereits länger anhaltenden Androgen-Entzug.

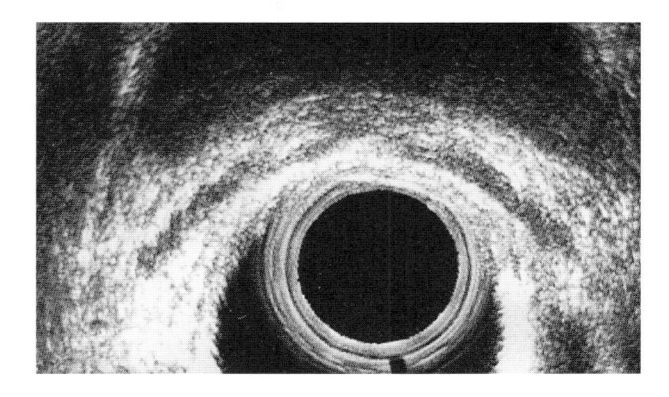

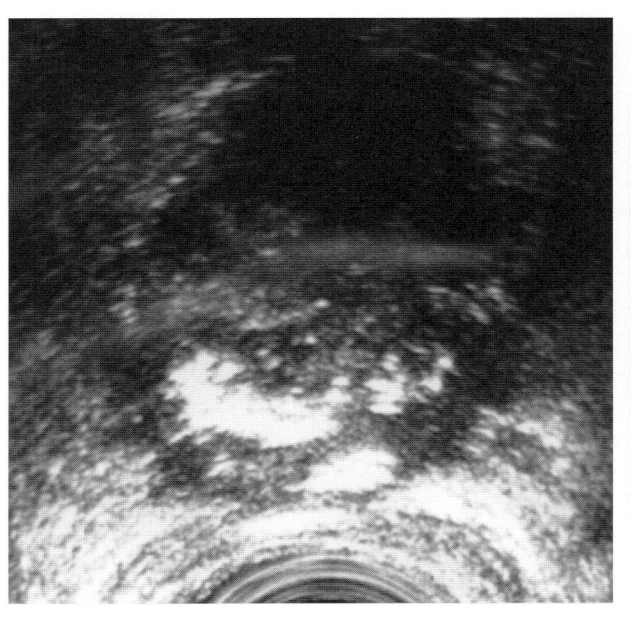

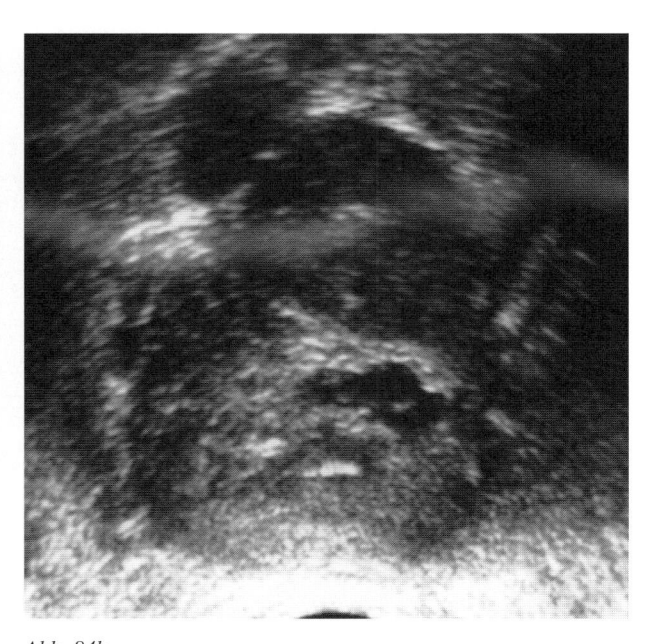

Abb. 84a *Abb. 84b*

Abb. 84a, b:
Hormon-refraktäre lokale Progression
a) TS mit ausgedehnten Verkalkungen in der peripheren Zone entsprechend einem indurierten Tastbefund – seit 3 ½ Jahren antiandrogene Therapie. Nach ventral ist eine deutliche lokale Progression zu erkennen.
b) Auf einem etwas weiter kranial gelegenen TS sind ventral 2 große echoarme Tumoren zu erkennen, die den Blasenhals bereits infiltriert haben. Die Ausdehnung einer solchen lokalen Progression ist palpatorisch nicht zu erfassen.

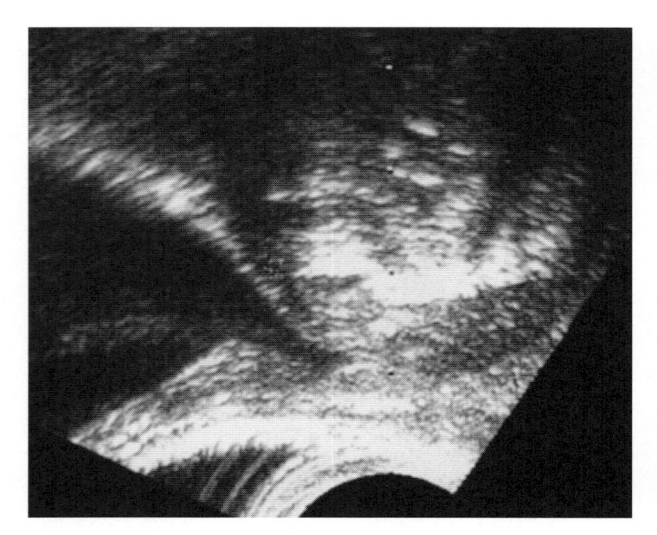

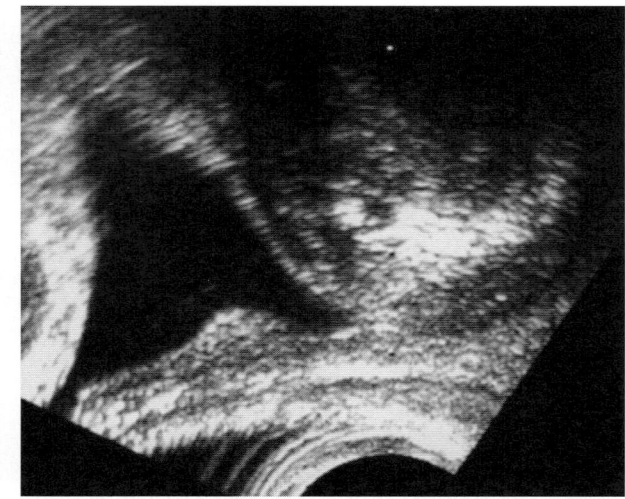

Prostata und Samenblasen | **Spezielle Diagnostik**

Abb. 85a

Abb. 85c

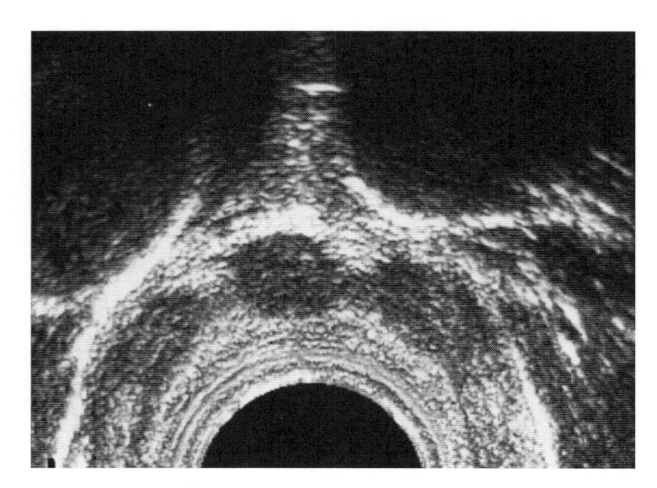

Abb. 85b

Abb. 85a–c:
Anastomose nach radikaler Prostatektomie
a) LS durch die Anastomose von Blase und Harnröhre 3 Monate nach radikaler Prostat-Vesikul-Ektomie: Unauffällige Verhältnisse.
b) TS durch die hintere Harnröhre, dicht unerhalb der Anastomose – unauffällig, kein Anhalt für ein lokales Rezidiv.
c) LS desselben Patienten 1 ½ Jahre postoperativ bei signifikantem PSA-Anstieg: Kein Anhalt für ein lokales Rezidiv.

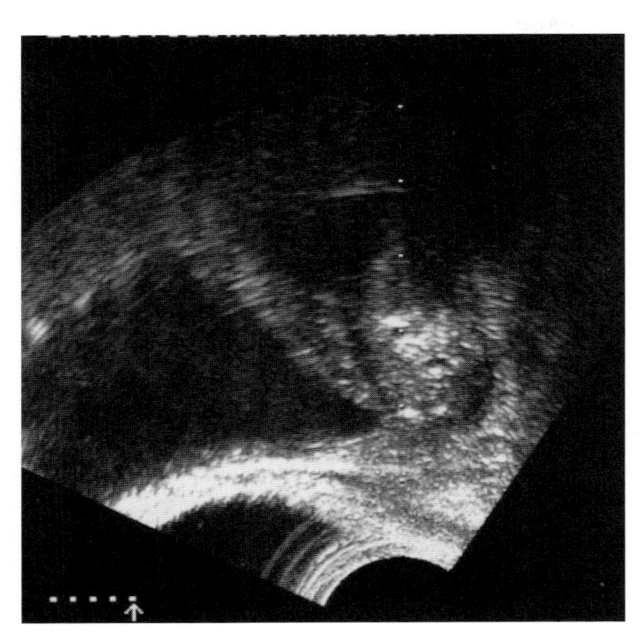

Abb. 86a

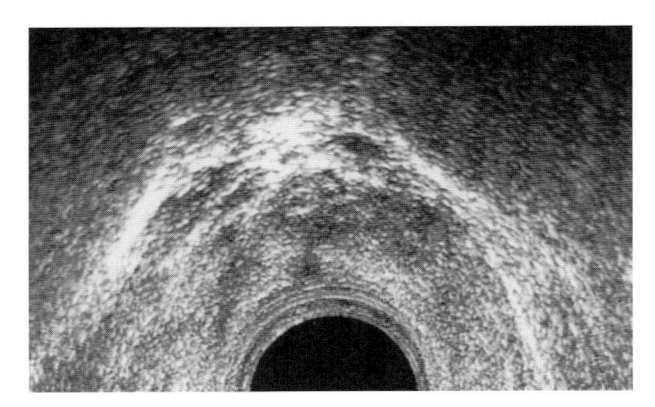

Abb. 86b

Abb. 86a, b:
Lokale Progression nach radikaler Prostatektomie
a) LS einer Anastomose nach eineinhalb Jahren: Kein Anhalt für ein Rezidiv.
b) Im TS ist dicht unterhalb der Anastomose die Harnröhre nicht mehr glatt begrenzt, man erkennt eine echoarme fingerförmige Struktur mit Kontakt zur Rektumvorderwand. PSA-Anstieg auf 1,9 ng/ml, die gezielte Biopsie bestätigt den Verdacht auf ein Lokal-Rezidiv.

Prostataadenom (BPH)

Pathomorphologie

Das Adenom oder die benigne Prostatahyperplasie (BPH) entwickelt sich – ähnlich wie das Karzinom – im fortgeschrittenen Lebensalter. So liegt bei etwa 70 % der 70jährigen und fast 90 % der 80jährigen ein Prostataadenom vor. Die statistische Wahrscheinlichkeit für einen 40jährigen Mann, daß er sich im Laufe seines Lebens einer Prostataoperation wegen Blasenentleerungsstörungen unterziehen muß, beträgt etwa 30 %. Während sich das Karzinom in typischer Weise symptomlos entwickelt, begeben sich die meisten Männer wegen dysurischer Beschwerden infolge Blasenentleerungsstörungen zum Arzt.

Die Hyperplasie entwickelt sich nicht in allen Zonen der Prostata: Nur in den Drüsen der kleinen Transitionalzone, die beidseits oberhalb des Colliculus seminalis der proximalen prostatischen Harnröhre gelegen ist und die nur etwa 5 % des Drüsengewebes der juvenilen Prostata ausmachen, kann eine Hyperplasie entstehen. Auch die kurzen periurethralen Drüsen, die dorsal der proximalen Harnröhre gelegen sind, können hyperplasieren, dies ist dann die Matrix für das sogenannte Mittellappenadenom. In den beiden T-Zonen entwickeln sich die Seitenlappenadenome. Durch das verdrängende Wachstum wird die innerprostatische Topographie verändert: Die periphere Zone wird immer weiter nach außen gedrängt, so daß sie teilweise atrophiert. Auch die zentrale Zone der Prostata wird weiter nach basal verdrängt, auch hier können Obstruktionen entstehen, so daß die Drüsen mehr/minder stark dilatieren. Da die Hyperplasie nicht nur das Drüsenepithel betrifft, sondern vor allem das Stroma, können erhebliche Stromaknoten entstehen. Am häufigsten trifft man eine gemischte glanduläre und fibromuskuläre Hyperplasie an. Mit zunehmendem Adenom-Wachstum bildet sich zwischen dem Adenom und den übrigen Drüsenabschnitten eine bindegewebige Kapsel, aus der man das Adenom digital enukleieren kann. Diese Technik wird bei der offen operativen Adenom-Ektomie transvesikal oder extravesikal angewendet.

Die Samenblasen und Ductus deferentes werden im allgemeinen auch durch größere Adenome nicht beeinträchtigt. Gelegentlich beobachtet man, insbesondere im Zusammenhang mit einer akuten Harnverhaltung, auch eine mäßige symmetrische Weitstellung der Samenblasen. Wahrscheinlich wird dies durch das akut obstruierende Adenom verursacht.

Innerhalb des Adenoms kommt es durch das willkürliche ungeordnete Wachstum von Drüsen und Stroma zu typischen Veränderungen: Es bilden sich größere Stromaknoten, die ihrerseits hyperplastische Drüsen verdrängen oder obstruieren können. Dadurch entstehen ektatisch erweiterte Drüsen oder auch größere Zysten, ohne daß noch eine drüsige Struktur erkennbar wäre. Gleichzeitig kommt es gehäuft zu Sekretsteinansammlungen, die auch verschmelzen können und wie größere Konkremente imponieren. Relativ häufig entwickeln sich fokal unspezifische Entzündungen, die teils vernarben, teils aber auch kleine Abszesse bilden können. Chronisch entzündliche Alterationen werden entsprechend häufig bei der Aufarbeitung des resezierten Adenoms gefunden. Im Autopsiegut fanden McNeal et al. [40] in über 50% solche entzündlichen Veränderungen. Offensichtlich verlaufen diese Entzündungen überwiegend subklinisch. Gar nicht so selten finden sich auch Infarkte, für die eine typische klinische Symptomatik allerdings nicht bekannt ist.

Sonomorphologie

Externe Sonographie

Die Diagnose Prostataadenom kann bereits durch die perkutane Sonographie gestellt werden, wenn die Harnblase so gut gefüllt ist, daß sie sozusagen als Wasservorlaufstrecke für die Prostata genutzt werden kann. Im schrägen Coronarschnitt wird die eher dreiseitige Form der juvenilen Prostata durch ein Adenom runder, der zentrale Anteil ist oft echoärmer als die normale Drüse. Häufig erkennt man die chirurgische Kapsel an den zahlreichen Sekretsteinchen (Corpora amylacea), die sich dort in typischer Weise ansammeln. Die Abgrenzung des Adenoms kann dadurch erleichtert sein, gleichzeitig führt dies dazu, daß der Blick in die periphere Zone versperrt wird. Häufig sind auch asymmetrische echodichte Areale zu erkennen, meist mit Schallschatten, die Verkalkungen (als Folge von abgelaufenen Entzündungen) entsprechen. Gelegentlich sind auch größere zystische Dilatationen zu erkennen.

Die *Größenbestimmung* kann schnell und nicht invasiv nach der gleichen Methode erfolgen, nach der üblicherweise der Restharn bestimmt wird: Die größte Breite und Höhe werden im schrägen Koronarschnitt gemessen und mit der größten Länge im Longitudinalschnitt und dann mit dem Faktor 0,523 multipliziert. Relativ häufig kann man allerdings die Apex prostatae nicht sicher abgrenzen, da sie durch die Symphyse überlagert wird, insbesondere bei adipösen Patienten. Von dem Gesamtvolumen der Prostata subtrahiert man 20 ml – das ist das Volumen der juvenilen Prostata ohne Adenom – und erhält somit ausreichend genau das Volumen des Adenoms. Für die Entscheidung über das operative Vorgehen – transurethrale Elektroresektion oder offene Adenom-Enukleation – ist diese Volumenbestimmung in aller Regel völlig ausreichend. Sollten geringere Volumenschwankungen unter einer Adenomtherapie erfaßt werden, ist für die meisten Fragestellungen der methodische Fehler dieser Volumetrie mit 15–20% zu groß.

Transrektale Sonographie

Mit dem endorektalen Zugang kann die Sonde sehr viel dichter an die Prostata herangeführt werden als bei der suprapubischen Sonographie, so daß höherfrequente und somit besser auflösende Schallköpfe verwendet werden können. Das erleichtert natürlich auch die Beurteilung des Adenoms. Bei kleineren Adenomen findet man eine relativ homogene Verbreiterung der periurethralen Transitionalzone, die durch die bindegewebige, sogenannte chirurgische Kapsel zwischen Adenom und peripherer Drüse vor allem in der dynamischen Untersuchung gut abgrenzbar ist. Die Echodichte kann der der peripheren Zone gleich sein, bei überwiegend stromaler Hyperplasie ist die Echodichte geringer, bei überwiegend glandulärer Hyperplasie größer. Entsprechend inhomogen wird das Bild bei einer gemischten glandulären und stromalen Hyperplasie.

Bereits bei kleineren Adenomen können sich dicht über der chirurgischen Kapsel Sekretsteinansammlungen finden, auch können bereits kleinere zystische Strukturen in dem Adenom differenziert werden, die dann auch eine distale Schallverstärkung aufweisen, wenn sie groß genug sind.

Die äußerst vielfältige Sono-Morphologie von Adenomen wird leicht verständlich, wenn man Großflächenschnitte von enukleierten Adenomen betrachtet (Abb. 104 und 105): Neben soliden Stromaknoten finden sich gleichzeitig die schwammähnliche Drüsenarchitektur sowie Zysten unterschiedlichen Kalibers und Sekretsteine unterschiedlicher Größe. Wenn eine gemischte stromale und glanduläre Hyperplasie vorliegt, wird der Ausschluß eines kleinen Prostatakarzinoms sonografisch unmöglich. Kleinere Karzinome (1–2 cm) in der T-Zone kann man nur bei reiner glandulärer Hyperplasie sonografisch sicher genug identifizieren. Großvolumige Tumoren führen in aller Regel zu einer Asymmetrie der T-Zone, gelegentlich erkennt man auch eine Perforation der chirurgischen Kapsel nach lateral oder ventral. Finden sich also derart suspekte Strukturen in einem Adenom, kann die gezielte Biopsie die Klärung bringen. Ist wegen Blasenentleerungsstörungen eine Adenom-Operation geplant, stellen wir den Eingriff zunächst zurück bis zum Erhalt der Histologie der Biopsie. Denn bei Nachweis eines Karzinoms ergeben sich relevante therapeutische Alternativen: Beim organbegrenzten Tumor die radikale Prostat-Vesikulektomie, bei einem T3-Tumor die ultraschallgesteuerte interstitielle High-Dose-Rate Bestrahlung mit Iridium in Kombination mit einer externen Bestrahlung oder die Hormonentzugsbehandlung. Vor allem unter der androgenopriven Therapie kommt es zu einer deutlichen Volumenreduktion der gesamten Prostata – in 3 Monaten um etwa 50 % –, so daß vorher bestehende Blasenentleerungsstörungen dadurch beseitigt werden können. Auch unter der Strahlentherapie kommt es oft zu einer Volumenabnahme mit Rückgang der obstruktiven Symptome; bei einer Radikaloperation erübrigen sich entsprechende Überlegungen, da die gesamte Prostata (mit Samenblasen) entfernt wird und damit auch die Ursache der Blasenentleerungsstörungen.

Deshalb führen wir vor jeder geplanten Adenom-Operation eine transrektale Sonographie durch. Nach der Beurteilung der Dignität wird stets auch noch eine Volumenbestimmung vorgenommen, denn meist stammt die erste Größenbestimmung aus der klinischen Phase der akuten Obstruktion, bei der eine sogenannte Kongestion – ein intraglandulärer Sekretstau – vorgelegen haben kann. Nach Dekongestionierung kann die Prostata deutlich kleiner geworden sein, so daß statt der geplanten offen-operativen Enukleation des Adenoms jetzt eine trans-urethrale Elektroresektion als geeigneteres Verfahren gewählt wird. In der eigenen Klinik werden Blasenentleerungsstörungen bis zu einem Gesamtvolumen der Prostata von 60 ml (geschätztes Adenomvolumen: 40 ml) transurethral operiert, die

größeren Adenome offen-operativ transvesikal enukleiert. Natürlich ist dies nur eine Faustregel, denn Alter, Begleiterkrankungen und Gesamtzustand des Adenom-Patienten beeinflussen die Entscheidung natürlich mit.

Nicht jedes Adenom führt subjektiv oder objektiv zu Blasenentleerungsstörungen, so daß viele Adenom-Patienten keinerlei Therapie bedürfen. Viele Patienten suchen den Arzt allerdings wegen irritativer oder obstruktiver Symptome auf. Hier sehen wir in der transrektalen Sonographie eine wichtige *Entscheidungshilfe bei der Wahl der konservativen Therapieverfahren*. Findet sich keine signifikante Größenzunahme der Prostata oder nur ein kleines Adenom, ist der Einsatz von Alpha-Rezeptoren-Blockern besonders erfolgversprechend. Besteht eine überwiegend glanduläre Hyperplasie bei relativ kurzfristig aufgetretenen obstruktiven Symptomen, so ist der Einsatz von Phytotherapeutika zur Dekongestionierung indiziert. Bei überwiegend glandulärer Hyperplasie besteht auch die Indikation zur endokrinen Therapie mit einem 5-Alpha-Reduktase-Inhibitor, denn solche Präparate vermögen eine signifikante Volumenreduktion herbeizuführen, allerdings nur bei glandulärer Hyperplasie, das Stroma bleibt unbeeinflußt. Bei überwiegend stromaler Hyperplasie wäre wiederum der Einsatz eines Aromatase-Inhibitors indiziert, der eine stromale Hyperplasie zu reduzieren vermag, weniger eine glanduläre. Die sonografische Beurteilung des Adenoms ermöglicht aufgrund dieser genannten Differenzierungsmöglichkeiten eine effizientere konservative Therapie, da eine differenzierte Patientenselektion vorgenommen werden kann.

Für die operative Therapie des Adenoms ist die exakte Größenbestimmung ein wichtiges Kriterium, da für viele Operateure die Größe des Adenoms der entscheidende Parameter für die Wahl des Operationsverfahrens darstellt. Aber auch die sogenannten weniger invasiven Therapieverfahren wie die LASER-Koagulation profitieren von der sonografischen Kenntnis der innerprostatischen Topographie des Adenoms und des Blasenhalses. Üblicherweise werden diese Verfahren unter endoskopischer Sicht, nicht aber unter transrektaler sonografischer Kontrolle angewendet. Einzelheiten zu diesen und anderen Verfahren werden in dem Abschnitt „Interventioneller TRUS" beschrieben.

Verlaufskontrollen des Prostata-Adenoms

Nach medikamentöser Therapie

Bei Prostataadenom-Patienten kommt es immer wieder zu einer mehr oder minder ausgeprägten Sekretverhaltung, die man als Kongestion bezeichnet. In diesen Fällen kann durch den Einsatz von Phytotherapeutika eine Dekongestionierung erreicht werden. In vergleichenden kontrollierten Studien konnte für die Phytotherapeutika jedoch kein signifikanter Effekt auf das Prostatavolumen nachgewiesen werden. Bei Therapie mit endokrinologisch aktiven Substanzen wie dem 5-Alpha-Reduktasehemmer Finasteride kommt es hingegen zu einer signifikanten Abnahme des Gesamtvolumens der Prostata (ca. 20 % innerhalb von 12 Monaten). Nach eigenen Erfahrungen kann man endosonografisch eine leichte Zunahme der Echogenität der glandulären Hyperplasie beobachten, während die stromale Hyperplasie unverändert bleibt. Ein Aromatasehemmer mit selektiver Wirkung auf die stromale Hyperplasie steht bisher als Medikament nicht zur Verfügung.

Nach operativer Therapie

Bei der *offenen Enukleation* des Adenoms, also der Entfernung der Transitionalzone mit der proximalen prostatischen Harnröhre, kommt es erstaunlich schnell zu einer Rückkehr der Prostata zu juveniler Form. Bereits innerhalb weniger Wochen ist von den teilweise 50–100–200 ml großen Adenom-Höhlen nur noch eine kleine Kavität erkennbar. Die Prostata erreicht meist auch wieder eine dreiseitige juvenile Form, wobei dann das fibromuskuläre periurethrale Stroma fehlt. Die periphere Zone ist jetzt nicht mehr komprimiert und hat eine meist lockere, insgesamt relativ echoarme Struktur mit vielen weitlumigen Drüsen. Solide, karzinomverdächtige Strukturen sind relativ gut zu erkennen. Auch die zentrale Zone um die Ausführungsgänge der Samenblasen und Ampullen der Ductus deferentes sind jetzt dekomprimiert, so daß die verbliebene Adenom-Höhle im Längsschnitt oft eine dreizipflige Form bekommt. Der Colliculus erscheint sehr prominent und ist dann als solcher gut zu erkennen.

Nach *transurethralen Resektionen* (TUR) bietet sich ein vielfältigeres Bild: Oftmals ist die Resektionshöhle asymmetrisch, weil bei der Resektion nicht so sehr auf eine vollständige Entfernung des Adenomgewebes geachtet wurde oder weil es aufgrund verbliebener Reste von Transitionalzonen-Gewebe zu einem Adenom-Rezidiv gekommen ist. Diese Adenom-Relikte oder – Rezidive sind meist echoärmer als die periphere Zone, die Kontur zur Resektionshöhle hin ist oft unregelmäßig. Auch hier ist der Colliculus seminalis meist gut zu erkennen, die Resektionshöhle reicht in typischer Weise vom Blasenhals bis zum Colliculus. Die apikale Prostata wird auch bei ausresezierten Adenomen nicht tangiert, so daß ein transversaler Schnitt durch die Apex unbeeinträchtigtes Drüsengewebe zeigt.

Auch die TUR-Höhle wird wie die Adenom-Höhle nach Enukleation im Laufe der Zeit immer kleiner, insbesondere dann, wenn das Adenom gut ausreseziert wurde und keine Hyperplasie-Reste die Loge gerüstartig offen halten. Eine kleine Resektionshöhle ist allerdings auch nach Jahrzehnten noch erkennbar, es sei denn, ein Adenom-Rezidiv oder ein Karzinom verdrängt die Höhle komplett. Die TRUS-Untersuchung nach Adenom-Operationen offenbart sehr eindrucksvoll, daß bei diesen Eingriffen eben nur das hyperplastische Gewebe (mehr oder weniger vollständig) entfernt wurde, während die periphere Zone und die zentrale Zone erhalten geblieben sind. Die Indikation zu einer Adenom-Operation ist die Beseitigung einer Obstruktion des Blasenhalses, die vollständige Entfernung des gesamten Prostatadrüsengewebes wird dabei nicht angestrebt. Eine sogenannte „radikale TUR", bei der – wie die Bezeichnung suggerieren möchte – alles Drüsengewebe reseziert wurde, ist technisch kaum durchführbar. Die ausresezierteste Prostata, die wir transrektal sonografiert haben, hatte immerhin noch ein Drüsenvolumen von 6 ml. Somit kann die alleinige TUR kein kuratives Therapieverfahren bei einer Prostata-Karzinomerkrankung sein.

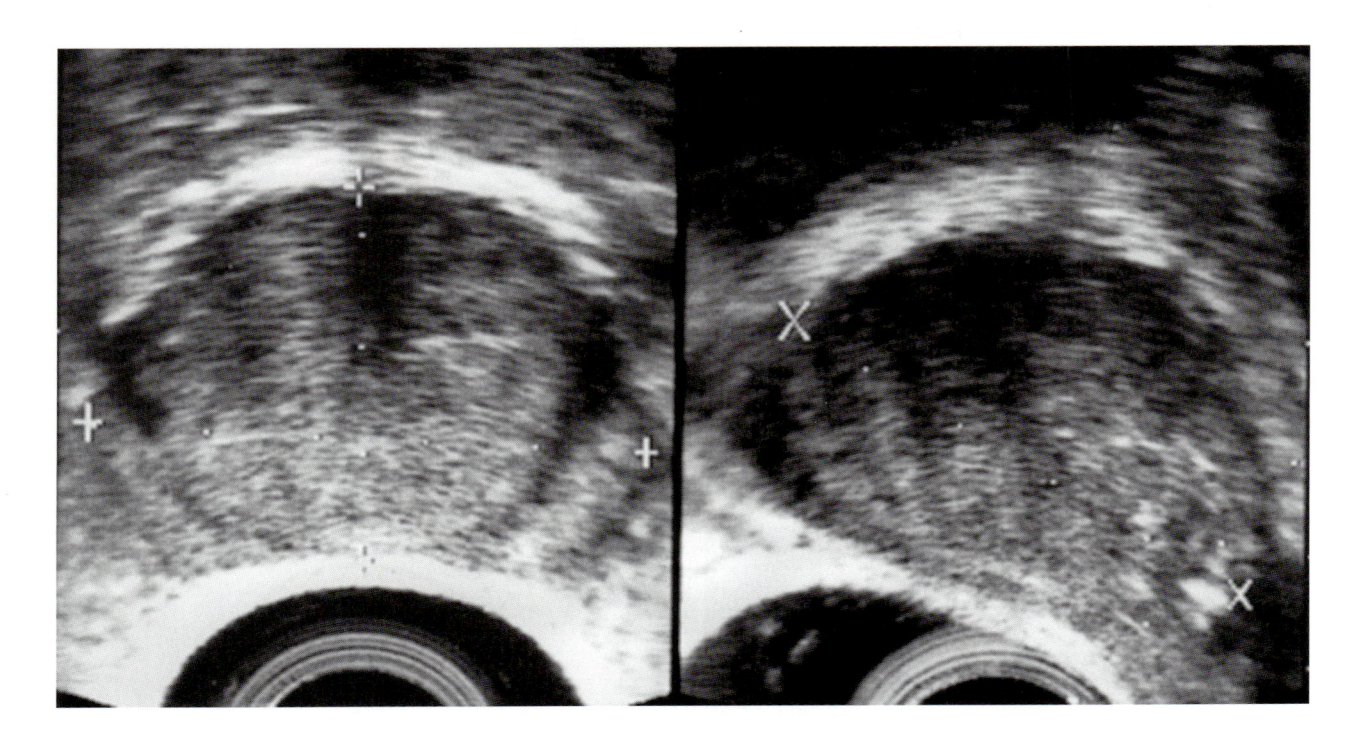

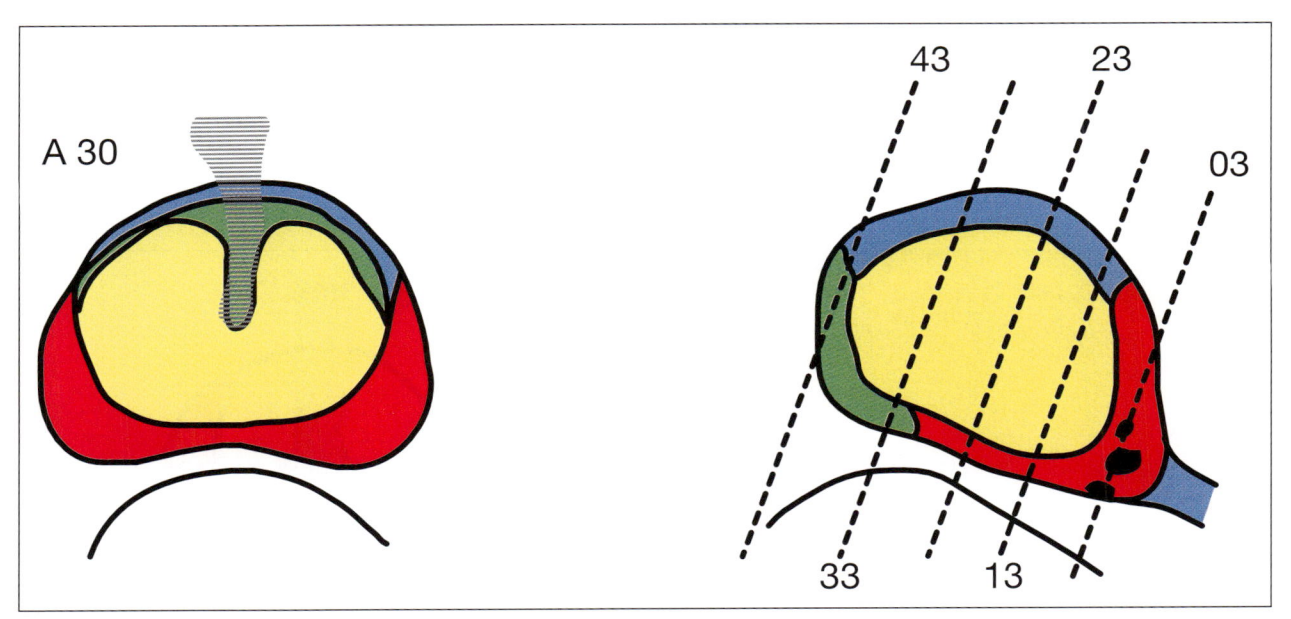

Spezielle Diagnostik | **Prostata und Samenblasen**

Abb. 87a:
Mittelgroßes glanduläres Prostata-Adenom
Größter TS (links) und größter LS (rechts) eines überwiegend glandulären Adenoms mit relativ homogener mittlerer Echodichte. Die periphere Zone ist weit nach lateral verdrängt, im LS nur noch als schmaler Randsaum zu erkennen. Im LS apikal mehrere echodichte Strukturen (Sekretsteine/Verkalkungen). Gesamtvolumen: 44 ml. In der schematischen Darstellung des LS sind die folgenden TS-Ebenen angegeben und mit ihrem Abstand (in mm) von der Apex prostatae bezeichnet (A 03-A 43).

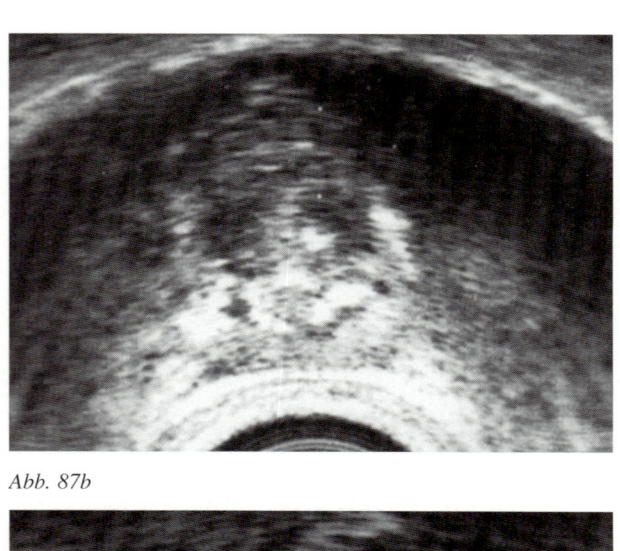

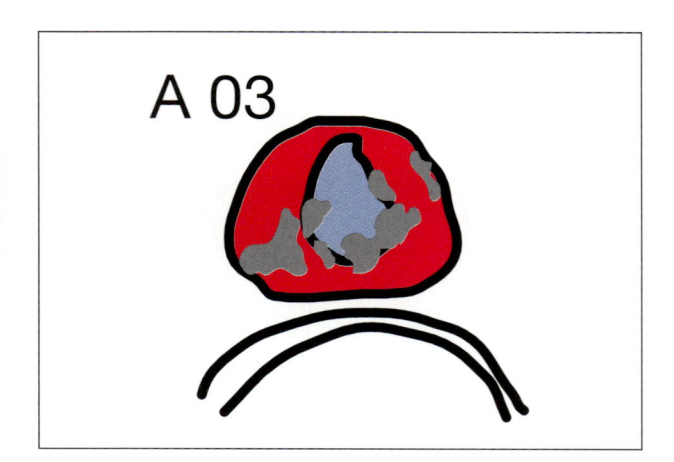

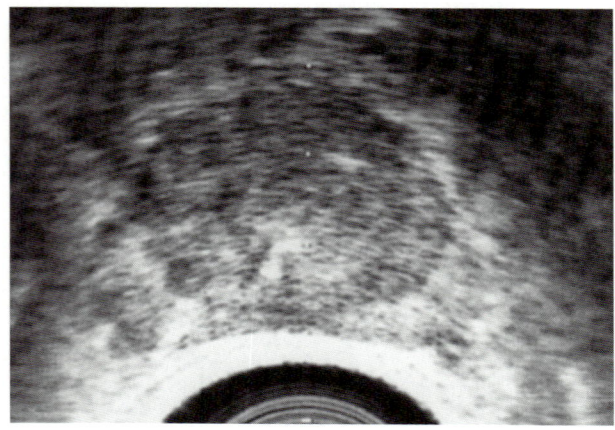

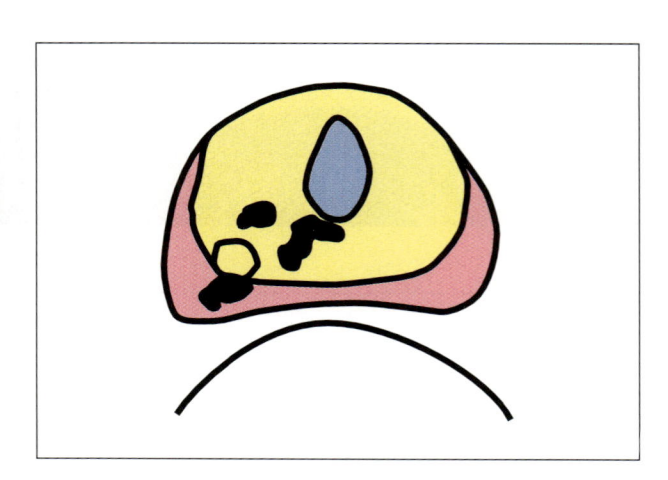

Prostata und Samenblasen **Spezielle Diagnostik**

Abb. 87b

Abb. 87c

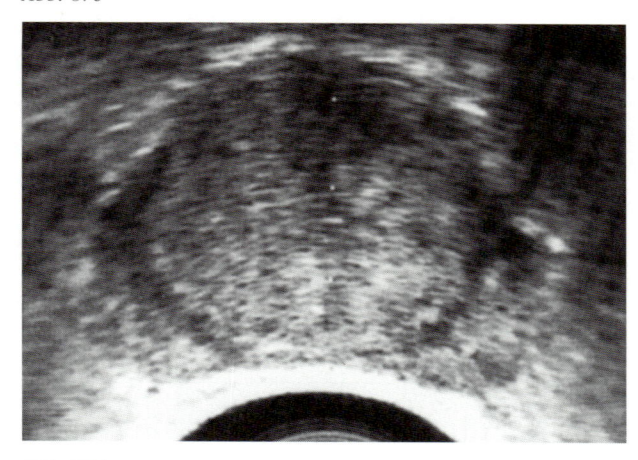

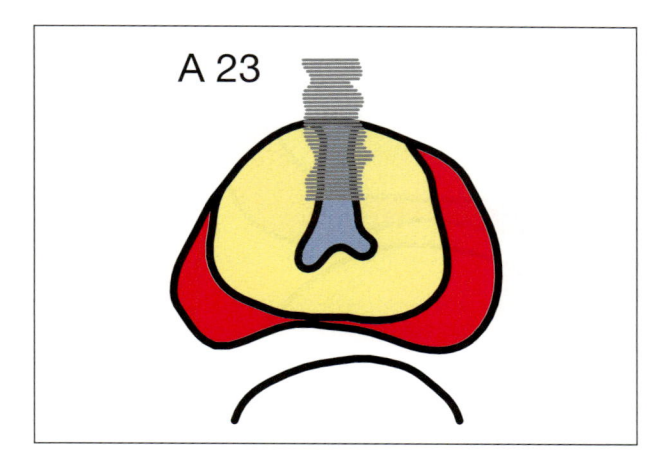

Abb. 87d

Abb. 87b–d:
b) TS durch die apikale Prostata (A 03 = 3 mm kranial der Apex): Sehr inhomogenes Bild durch zahlreiche Verkalkungen/Sekretsteine, die teilweise zu Schallauslöschungen führen.
c) TS in Höhe A 13 – hier ist das kugelige Adenom beidseits relativ gut gegenüber der P-Zone abgrenzbar. In der rechten T-Zone einige Sekretsteine und kleinere echoarme Areale.
d) TS in Höhe A 23: Die chirurgische Kapsel zwischen T- und P-Zone ist durch einen echoarmen Randsaum besonders gut zu erkennen, der atrophisch oder zystisch dilatierten Drüsen entspricht.

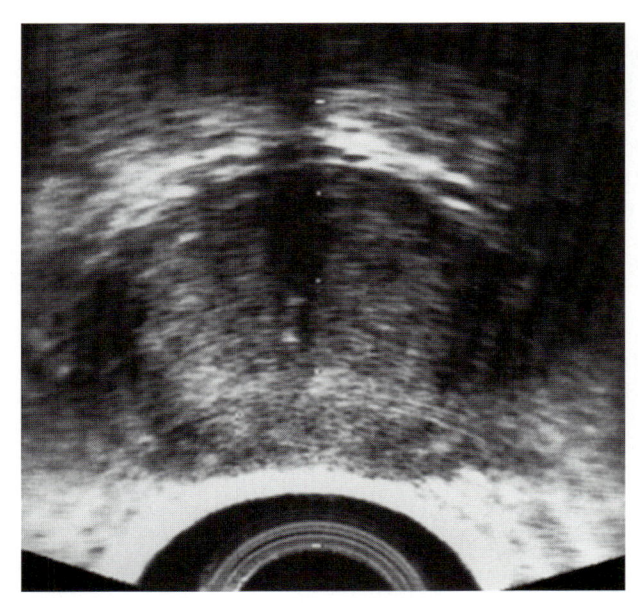

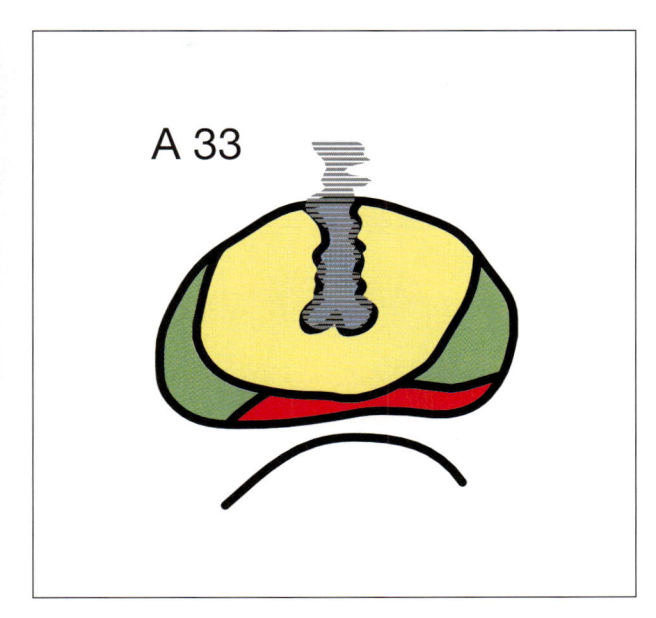

Abb. 87e

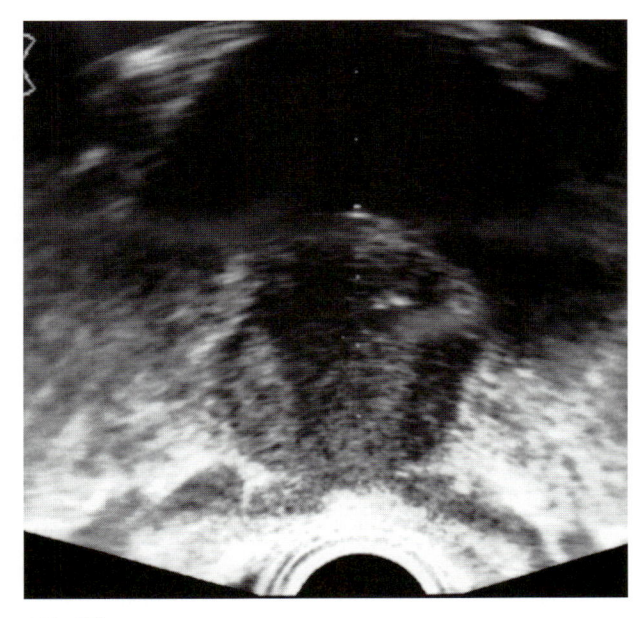

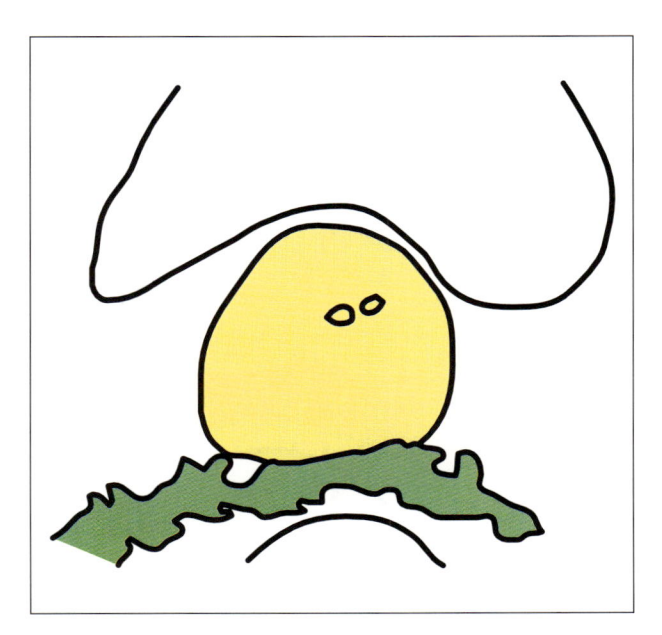

Abb. 87f

Abb. 87e, f:
e) TS in Höhe A 33: In der Mittellinie wird die Grenze zwischen den beiden Seitenlappen-Adenomen durch physikalische Phänomene verstärkt. Die laterale Echoarmut ist durch erweiterte Drüsen aus der zentralen Zone verursacht.
f) TS in Höhe A 43: Dorsal sind hier gut Anteile beider Samenblasen zu erkennen, das Adenom ist endovesikal entwickelt und hebt den Blasenboden deutlich an (links zwei kleinere zystisch dilatierte Drüsen).

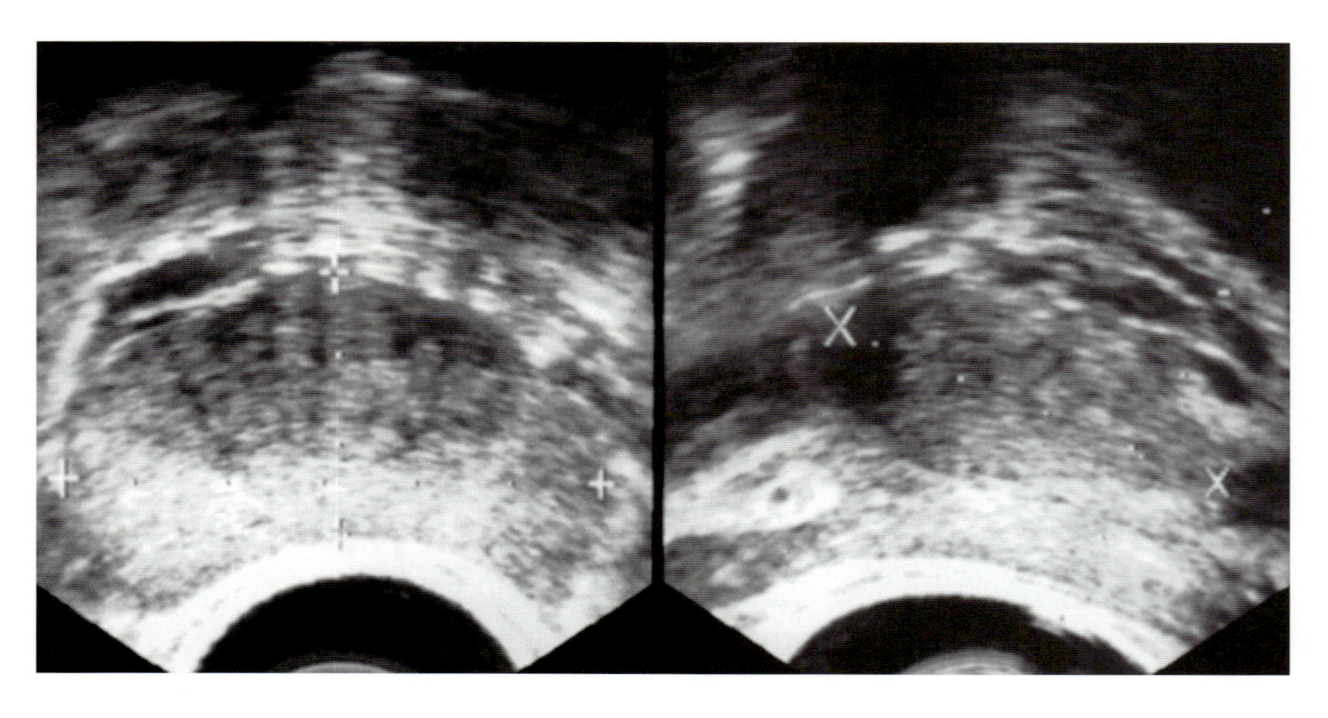

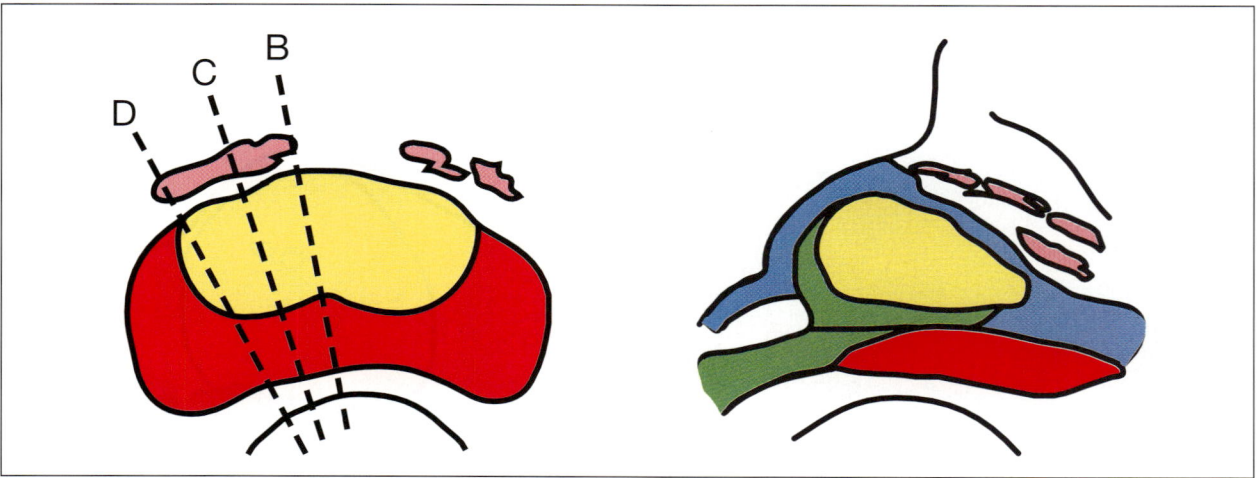

Prostata und Samenblasen   **Spezielle Diagnostik**

Abb. 88a:
Kleines glanduläres Adenom
Auf dem größten TS und LS ist eine Verbreiterung der Transitionalzone zu erkennen, die gegenüber der P-Zone etwas echoärmer erscheint. Gesamtvolumen: 38 ml, Adenomvolumen: 12,5 ml.
Die kolorierte schematische Darstellung der zonalen Anatomie gibt gestrichelt die LS-Ebenen B, C und D wieder. Pink: Periprostatische Venen.

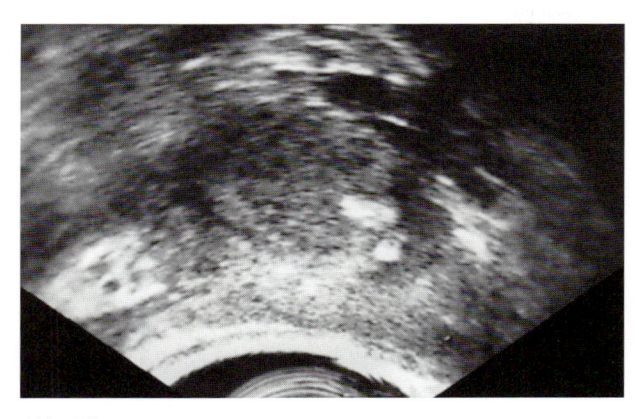

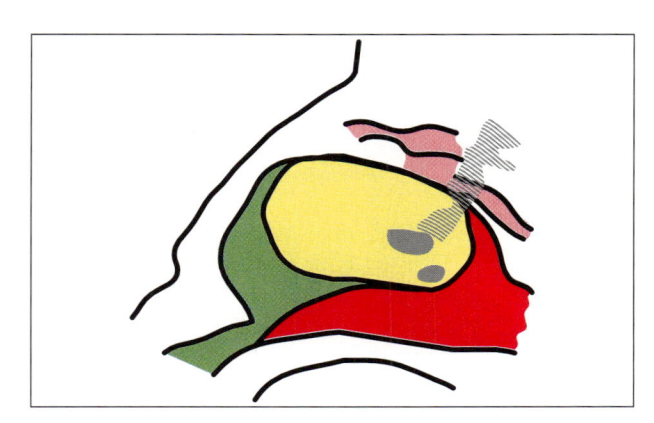

| Spezielle Diagnostik | Prostata und Samenblasen |

Abb. 88b

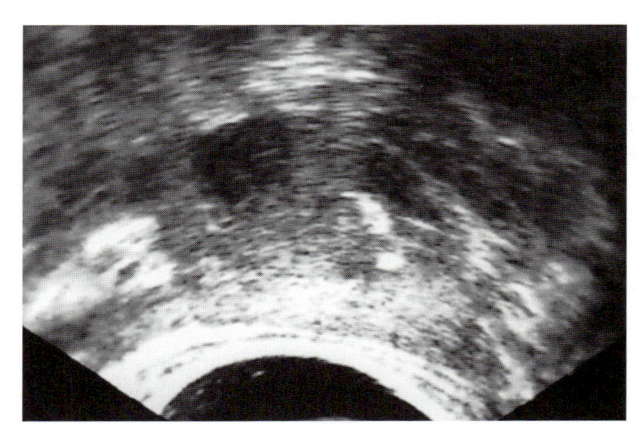

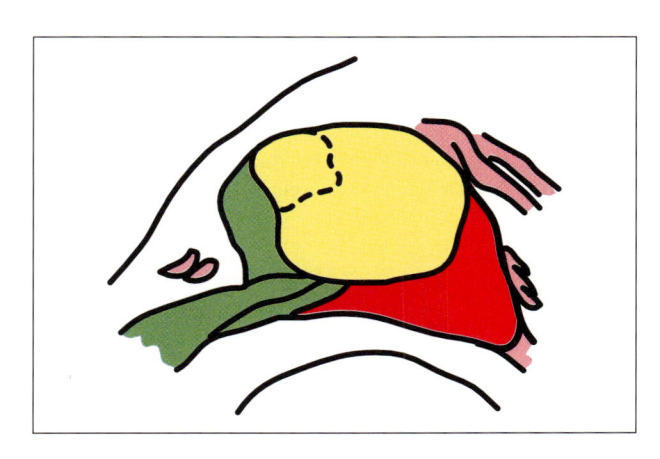

Abb. 88c

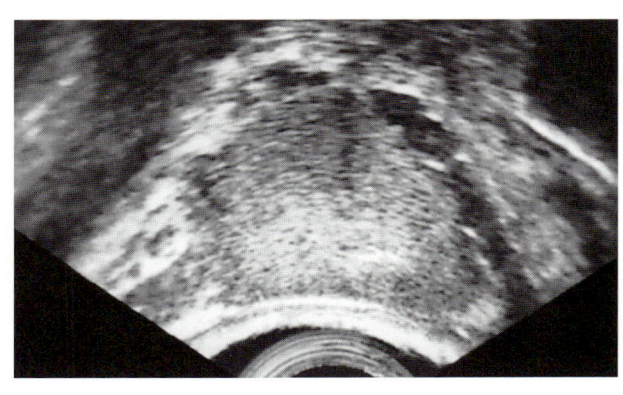

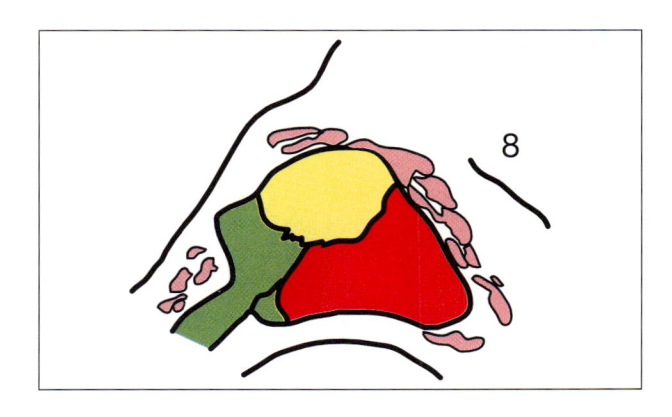

Abb. 88d

Abb. 88b–d:
b) Nur wenig aus der Sagittalebene gedrehter LS mit großen echodichten Herden im kaudalen Teil der BPH (Sekretsteine/Verkalkungen mit angedeutetem Schallschatten).
c) Weiter nach rechts gedrehter LS: Weitere Verkalkungen innerhalb des Adenoms, zum Blasenhals hin größeres echoarmes Areal, das einem Stromaknoten entsprechen dürfte. Apikal echoarme Strukturen entsprechen schräg angeschnittenen paraprostatischen Gefäßen, die hier die Kapsel durchbrechen.
d) Noch weiter nach rechts gedrehter LS: Nur noch geringe Anteile des Adenoms, kranial erweiterte Drüsen der zentralen Zone sowie Anteile einer Samenblase. Kräftig entwickelt die periprostatischen Venen, vor allem unter der Symphyse. 8: Os pubis.

Prostata und Samenblasen | **Spezielle Diagnostik**

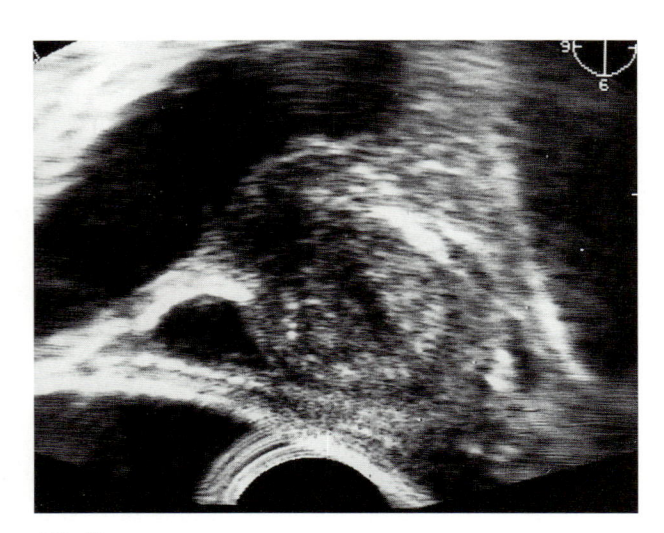

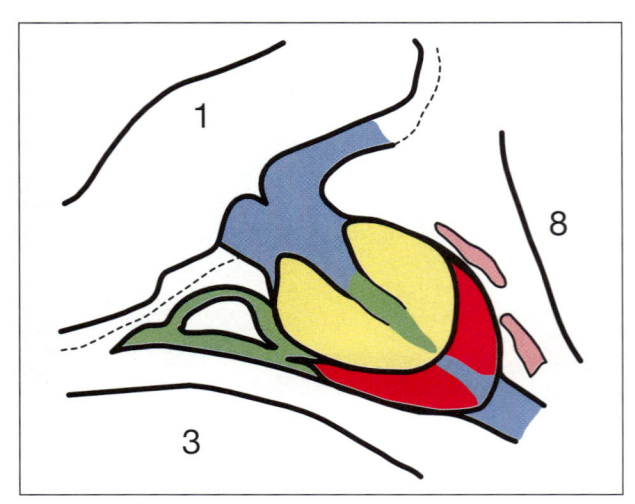

Abb. 89:
Kleines Adenom und kleine Ultriculus-Zyste
Dieser LS in der Sagittalebene zeigt eine kugelige Hyperplasie in der T-Zone (8 ml) sowie eine echoarme Verbreiterung des Blasenhalses, passend zu einer muskulären Hyperplasie. Bei einem solchen TRUS-Befund können Blasenentleerungsstörungen besonders erfolgreich mit Alpha-Blockern therapiert werden. Als Zufallsbefund eine kleine Ultriculus-Zyste, die stets in der Mittellinie zwischen basaler Prostata und Samenblasen-Ausführungsgängen liegt.

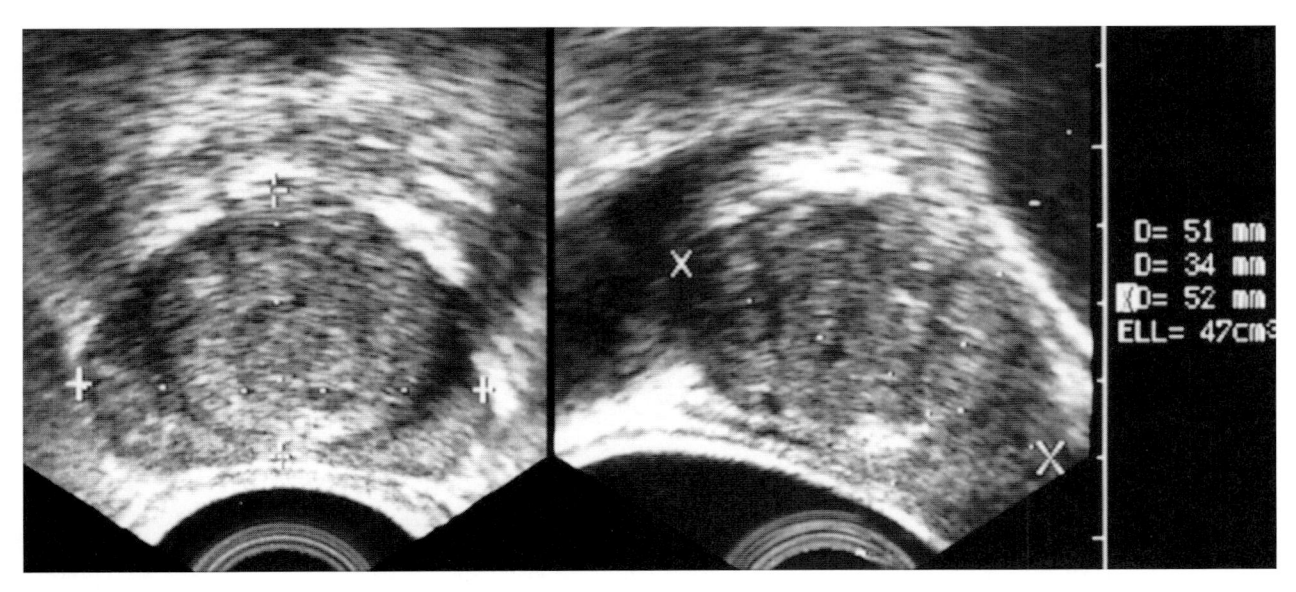

Abb. 90a

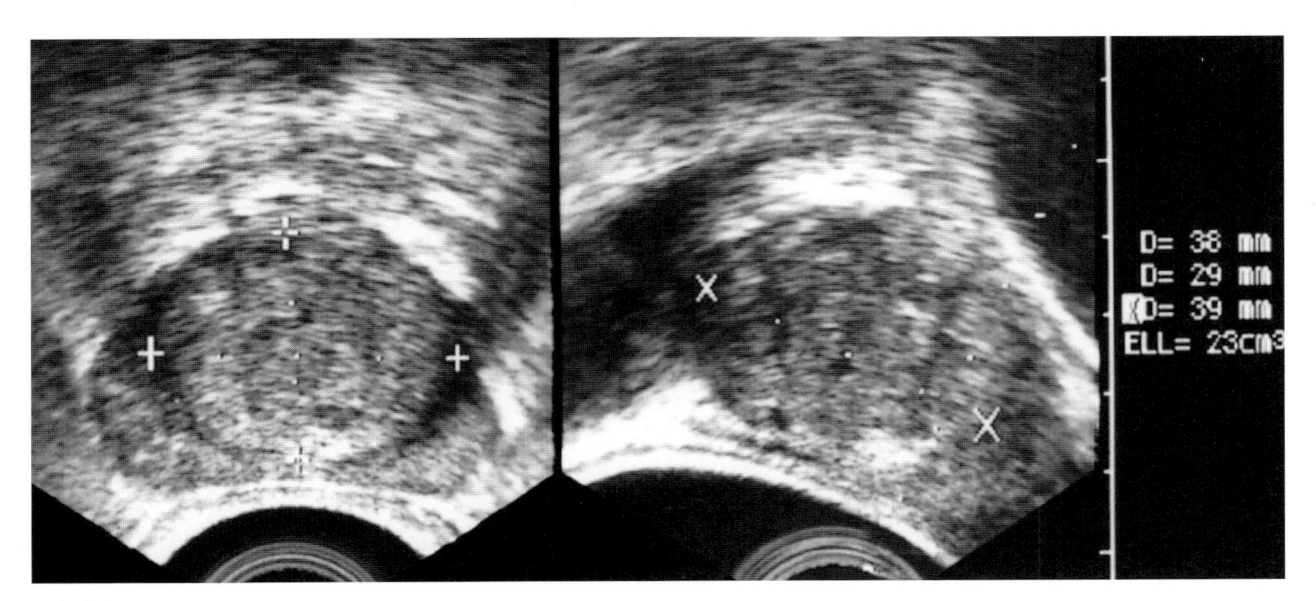

Abb. 90b

Abb. 90a, b:
Volumetrie der Prostata und der BfH
a) Die drei größten Durchmesser ergeben ein Gesamtvolumen der Prostata von 47 ml.
b) Die größten Durchmesser des hier gut abgrenzbaren Adenoms ergeben nach der Ellipsoidformel ein Volumen von 23 ml.

Prostata und Samenblasen **Spezielle Diagnostik**

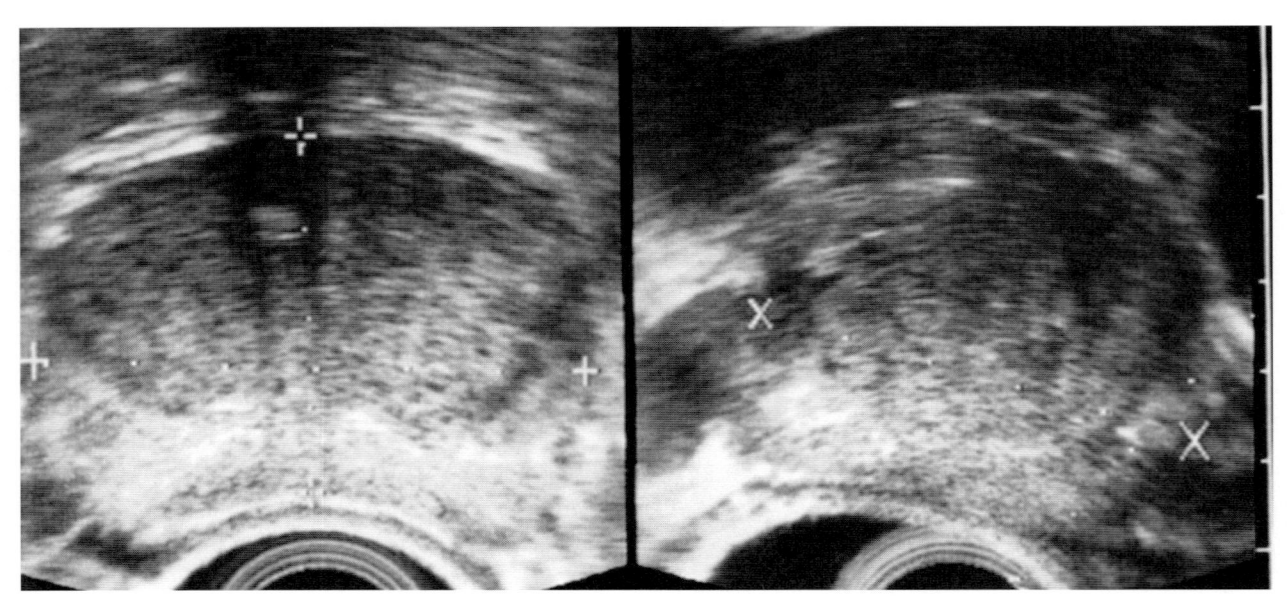

Abb. 91a

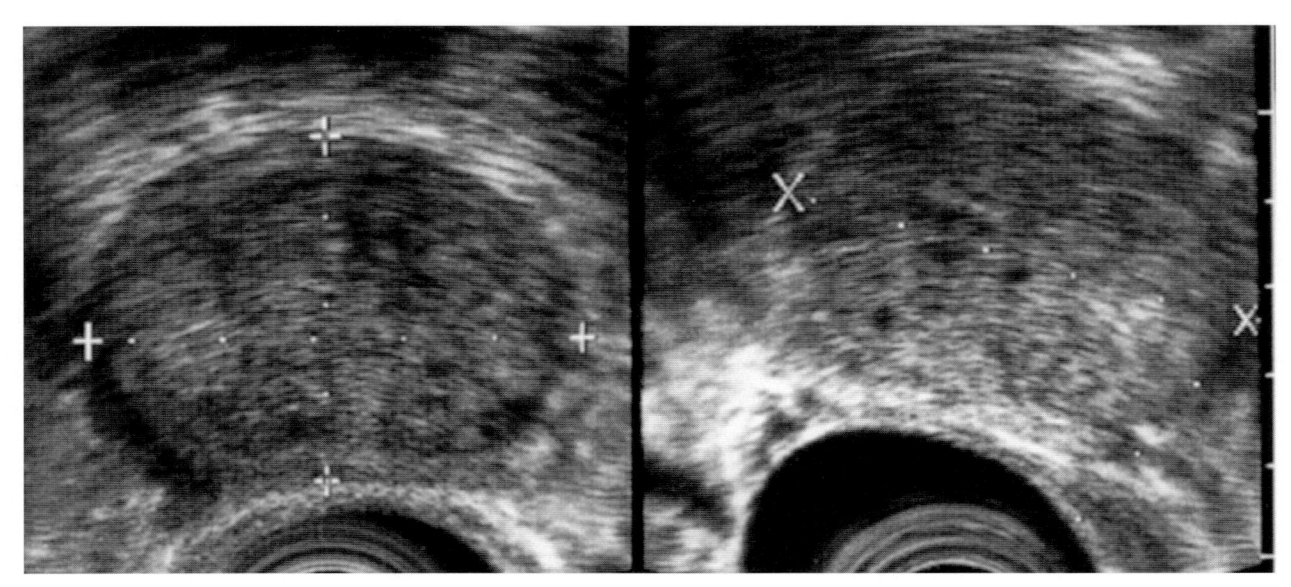

Abb. 91b

Abbildung 91a, b:
Glanduläre große Adenome
a) Vorwiegend ventral entwickelte glanduläre Hyperplasie, nur vereinzelt kleinere echoarme Areale innerhalb des Adenoms (erweiterte Drüsen oder stromale Hyperplasie). Das Gesamtvolumen der Prostata beträgt 65 ml, das des Adenoms lediglich 38 ml.
b) Überwiegend zentral innerhalb der Prostata entwickelte BPH, die die Außendrüse fast vollständig komprimiert („wie Frucht und Schale einer Apfelsine"). Diffus verteilt innerhalb des Adenoms kleine zystisch dilatierte Drüsen. Gesamtvolumen der Prostata ebenfalls 65 ml, Volumen des Adenoms 50 ml.

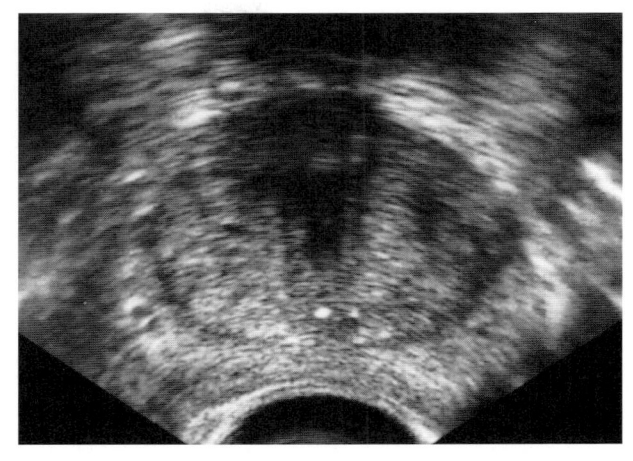

Spezielle Diagnostik   Prostata und Samenblasen

Abb. 92a

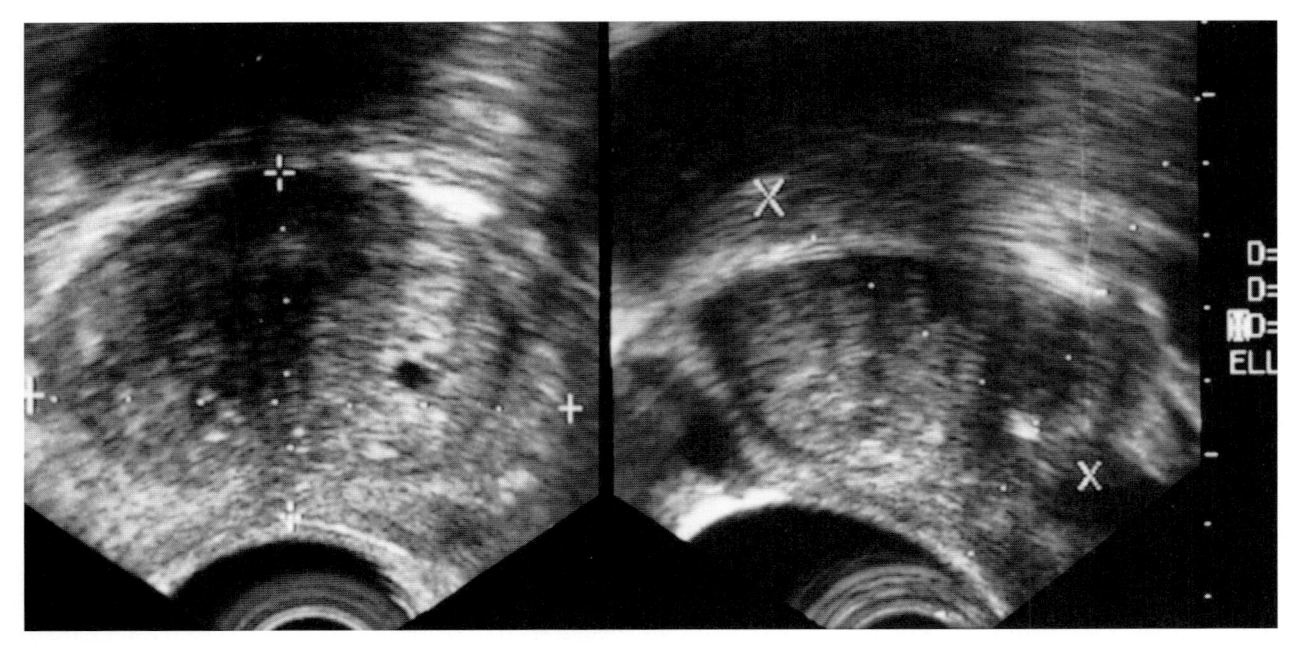

Abb. 92b

Abb. 92a, b:
Sehr großes glanduläres Adenom
a) Die Hyperplasie der Transitionalzone ist wiederum gut gegenüber der peripheren Zone abgrenzbar, innerhalb des Adenoms kleinere Sekretsteine und Zysten, kleine Zysten auch in der P-Zone.
b) Maximaler TS und LS: Das Gesamtvolumen beträgt 116 ml; der LS ist wegen Artefakten (kranial im Rektum Stuhlverunreinigungen, mitten in der Drüse Wiederholungsechos) nur eingeschränkt beurteilbar.

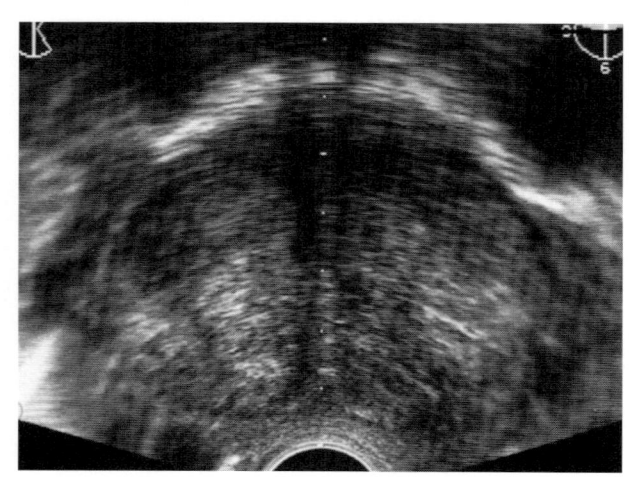

Prostata und Samenblasen | **Spezielle Diagnostik**

Abb. 93a

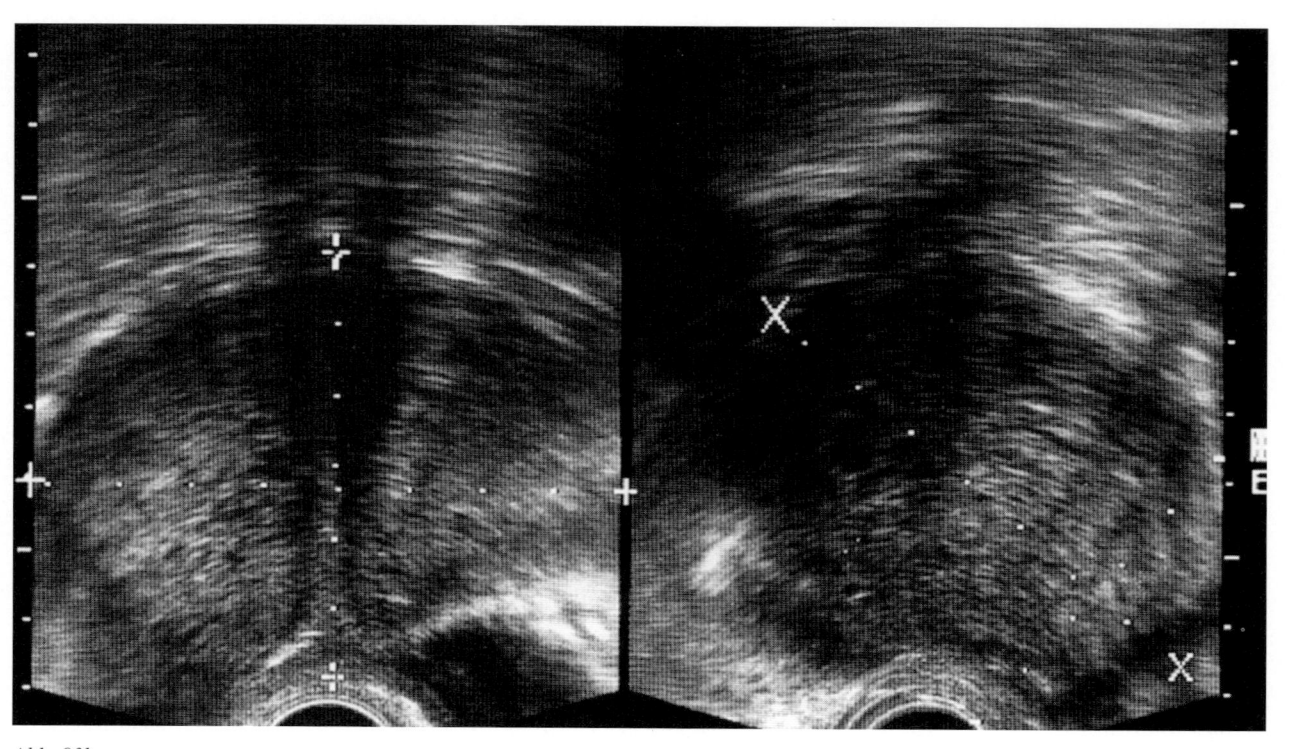

Abb. 93b

Abb. 93a, b:
Riesiges Adenom – „Adenorm"
a) Symmetrisch entwickeltes, relativ homogenes glanduläres Adenom, das die P-Zone fast vollständig komprimiert hat.
b) Die maximalen TS und LS sind wiederum von Artefakten überlagert, die größten Durchmesser sind trotzdem zu bestimmen: Gesamtvolumen 211 ml.

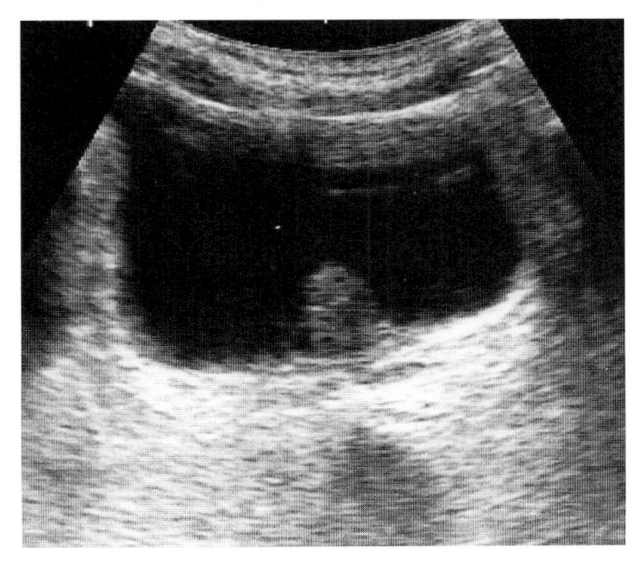

Spezielle Diagnostik **Prostata und Samenblasen**

Abb. 94a

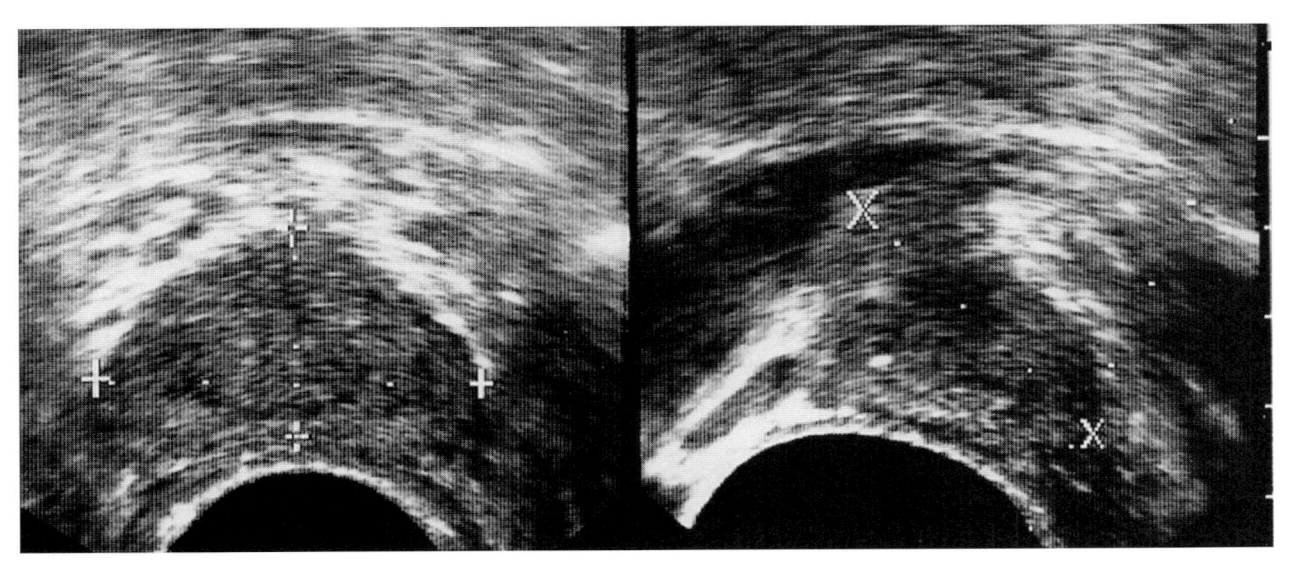

Abb. 94b

Abb. 94a, b:
Kleines Mittellappen-Adenom
a) Externe transversale Sonografie mit kleinem Mittellappen-Adenom, das sich fingerförmig in das Blasenlumen vorwölbt.
b) TRUS derselben Prostata mit homogener Echostruktur, im TS ist das kleine Adenom abgrenzbar, im LS erkennt man die echoarme Verbreiterung des Blasenhalses und angedeutet das endovesikal entwickelte Adenom. Gesamtvolumen: 18 ml.

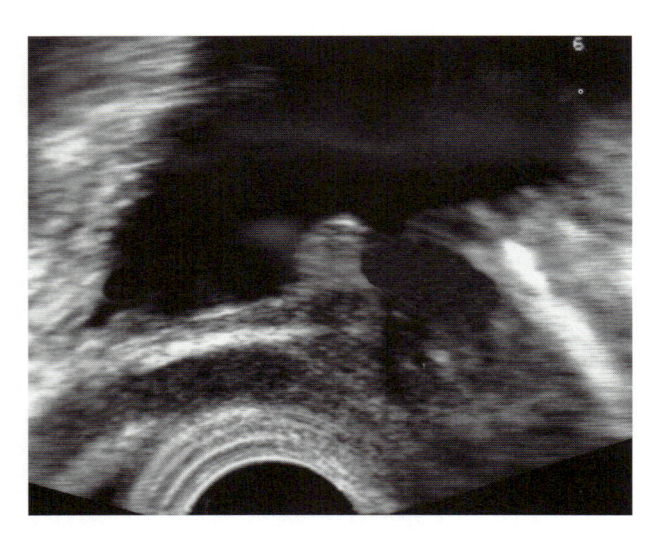

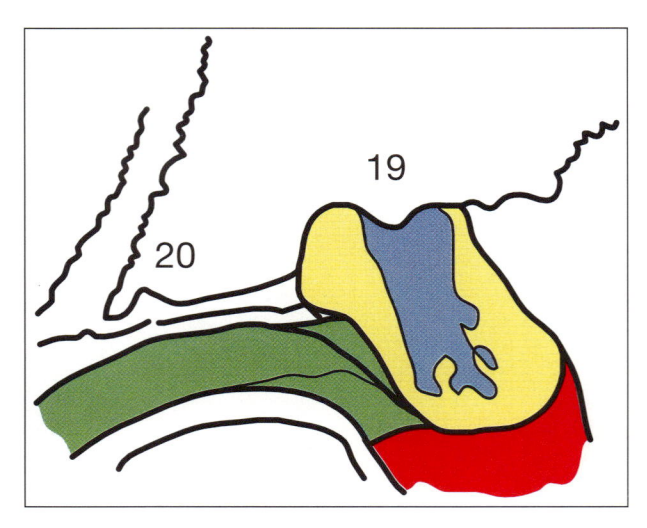

Prostata und Samenblasen Spezielle Diagnostik

Abb. 95:
Kleines Mittellappen-Adenom
Dieser LS zeigt einen echoarm verbreiterten Blasenhals mit kleinem, endovesikal entwickeltem Mittellappen-Adenom. Ostium urethrae internum (19), Ostium ureteris (20).

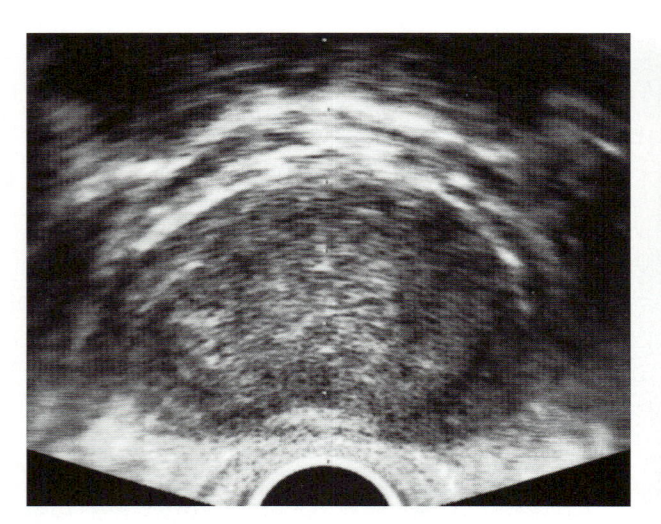

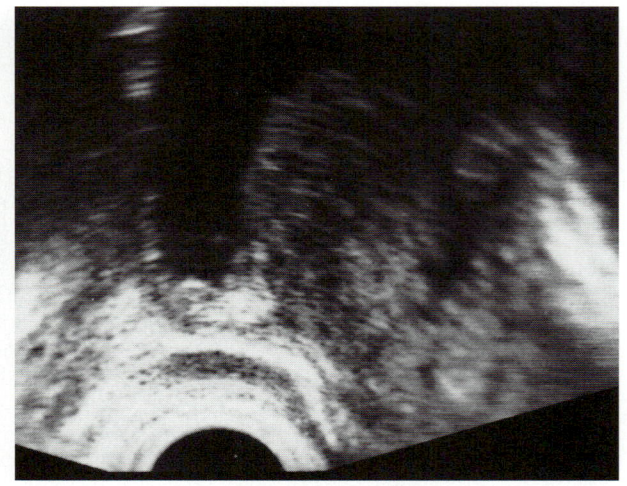

Abb. 96a

Abb. 96c

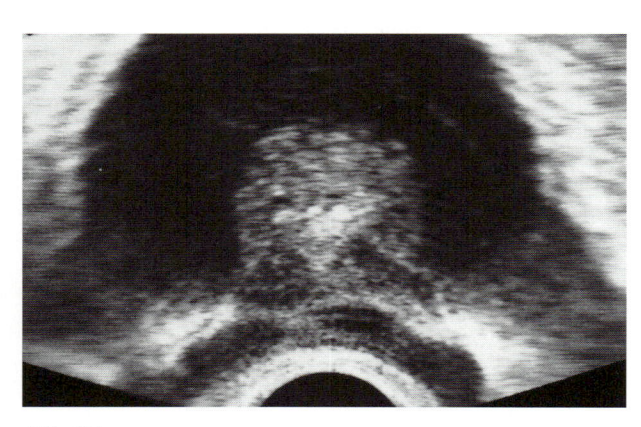

Abb. 96b

Abb. 96a–c:
Großes Mittellappen-Adenom
a) TS etwa in Höhe A 20 mit symmetrisch entwickeltem Seitenlappen-Ademon, das die periphere Zone weitgehend komprimiert. Ellipsoidvolumen aus diesem TS: 58 ml.
b) Subvesikaler TS durch das Mittellappen-Adenom. Zwischen Rektum und Adenom erkennt man die medialen Anteile der symmetrisch entwickelten Samenblasen.
c) Dieser subvesikale LS läßt die Ausdehnung des Mittellappen-Adenoms in Längsrichtung besser erkennen, die gesamte Länge der Prostata konnte so allerdings nicht abgebildet werden. Zwischen Rektum und Blase wiederum Anteile einer Samenblase. Nach Berücksichtigung des Mittellappens bei der Volumetrie (größte Länge: 82 mm) errechnet sich das Gesamtvolumen der Prostata auf 95 ml.

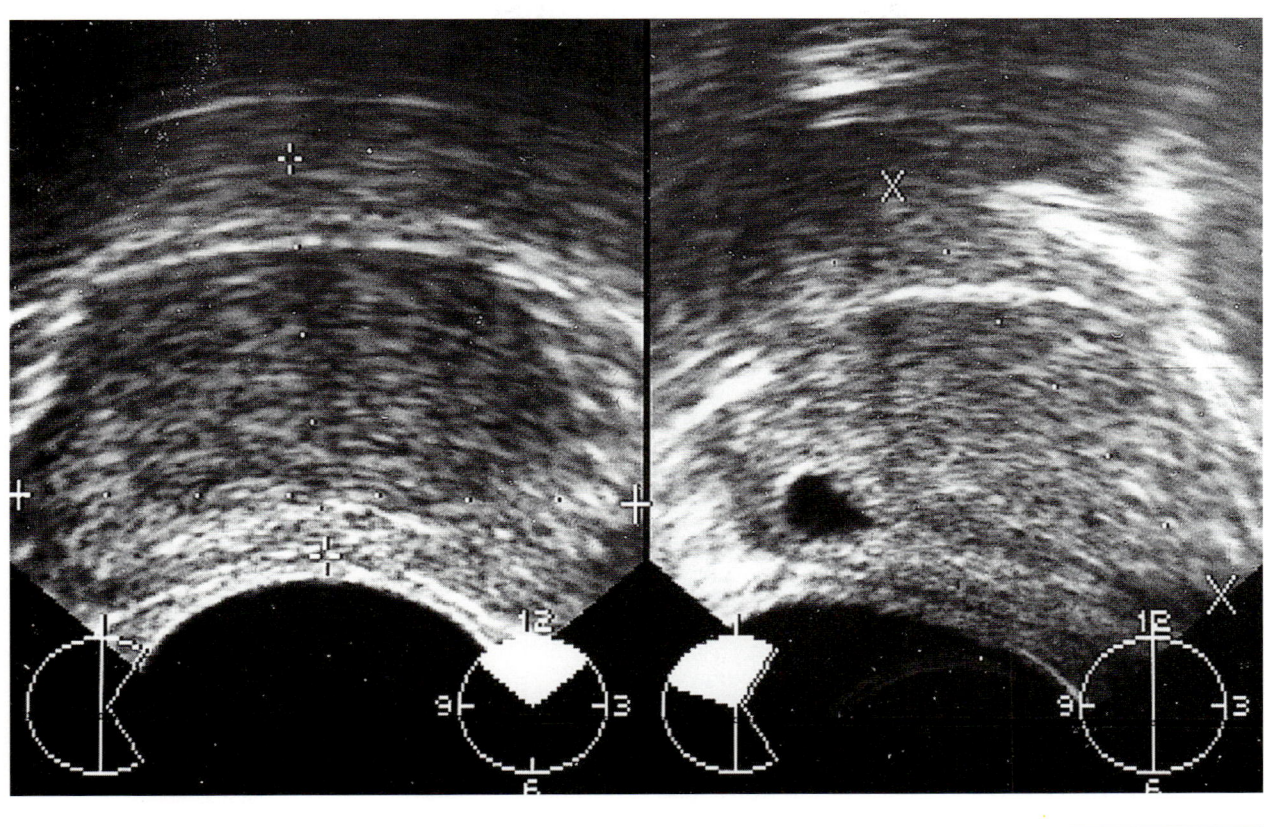

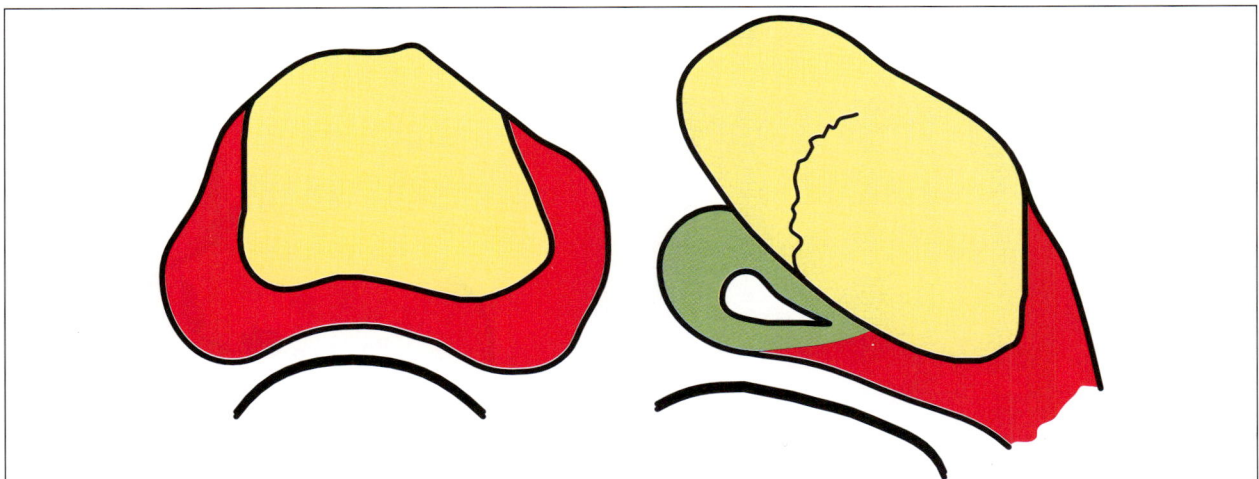

Spezielle Diagnostik   **Prostata und Samenblasen**

Abb. 97:
Sehr großes, 3-lappiges Adenom
Der größte TS (links) läßt homogene symmetrische beidseitige Seitenlappen-Adenome erkennen. Das Ellipsoidvolumen aus diesem Querschnitt würde ein Volumen von 81 ml ergeben. Der LS (rechts) läßt ein großes Mittellappen-Adenom erkennen (größte Länge: 71 mm). Überlagerung des Mittellappen-Adenoms durch das Seitenlappen-Adenom. Gesamtvolumen inklusive Mittellappen: 114 ml.
Nebenbefundlich eine kleine Utriculus-Zyste mit typischer Tropfenform, wobei die Spitze zum Colliculus hinweist.

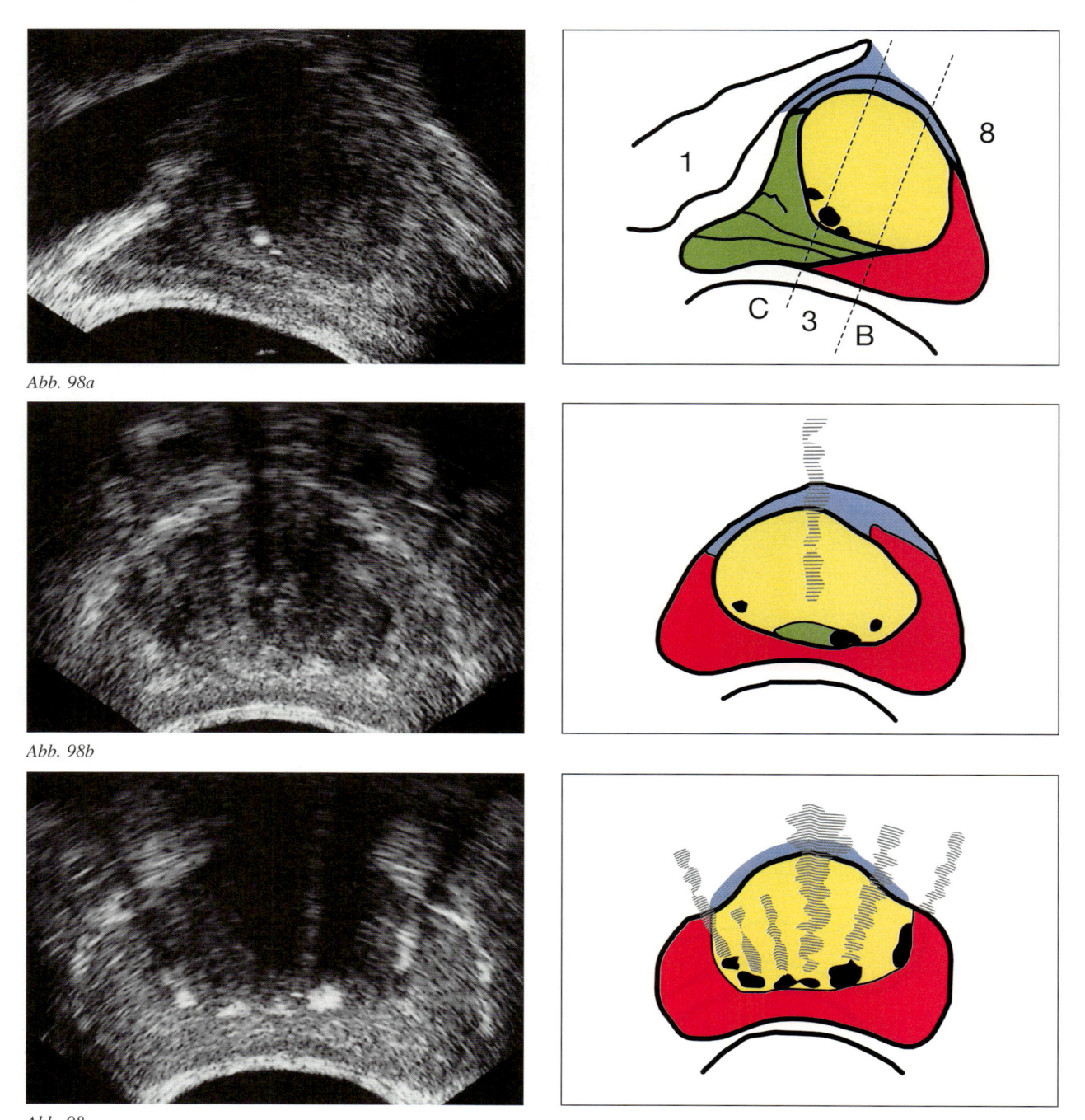

Prostata und Samenblasen — Spezielle Diagnostik

Abb. 98a

Abb. 98b

Abb. 98c

Abb. 98a–c:
Inhomogenes Adenom mit Steinen
a) LS dicht neben der Sagittallinie: Das Adenom ist gut zur peripheren und zentralen Zone abgrenzbar, insgesamt relativ echoarm mit Steinen (echodichte Herde) zur C-Zone hin. Der Verlauf des Ductus deferens als zarter echoarmer Streifen ist gut zu erkennen.
b) TS (entsprechend Linie B in der schematischen Darstellung) etwa in Höhe des Colliculus: Das Adenom hat eine inhomogene Echodichte, die teilweise physikalisch bedingt ist.
c) TS (entsprechend Linie C) – hier liegen zahlreiche Sekretsteine/Verkalkungen in der Peripherie des Adenoms, wodurch die chirurgische Kapsel deutlich markiert wird. Die Echostruktur des Adenoms ist wegen der Überlagerung durch die Schallschatten der Steine nicht mehr beurteilbar. Die periphere Zone hat eine homogene mittlere Echodichte.
Gesamtvolumen der Prostata: 52 ml, BPH-Volumen: 20 ml.

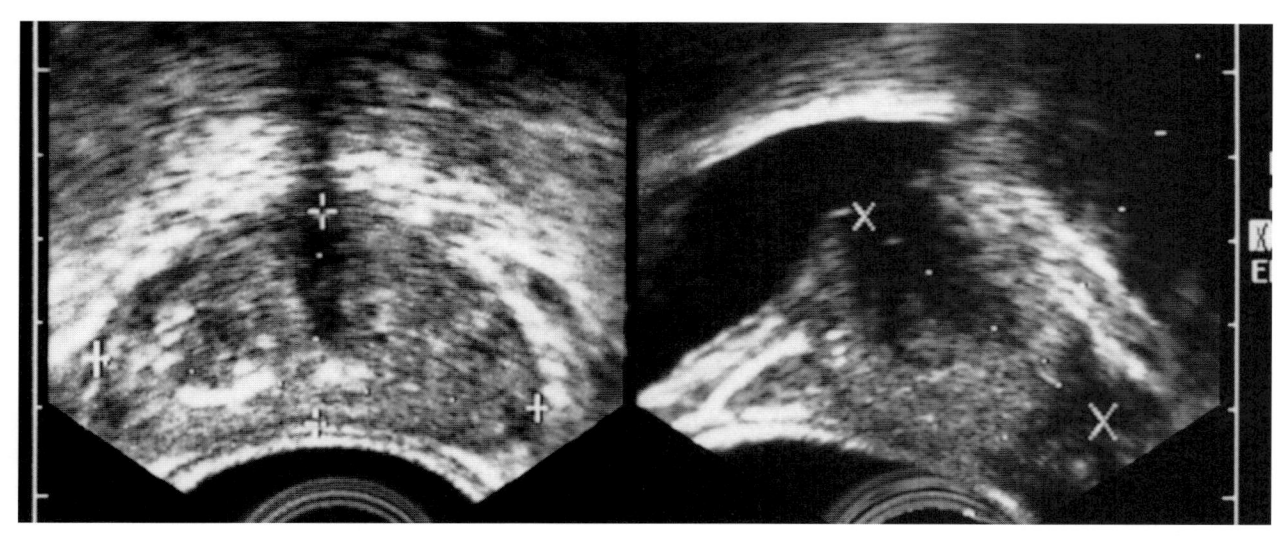

| Spezielle Diagnostik | Prostata und Samenblasen |

Abb. 99a

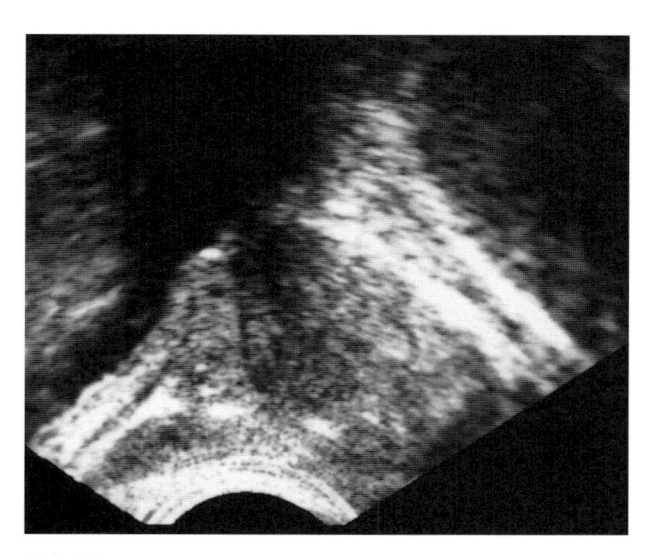

Abb. 99b

Abb. 99a, b:
Kleines PA – palpatorisch suspekt
a) *Im TS erkennt man in der chirurgischen Kapsel der rechten T-Zone und in der Mittellinie im Bereich des Colliculus Steine/Verkalkungen, die P-Zone ist unauffällig. Im LS echoarmer Blasenhals und unauffällige P-Zone. Volumetrie: 24 ml.*
Gezielte Biopsie aus dem rechten (palpatorisch suspekten) Lappen: Kein Karzinom.
b) *Längsschnitt zur Beurteilung des Blasenhalses: Relative Echoarmut wie bei fibromuskulärer Hyperplasie des Blasenhalses – wegen irritativer Dysurien erfolgreiche Therapie mit Alpha-Blockern.*

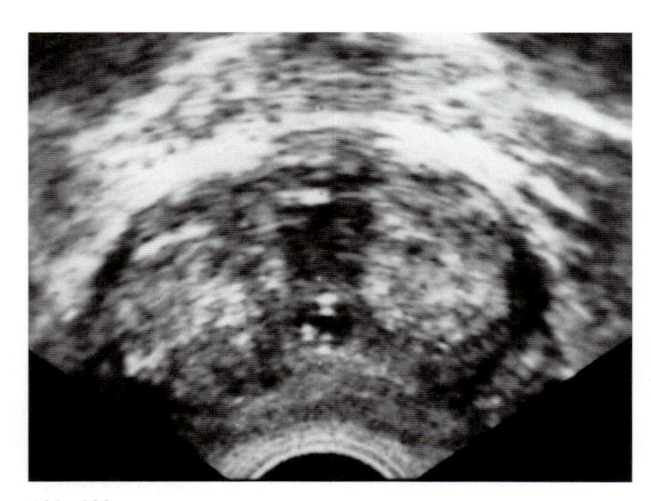

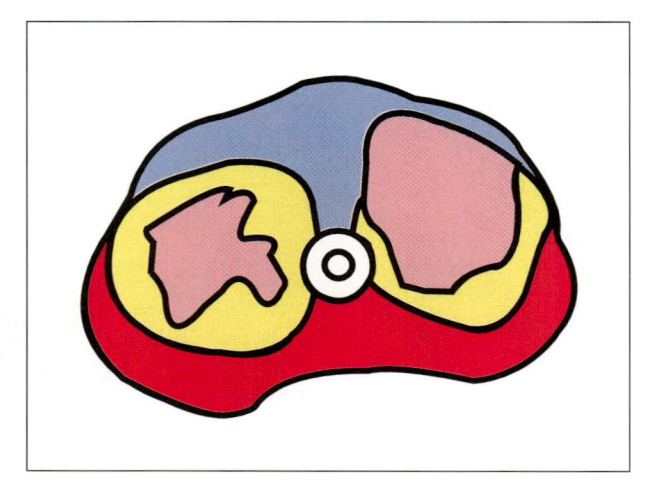

Prostata und Samenblasen   **Spezielle Diagnostik**

Abb. 100:
BPH mit echodichten Herden
Dieser TS durch ein mittelgroßes Prostata-Adenom (Gesamtvolumen 42 ml) zeigt in der Mittellinie den Querschnitt eines Dauerkatheters, der einen relativen Schallschatten verursacht. Beide Seitenlappen-Adenome zeigen überwiegend eine hohe Echogenität, die wahrscheinlich durch eingedicktes Sekret in englumig hyperplastischen Drüsen verursacht wird. Kein Malignitätsverdacht.

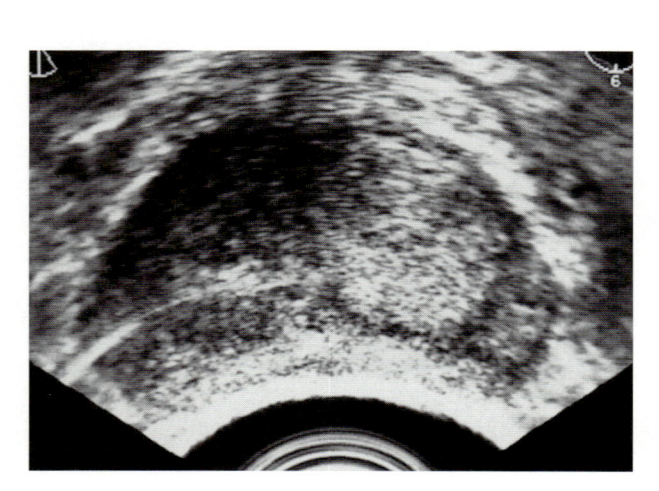

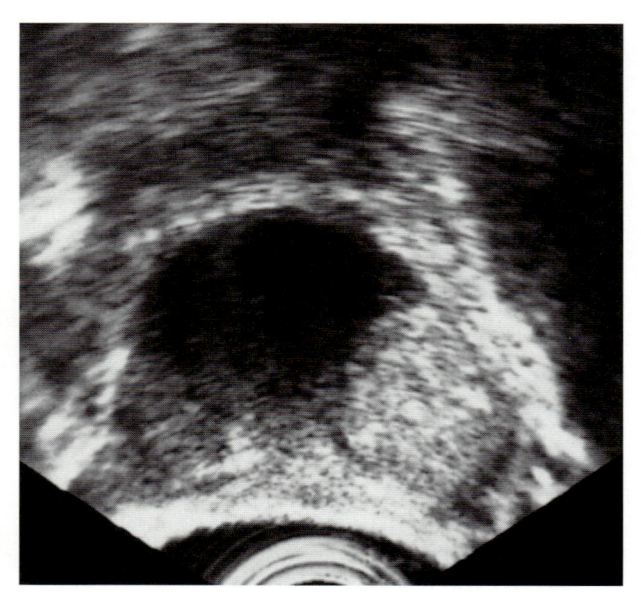

Abb. 101a   *Abb. 101b*

Abb. 101a, b:
Große BPH mit echodichtem Herd
a) Die Prostata hat ein Gesamtvolumen von 72 ml, der linke Adenomlappen ist sehr echodicht, im rechten Lappen nur kleine echodichtere Areale.
b) Der LS durch den linken Lappen zeigt den echodichten Herd weit kaudal, das kranial gelegene BPH-Gewebe ist echoarm – stromale Hyperplasie

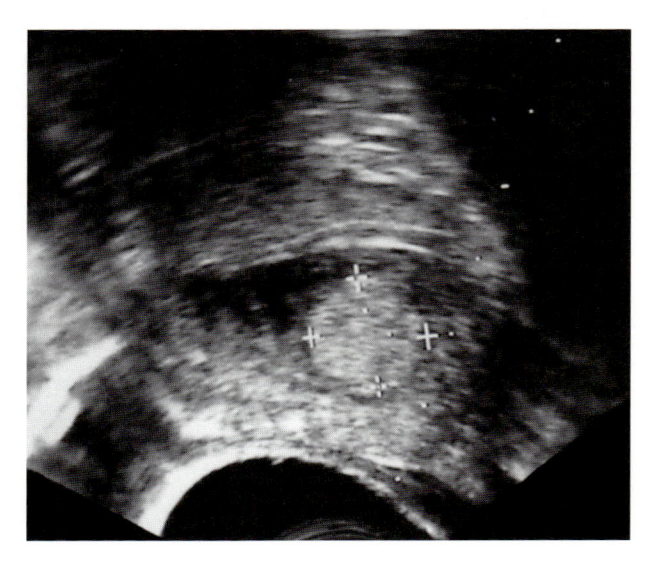

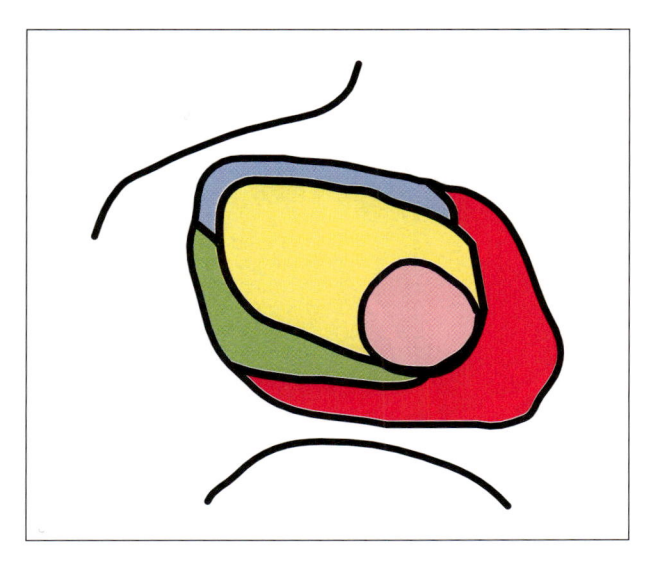

| Spezielle Diagnostik | Prostata und Samenblasen |

Abb. 102:
BPH mit echodichtem Herd
Dieser LS durch eine Prostata mit großem Adenom zeigt einen fast kugelrunden echodichten Herd (15 x 14 mm). Gezielte Biopsie: Glanduläre Hyperplasie.

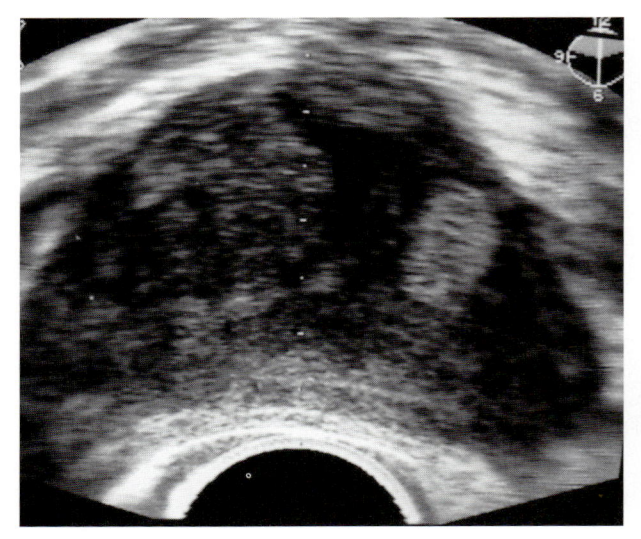

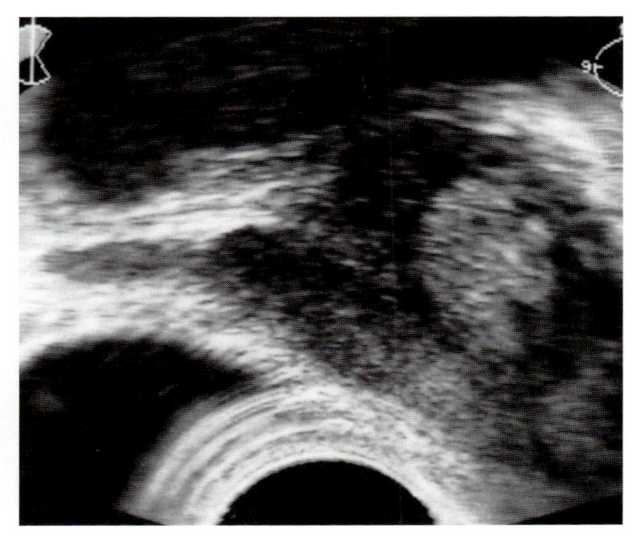

Abb. 103a   Abb. 103b

Abb. 103a, b:
BPH mit echodichten Herden
a) (TS): Im linken Adenomlappen oväläre echodichtere Struktur, auch die rechte Seite ist inhomogen mit echoärmeren Herden (stromale Hyperplasie).
b) Im LS liegt der echodichte Herd innerhalb des großen Adenoms. Histologie des enukleierten Adenom-Präparats: Gemischte stromale und glanduläre Hyperplasie, kein Karzinom.

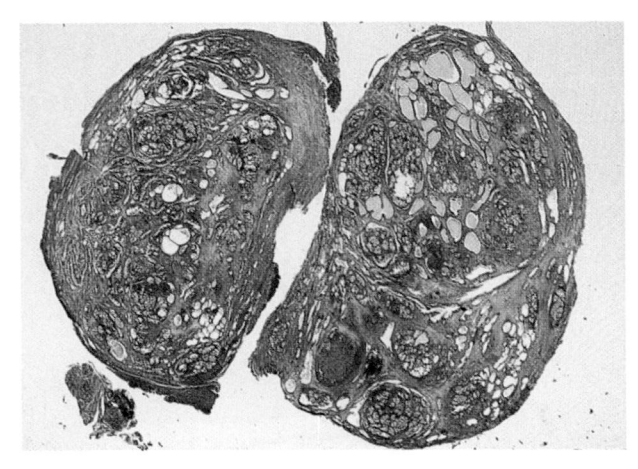

Prostata und Samenblasen   **Spezielle Diagnostik**

Abb. 104:
Glanduläre BPH – Großflächenschnitt
Dieser Großflächenschnitt durch ein großes enukleiertes Adenom zeigt bereits makroskopisch eine ausgeprägte Inhomogenität: Überwiegend handelt es sich um eine glanduläre Hyperplasie, vereinzelt mit großen zystischen Dilatationen und eingedicktem Sekret, nur wenig Stroma-Anteile.

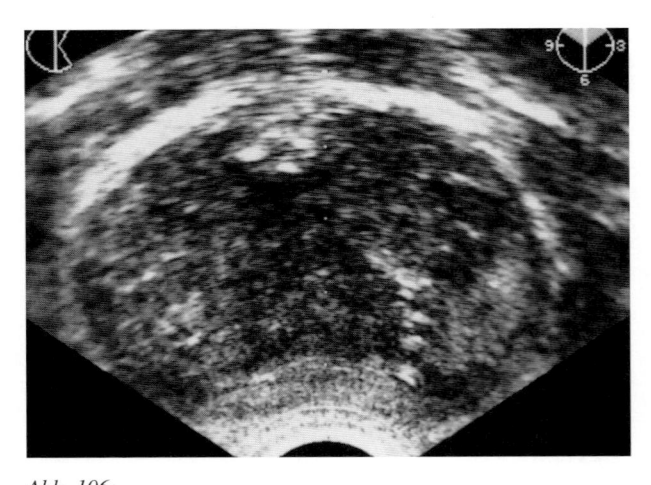

Abb. 106:
Großes, inhomogenes Adenom
TS: Ventral ein Areal mit hoher Echodichte, beidseits in den Adenomlappen multiple echodichte Herde ohne Schallauslöschung sowie ein größeres echoarmes Areal in der Mitte wie auch im linken Seitenlappen – typisches Bild wie bei gemischtem stromalen und glandulärem Adenom, operativ bestätigt.

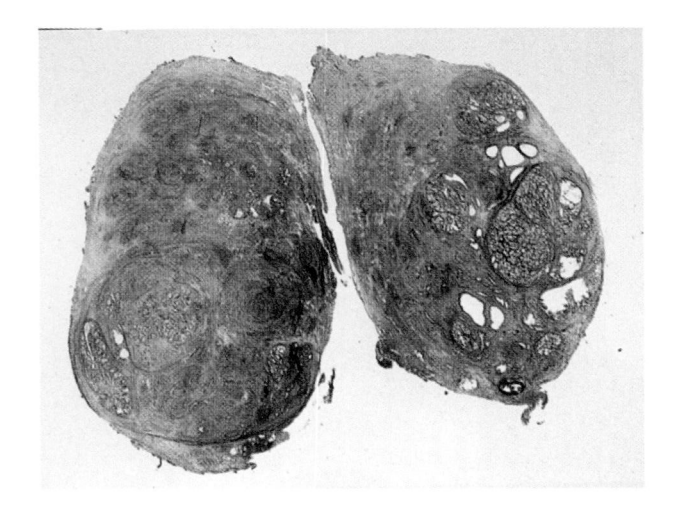

Abb. 105:
Überwiegend stromales Adenom – Großflächenschnitt
Die überwiegend stromale Hyperplasie, insbesondere des rechten Adenomlappens, verursacht eine relativ homogene Morphologie, im linken Adenomlappen dann größere zystisch dilatierte Drüsen und hyperplastische Drüsen, wodurch wiederum eine inhomogene Morphologie entsteht. Da stromales Gewebe eine geringere Echodichte hat als glanduläres, ist die Ähnlichkeit mit soliden Karzinomen so groß, daß eine sonografische Differenzierung nicht möglich ist.

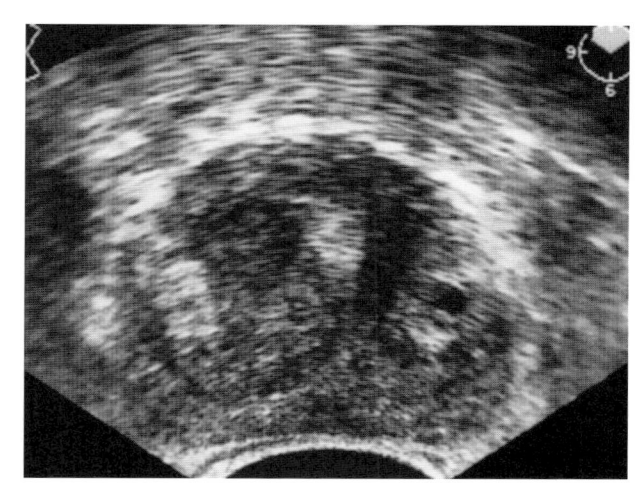

| Spezielle Diagnostik | Prostata und Samenblasen |

Abb. 107a

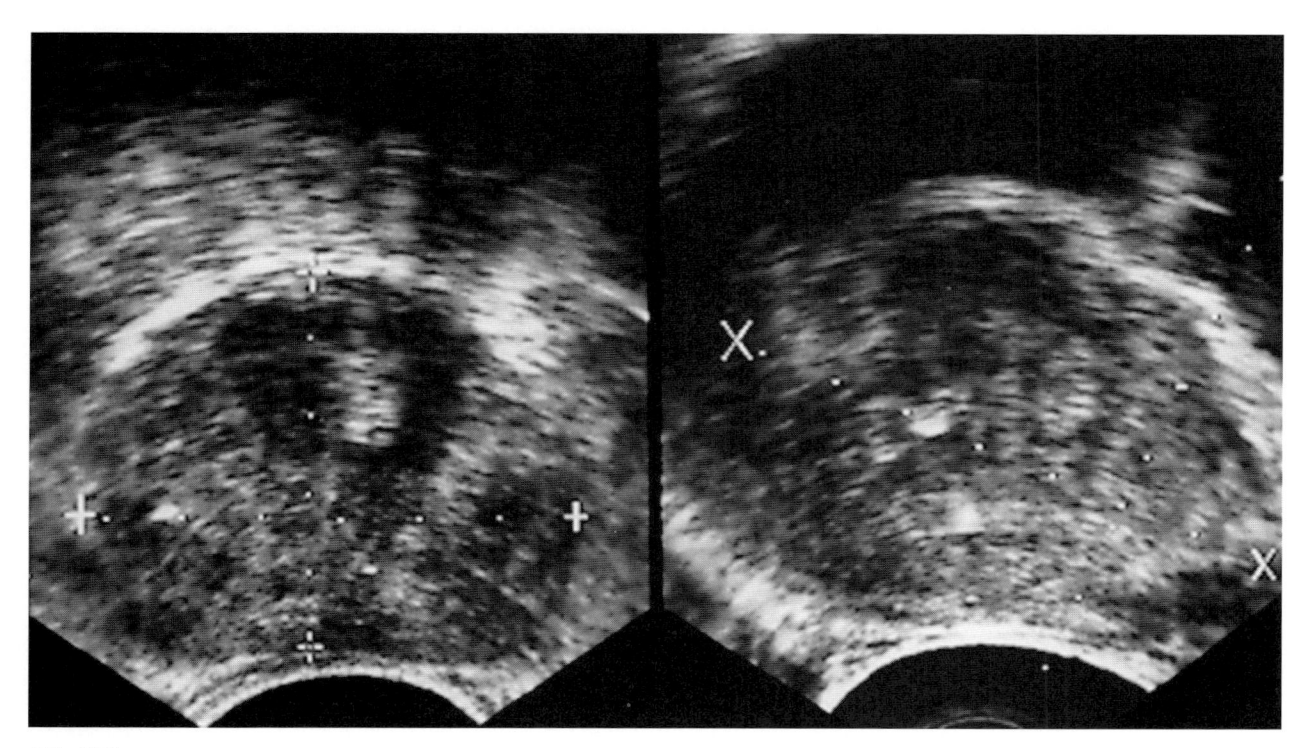

Abb. 107b

Abb. 107a, b:
Großes inhomogenes Adenom (116 ml)
a) (TS): Asymmetrische Hyperplasie der Prostata mit größeren echodichten und -armen Arealen, im (kleineren) linken Lappen eine größere Zyste.
b) Im größten TS und LS erkennt man weitere echoarme und echodichte Areale, die praktisch auf die ganze Prostata verteilt sind und nicht mehr streng der zonalen Anatomie zugeordnet werden können. Gesamtvolumen 116 ml. Gleiches sonografisches Erscheinungsbild wie bei einem multifokal wachsenden Karzinom.

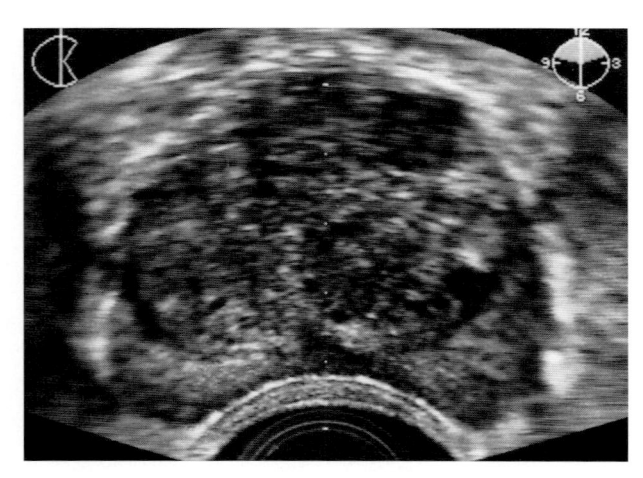

| Prostata und Samenblasen | Spezielle Diagnostik |

Abb. 108a

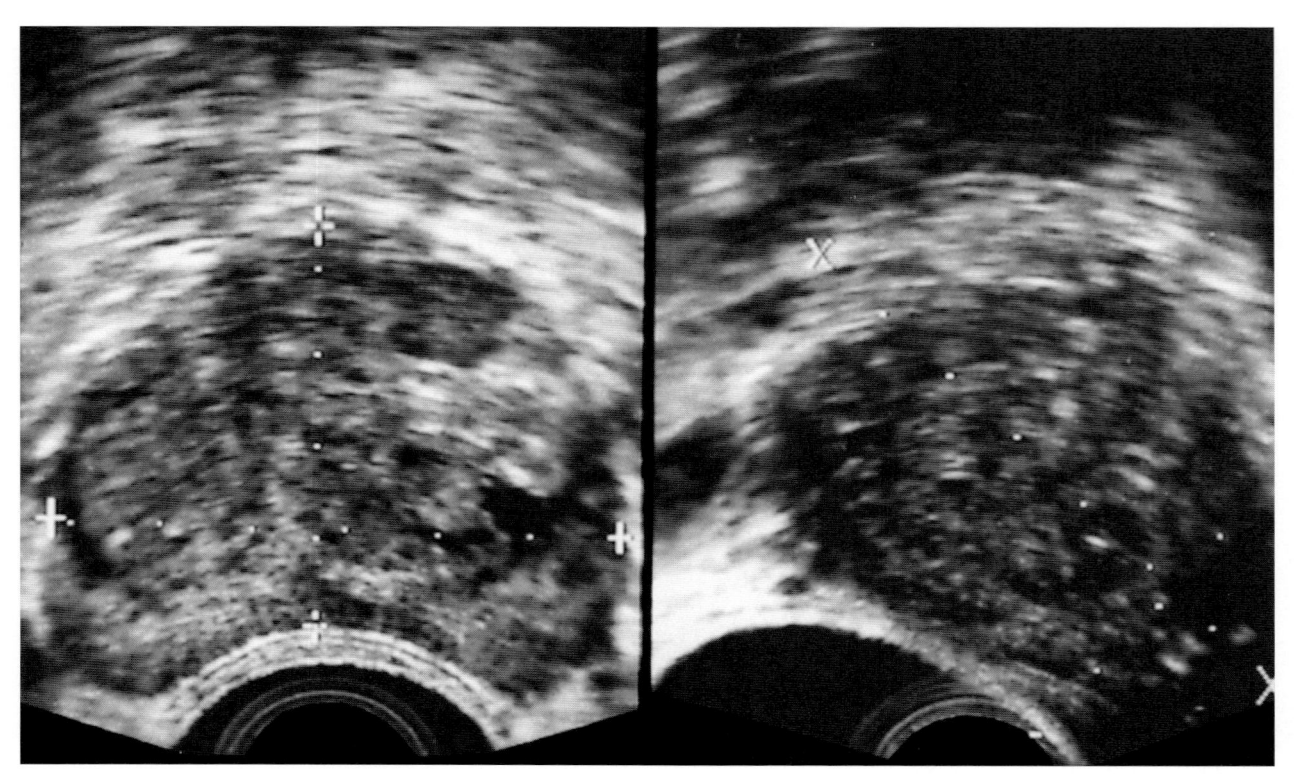

Abb. 108b

Abb. 108a, b:
Inhomogenes Prostata-Adenom – suspekt
a) Ähnliches Erscheinungsbild wie bei Abb. 105: Großes Adenom mit größeren echoleeren und echoarmen Arealen, auch in der peripheren Zone in der Mitte dorsal ein größeres echoarmes Areal. Gesamtvolumen 99 ml, PSA 23,6 ng/ml.
b) Größte TS und LS mit diffuser Verteilung von echoarmen und echoleeren Arealen. Die gezielte Biopsie aus der mittleren P-Zone sowie aus den größeren echoarmen Herden ergeben teils entzündliche, teils stromale Alterationen, kein Karzinom. Auch in dem operativ enukleierten Adenom-Präparat kein Karzinom nachweisbar, das PSA liegt nach 3 Monaten, bei 3,5 ng/ml.

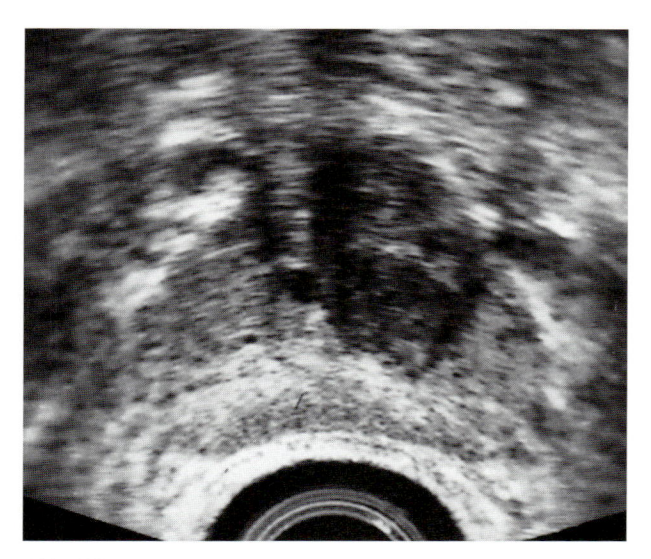

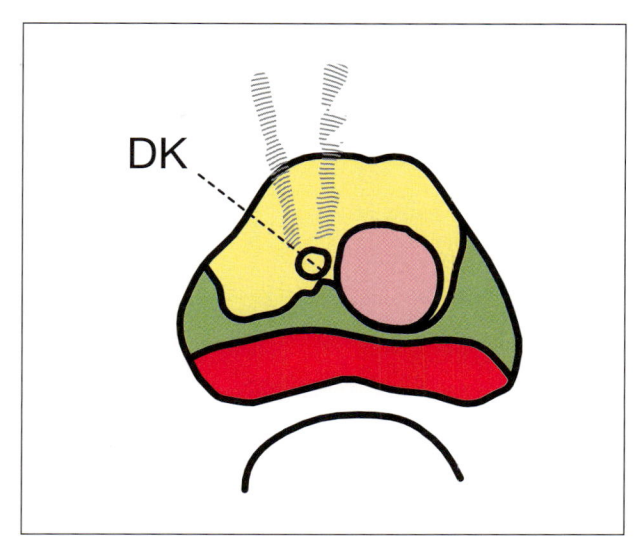

Spezielle Diagnostik **Prostata und Samenblasen**

Abb. 109a

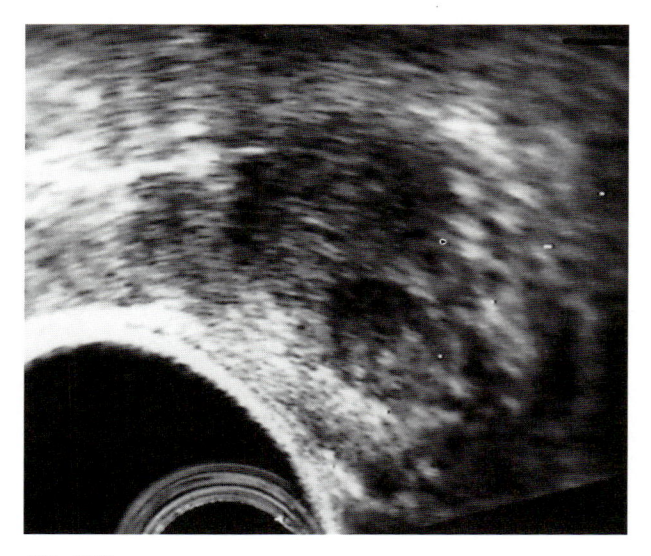

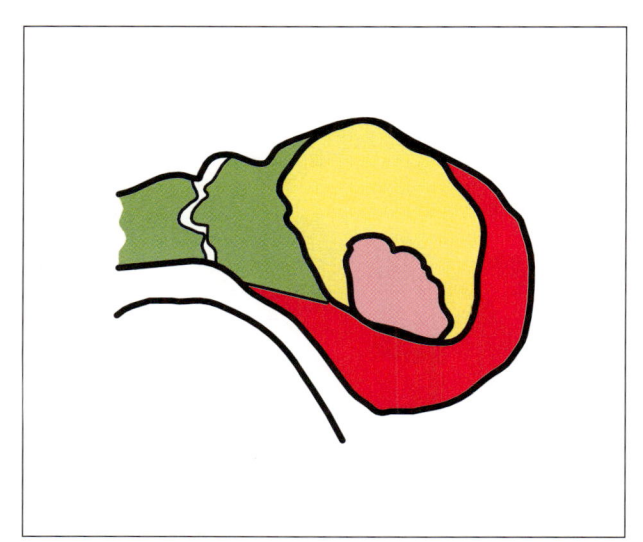

Abb. 109b

Abb. 109a–c:
BPH mit suspektem Herd
a) (TS): Asymmetrische BPH, in der Mitte ein Dauerkatheter. Im linken Adenomlappen bis zu 20 mm großer echoarmer Herd.
b) (LS linker Lappen): Suspekter echoarmer Herd innerhalb des Adenoms gut abgrenzbar – gezielte Biopsie: Stromale Hyperplasie.
c) (TS): Asymmetrie der Samenblasen wegen leichter Dilatation der linken Seite. Sonografisch somit Verdacht auf ein uT3c-Prostatakarzinom. Nach TUR des Adenoms und antibiotischer Therapie bildete sich die Dilatation der Samenblase zurück.

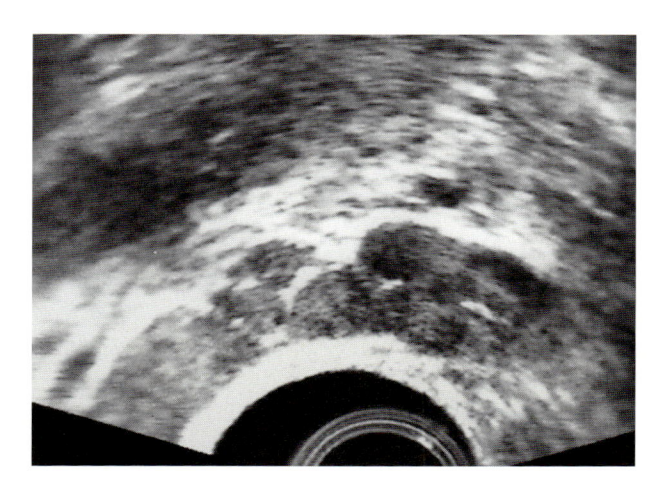

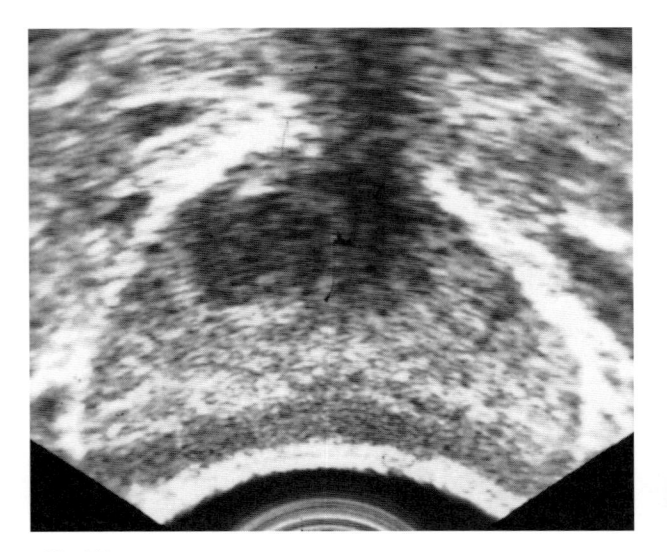

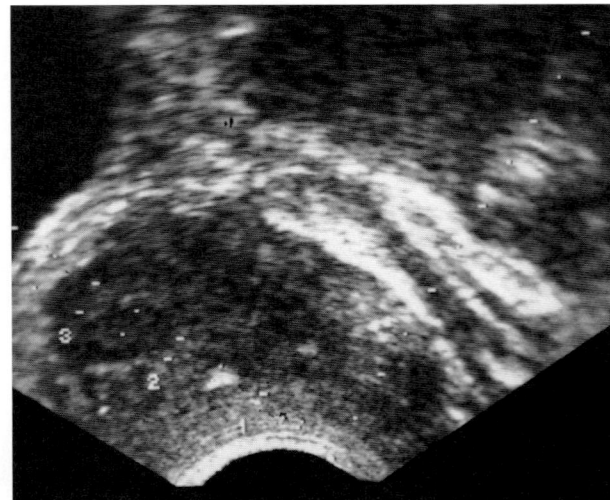

Prostata und Samenblasen   Spezielle Diagnostik

Abb. 110a

Abb. 110c

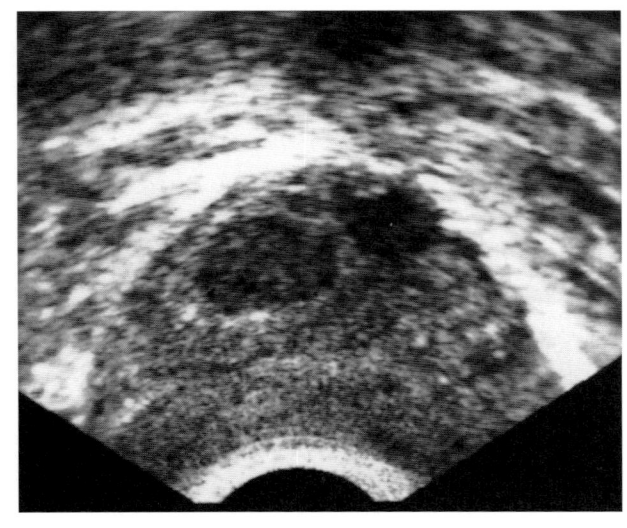

Abb. 110b

Abb. 110a–c:
BPH mit suspektem Herd
a) TS mit suspektem echoarmen Herd ventral in einem kleineren Adenom.
b) Der Schallkopf ist jetzt an die Prostatakapsel angedrückt, um die ventralen Drüsenanteile in den Fokusbereich zu bekommen: Man erkennt jetzt zwei echoärmere Areale, das linke ist gut in dem Adenom abgrenzbar
c) LS vor ultraschallgezielter Biopsie – manuell wurde die Nadel etwa 15 mm weit eingestochen und erst dann die automatische Biopsiehilfe ausgelöst, damit der Gewebezylinder mit Sicherheit Anteile des echoarmen Herdes enthält. Histologie: Stromale Hyperplasie.

Spezielle Diagnostik | Prostata und Samenblasen

Abb. 111a

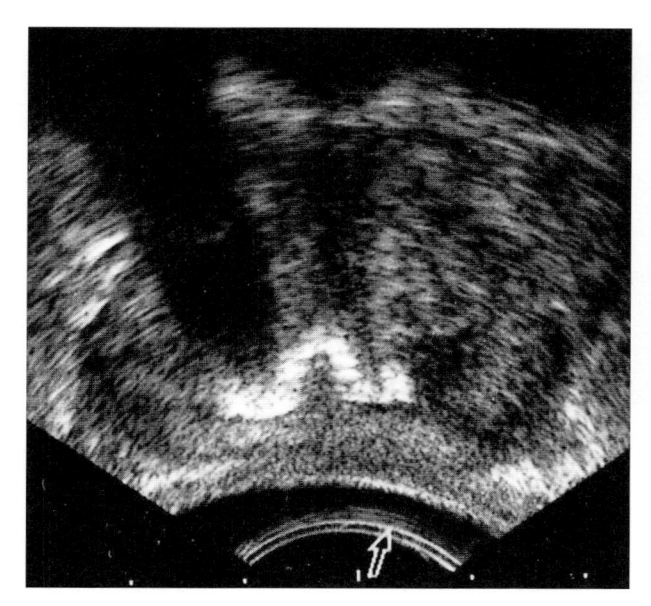

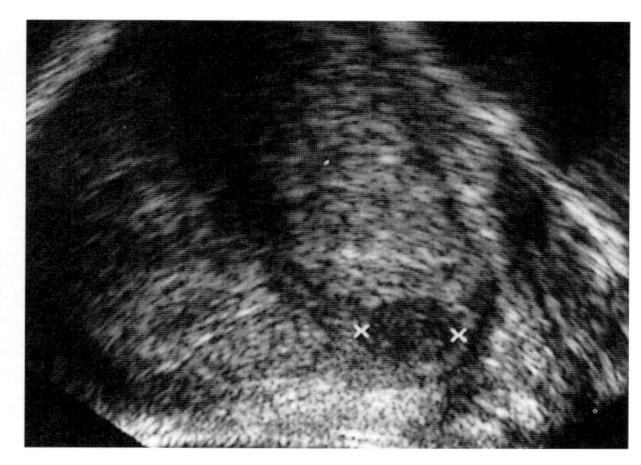

Abb. 111b

Abb. 111a, b:
BPH mit suspektem Herd
a) (TS): Ausgedehnte Verkalkungen und Sekretsteinansammlungen in der Grenzschicht des Adenoms zur P-Zone. Im linken Adenomlappen kleines echoarmes Areal.
b) In diesem LS ist das echoarme Areal in den Fokusbereich gebracht: Maximaler Durchmesser 10 mm. Gezielte Biopsie: Hyperplasie, kein Karzinom.

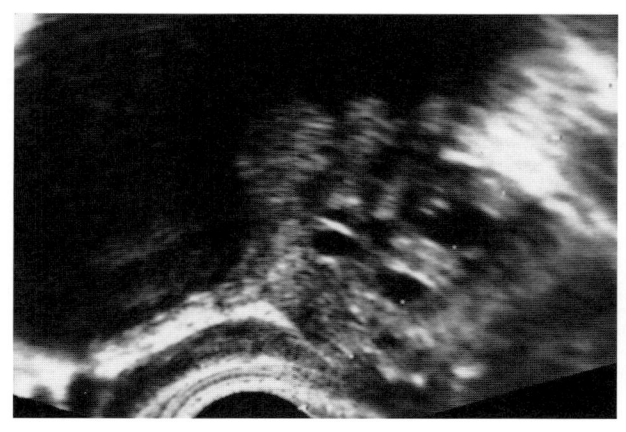

Abb. 112:
Multiple Zysten im Adenom
LS durch ein auch deutlich endovesikal entwickeltes, unregelmäßig begrenztes Adenom mit mehreren, bis 9 mm großen liquiden Arealen, die zystisch dilatierten Drüsen entsprechen.

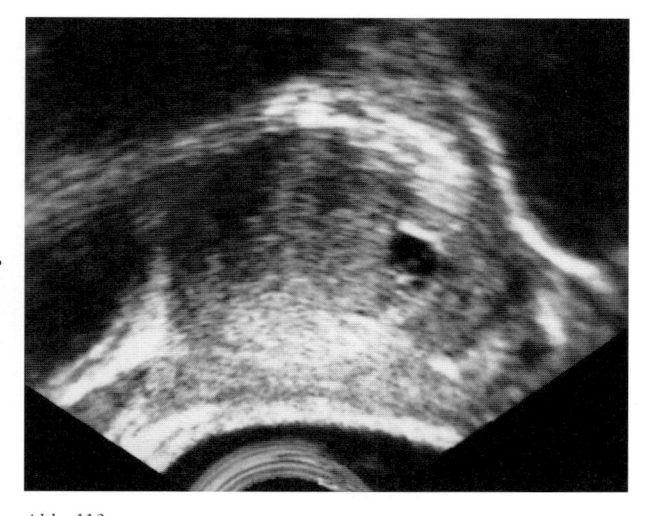

Abb. 113:
Zyste in glandulärem Adenom
Dieser LS durch ein mittelgroßes Adenom zeigt eine bis zu 7 mm große Zyste, die bereits das physikalische Phänomen der dorsalen Schallverstärkung erkennen läßt.

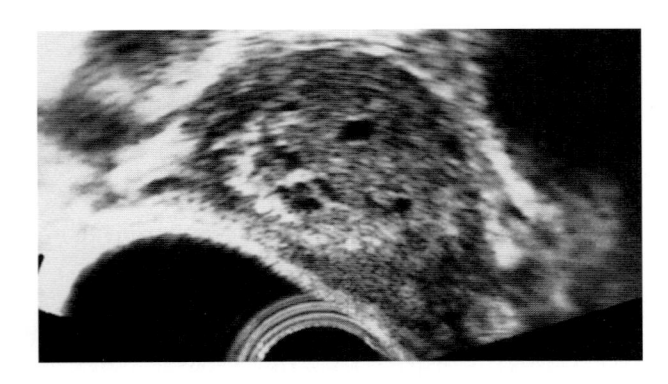

Abb. 114:
Multiple Zysten im Adenom
LS mit multiplen größeren und kleineren Zysten innerhalb des Adenoms.

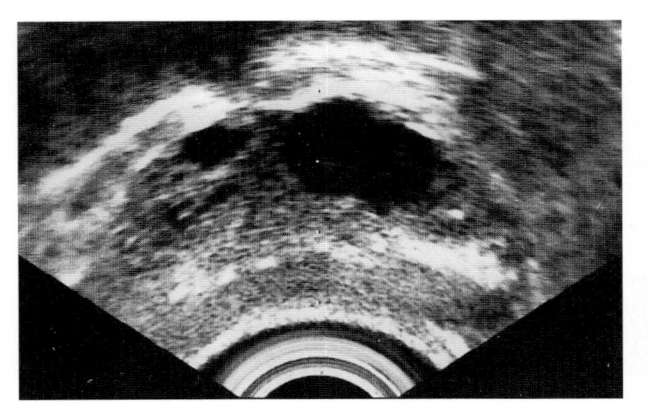

Abb. 115a

Abb. 115b

Abb. 115a, b:
Größere Zysten in der T-Zone
a) (TS in Höhe A 15): 26 mm große Zyste in der linken T-Zone, auch in der rechten T-Zone zystische Dilatationen der Drüsen.
b) Im LS ist die ventrale Lage der großen Zyste gut zu erkennen, gleichzeitig besteht ein endovesikal entwickeltes Adenom mit multiplen kleineren Zysten.

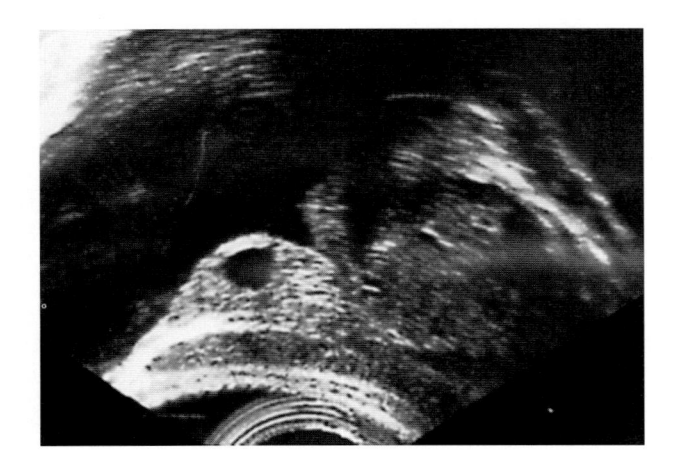

Abb. 116:
Zyste im Mittellappen-Adenom
LS: Kleine Zyste in dem endovesikal entwickelten Mittellappen-Adenom. Auch das größere Seitenlappen-Adenom zeigt in dieser Schnittebene zystische Dilatationen.

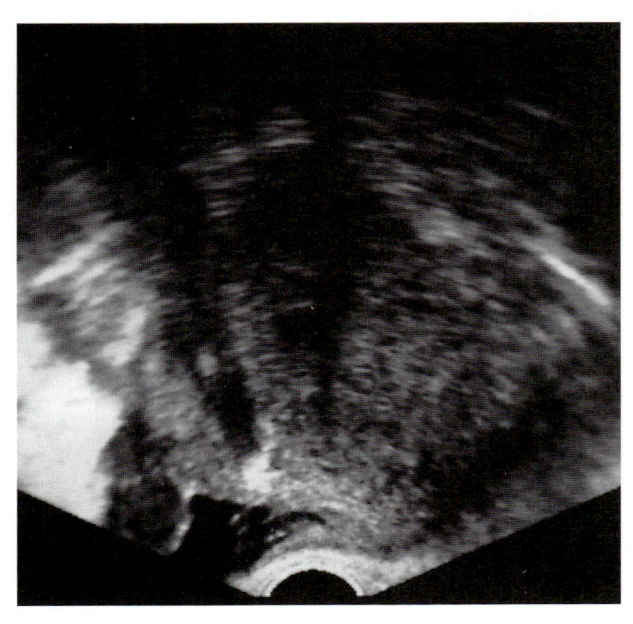

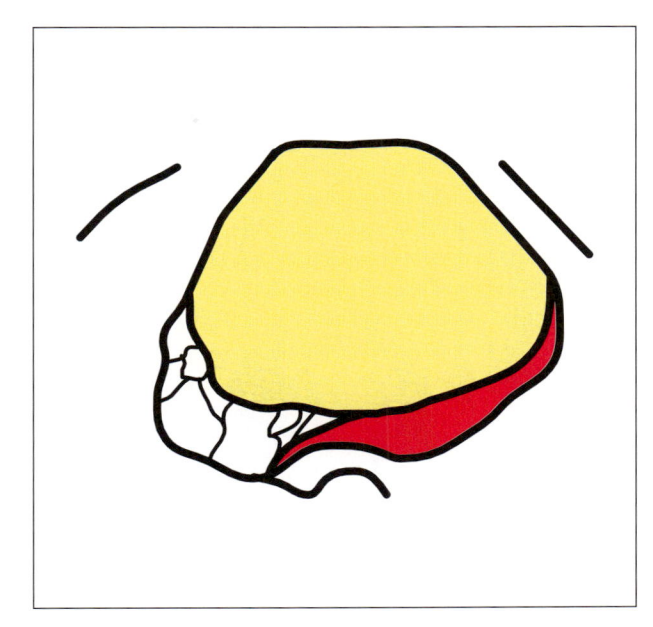

| Spezielle Diagnostik | Prostata und Samenblasen |

Abb. 117a

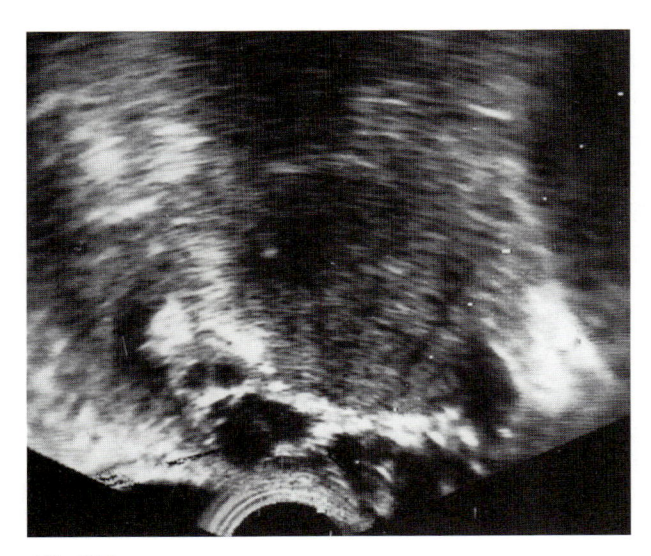

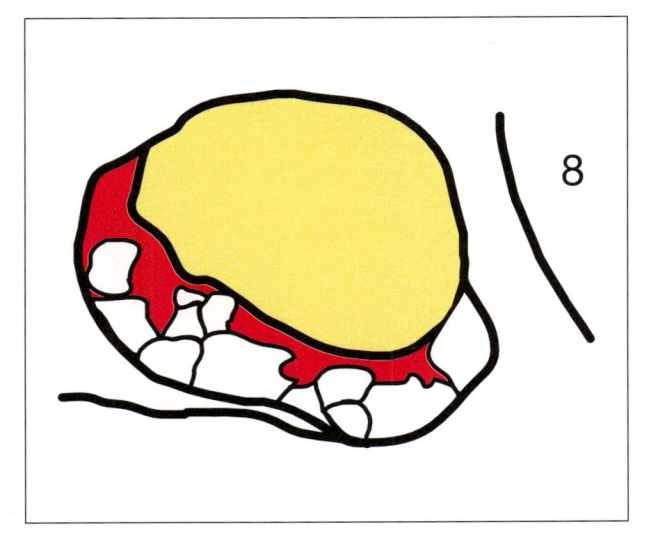

Abb. 117b

Abb. 117a, b:
Große Zysten in der P-Zone
a) Sehr großes Prostata-Adenom (Gesamtvolumen 104 ml), in der rechten peripheren Zone erkennt man große und kleinere Zysten.
b) Im schrägen LS durch den rechten Lappen scheint die gesamte periphere Zone von mehr/minder großen Zysten durchsetzt, dazwischen Verkalkungen und Sekretsteine.

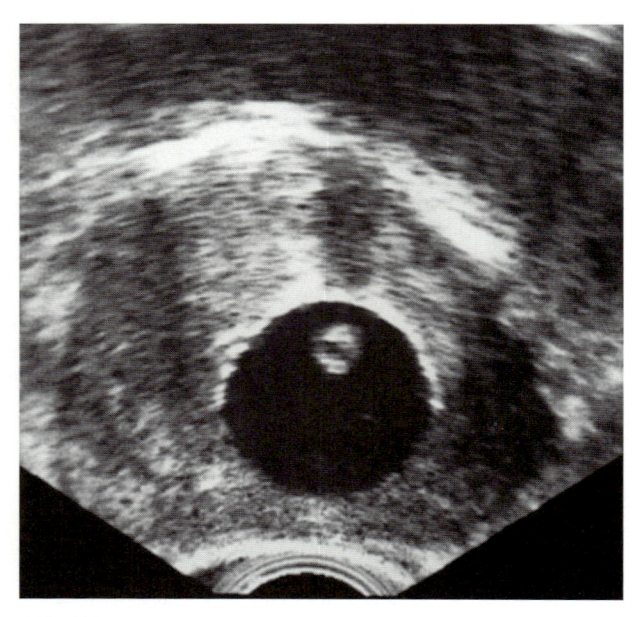

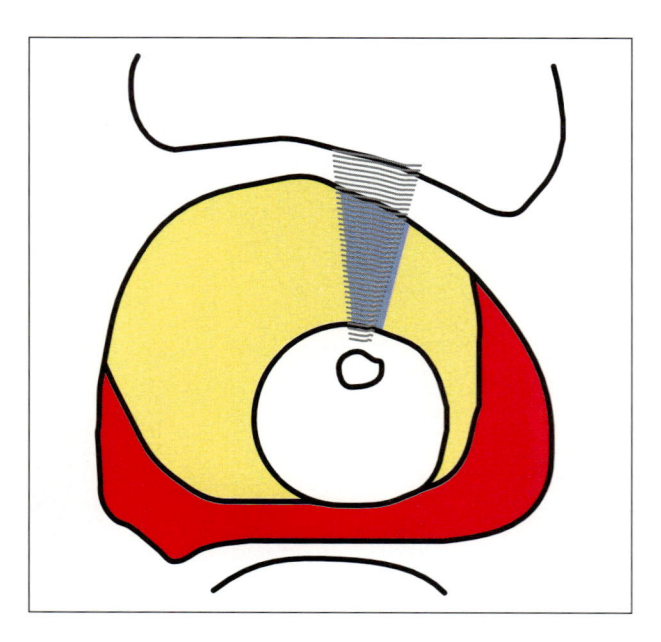

Abb. 118a

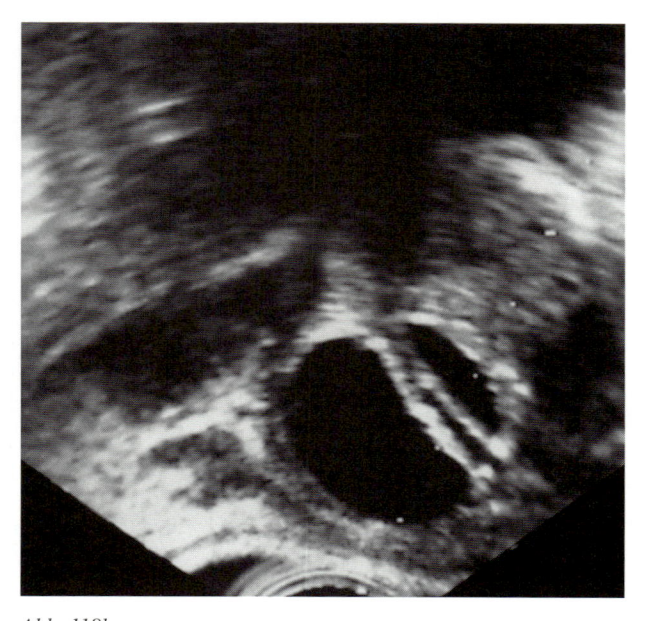

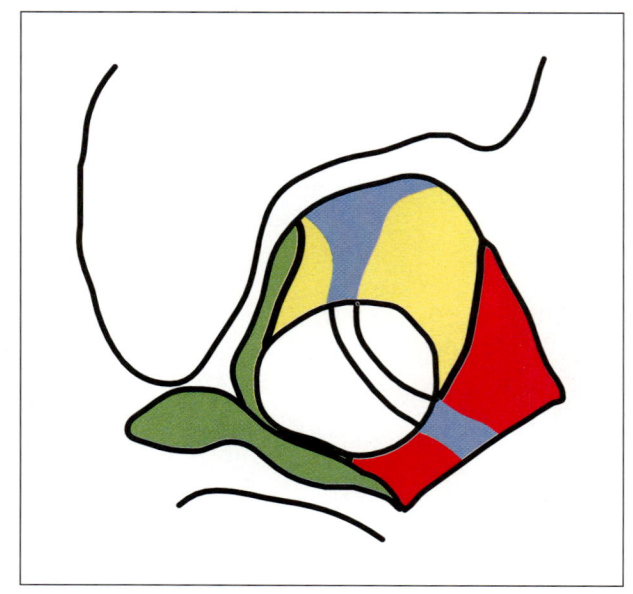

Abb. 118b

Abb. 118a, b:
Ballon-Katheter in der Prostata
a) (TS): Die runde liquide Raumforderung innerhalb der Prostata entspricht dem Ballon des akzidentell in die prostatische Harnröhre gezogenen Katheters.
b) (LS): Die Öffnungen in der Spitze des Katheters reichen nicht mehr bis in die Harnblase, deshalb kam es zur Harnverhaltung. Beim DK-Spülversuch ließ sich keine Flüssigkeit aspirieren.

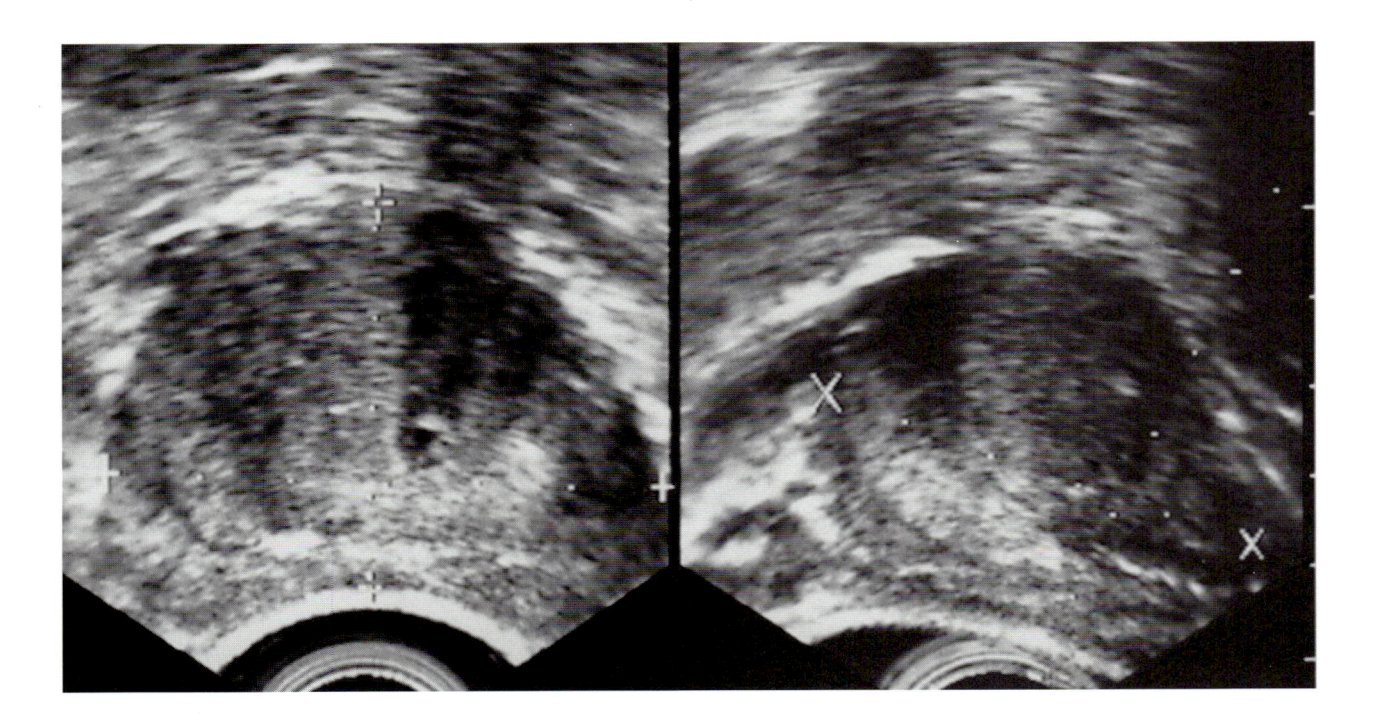

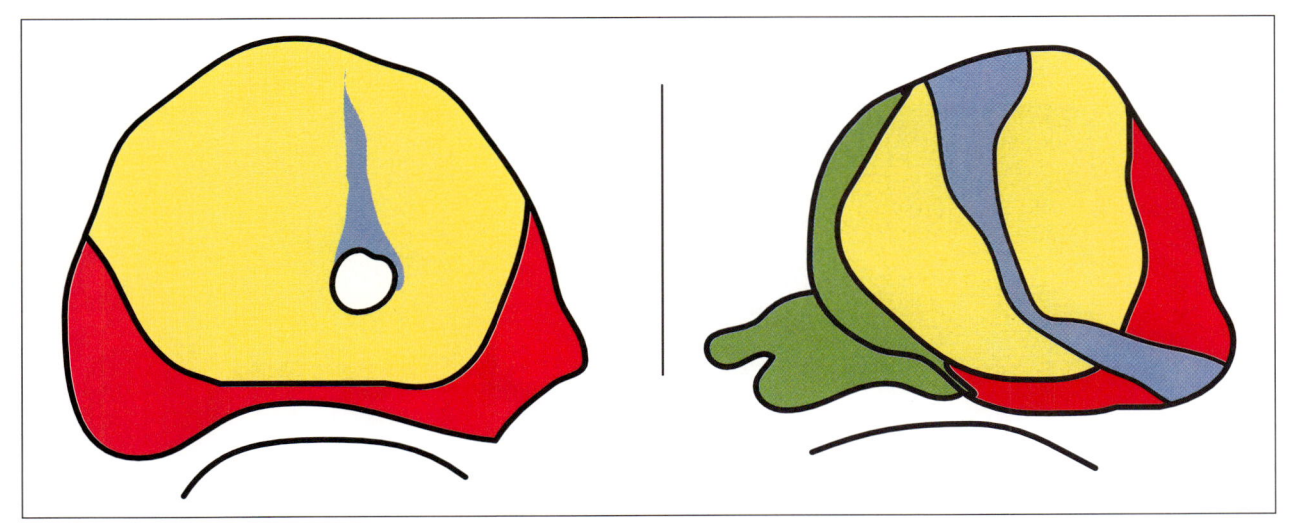

Spezielle Diagnostik | Prostata und Samenblasen

Abb. 118c:
Größter TS und LS nach Lagekorrektur: Etwas asymmetrisches, überwiegend glanduläres Prostata-Adenom, Gesamtvolumen der Prostata 65 ml.

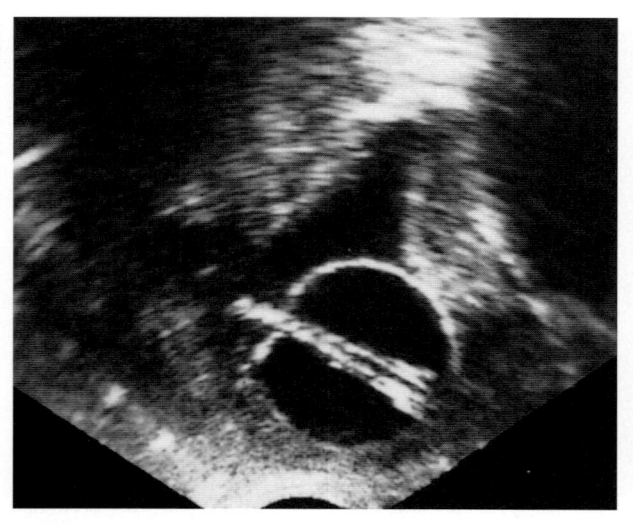

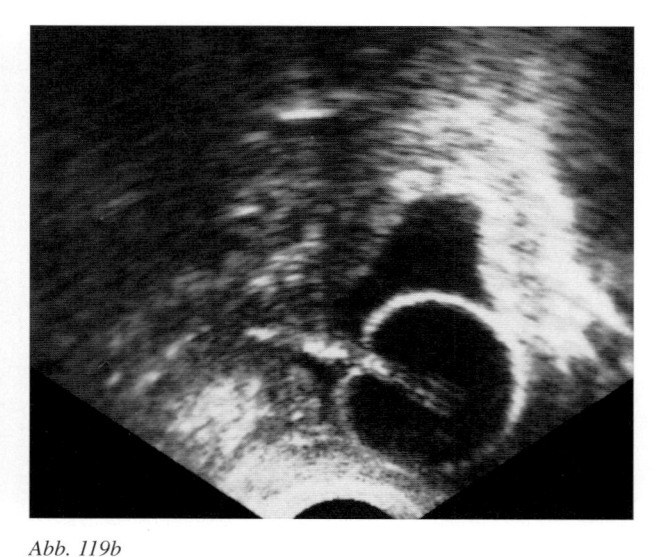

Prostata und Samenblasen | Spezielle Diagnostik

Abb. 119a

Abb. 119b

Abb. 119a, b:
Ballon-Katheter in der Harnblase
a) (LS): Der Ballon-Katheter liegt korrekt in der Harnblase. Rechts im Bild die kranialen Anteile einer vergrößerten Prostata. Über dem Ballon erkennt man Flüssigkeit in der Harnblase.
b) (LS): Dieses Standbild zeigt, daß die Katheterspitze in einer Schleimhautfalte der Blasenhinterwand liegt, so daß trotz dauerabgeleitetem DK die Harnblase nicht vollständig leer ist. Deshalb wird bei Blasentenesmen gelegentlich Urin am korrekt liegenden DK vorbeigepreßt – Therapieempfehlung: Nicht einen dickeren DK legen, sondern Spasmolytika applizieren (und bakterielle Zystitis therapieren).

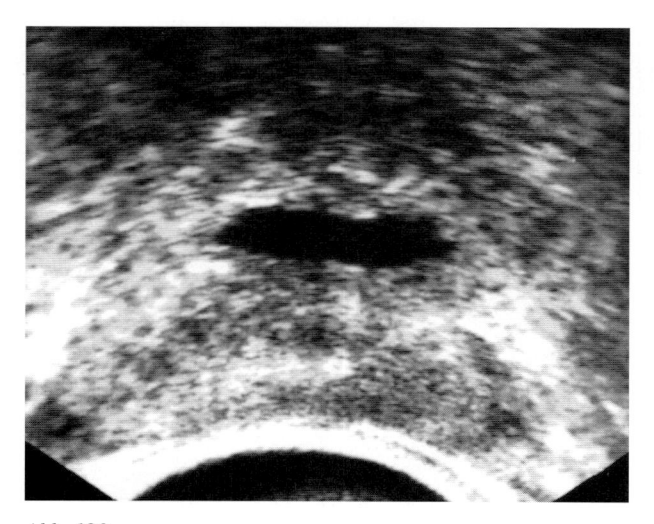

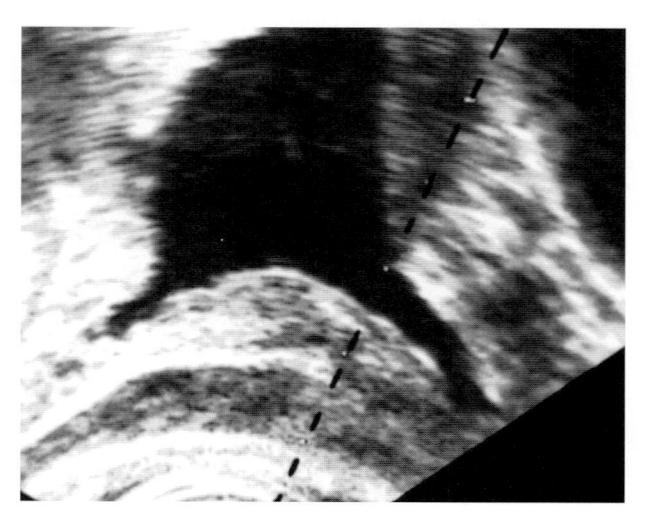

Abb. 120a

Abb. 120b

Abb. 120a, b:
Zustand nach TUR
a) Basaler TS durch den Blasenhals: Die oväläre „Zyste" entspricht dem Rest der TUR-Höhle. Dorsal die medialen Anteile beider Samenblasen.
b) LS durch den Blasenhals, der TS von A ist gestrichelt. Die segmentförmige Erweiterung, die durch die TUR (vor ca. 2 Jahren) geschaffen wurde, ist gut zu erkennen.

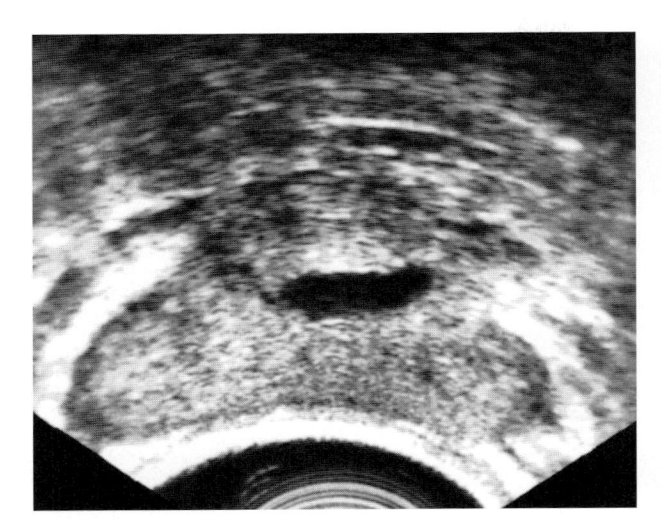

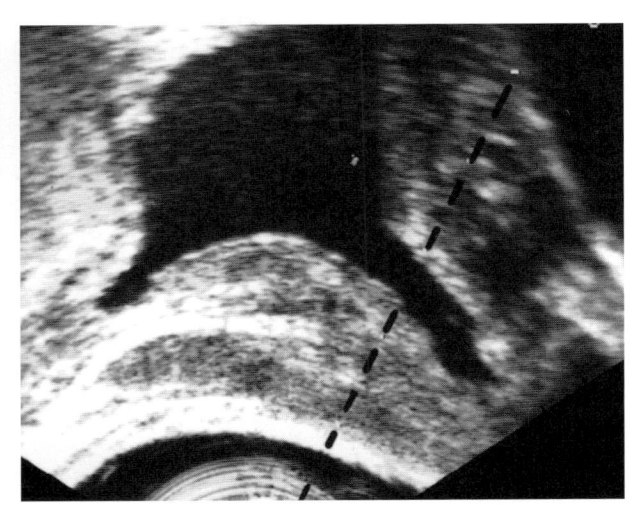

Spezielle Diagnostik — Prostata und Samenblasen

Abb. 120c

Abb. 120d

Abb. 120c, d:
c) TS etwa in der Mitte der Prostata: Quer ovalär der Rest der TUR-Höhle, nach lateral und dorsal vollständig erhaltene periphere und teilweise auch zentrale Zone der Prostata.
d) Dieser LS zeigt die gesamte Länge der TUR-Höhle, der TS von C ist gestrichelt dargestellt.

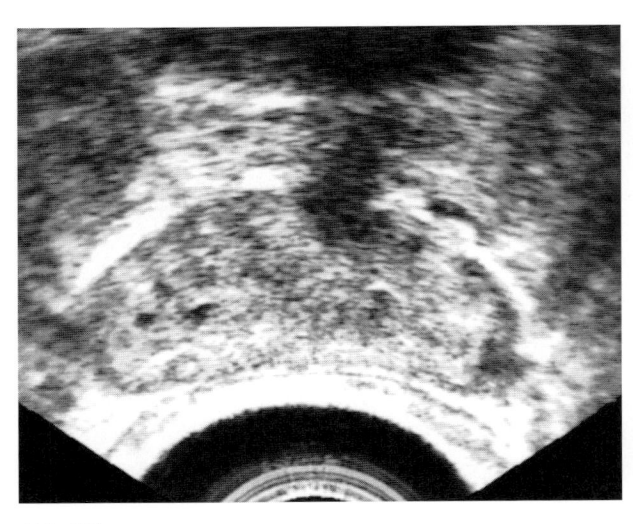

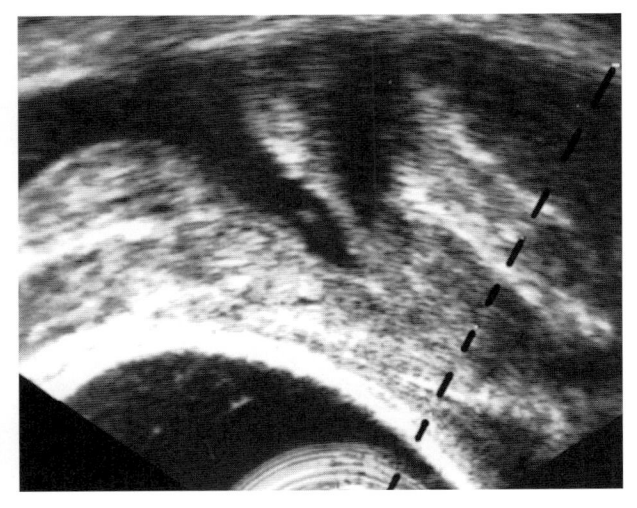

Abb. 120e

Abb. 120f

Abb. 120e, f:
e) TS durch die apikale Prostata: Vereinzelt zystisch erweiterte Drüsen, aber keine TUR-Höhle, denn bei der Resektion wird das hyperplasierte Adenom in der T-Zone reseziert, nicht die apikale P-Zone. Als distale Begrenzung der Resektion dient der Colliculus.
f) LS mit Darstellung der apikalen Prostata, der TS von E ist gestrichelt. Die apikale Prostata ist durch die TUR nicht tangiert – eine Obstruktion ist nicht zu erkennen, kein Anhalt für ein Adenom-Rezidiv. Gesamtvolumen 13 ml.

Prostata und Samenblasen

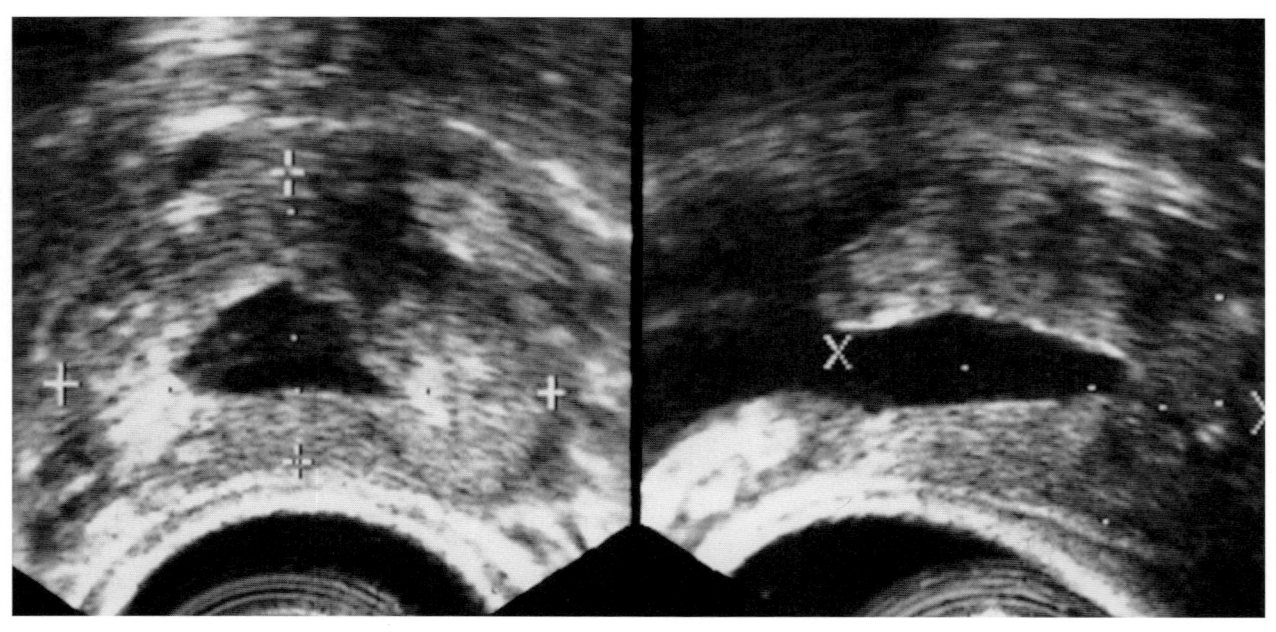

Spezielle Diagnostik

Abb. 121a

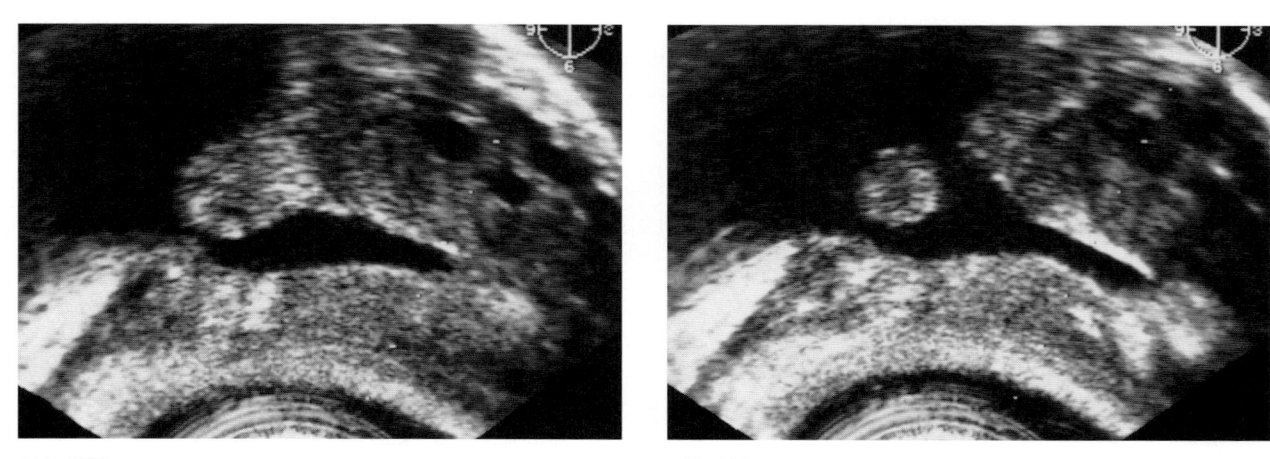

Abb. 121b

Abb. 121c

Abb. 121a–c:
Zustand nach TUR mit Rezidiv
a) Größter TS und LS (Gesamtvolumen 16 ml): Um die TUR-Höhle herum ist allseits Prostatagewebe zu erkennen, ventral ca. 10–12 mm dick.
b) LS mit deutlich erkennbarem Adenom-Rezidiv, das von ventral in den Blasenhals hineinragt. In dem ventralen Adenom-Rezidiv sind 2 größere Zysten erkennbar.
c) LS dicht neben dem von B – das Adenom-Rezidiv ragt fingerförmig in den Blasenhals und führt somit auch zu keiner relevanten Obstruktion.

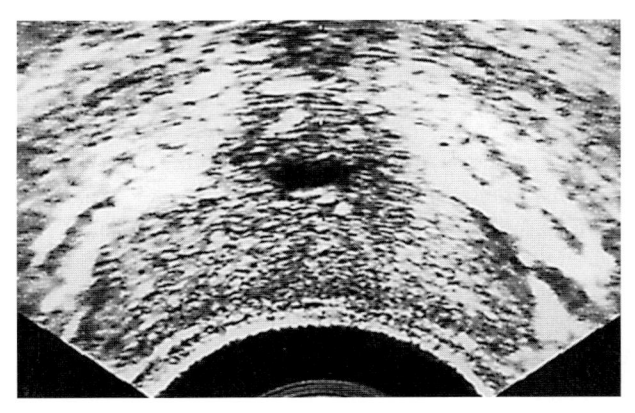

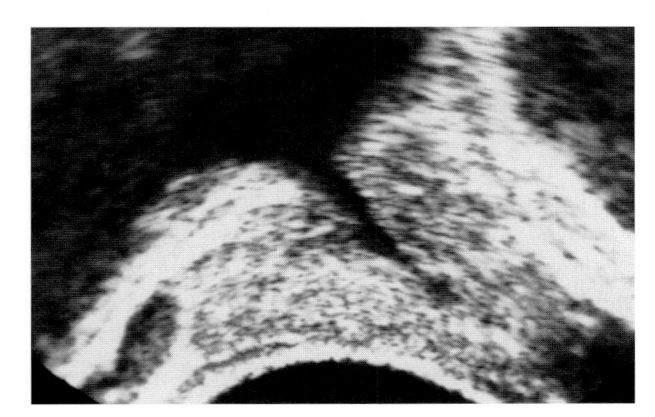

Spezielle Diagnostik   **Prostata und Samenblasen**

Abb. 122a

Abb. 122b

Abb. 122a, b:
Zustand nach TUR
a) (TS): Nur noch kleine Resektionshöhle ventral zu erkennen, die Prostata hat insgesamt wieder eine juvenile Form.
b) (LS): Auch hier nur noch schmale Resektionshöhle erkennbar, aber kein Adenom-Rezidiv. Gesamtvolumen 14 ml.

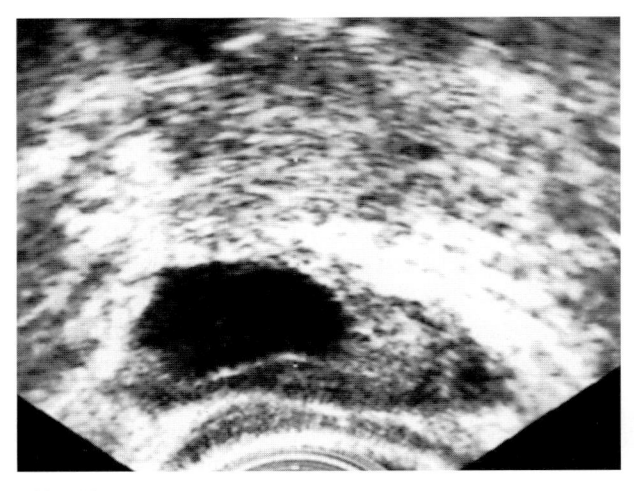

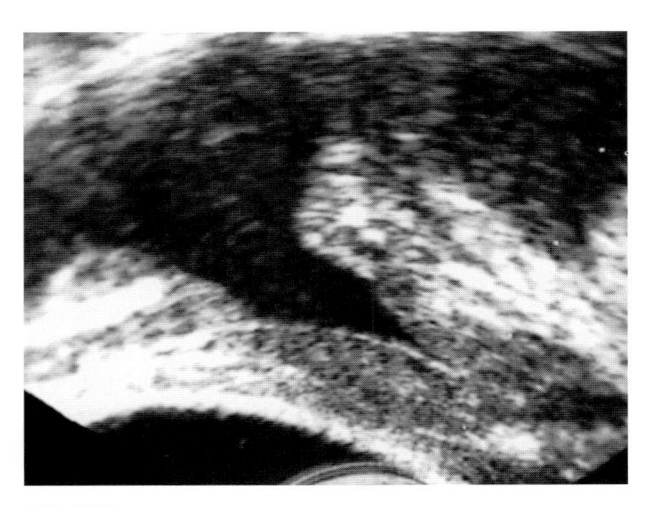

Abb. 123a

Abb. 123b

Abb. 123a, b:
Asymmetrische TUR-Höhle
a) (TS): Diese TUR-Höhle ist asymmetrisch und reicht auf der rechten Seite bis an die äußere Prostatakapsel heran.
b) Im LS ist die TUR-Höhle im Blasenauslaß weit, kein Anhalt für ein Rezidiv.

Prostatitis und Vesikulitis

Pathomorphologie und Symptomatik

Die Entzündungen der männlichen Adnexe sind überwiegend kanalikulär entstandene bakterielle Infektionen über die prostatische Harnröhre. Zu dem bekannten Spektrum der Erreger von Harnwegsinfektionen hat die subtilere Diagnostik der vergangenen Jahre einen erheblichen Anteil von Chlamydien- und Mykoplasmen-Infektionen ergeben. Selten, aber nicht zu vernachlässigen, sind auch die spezifischen Infektionen mit Tuberkelbakterien.

Überwindet ein Erreger die Mündung eines Ausführungsganges der Prostatadrüsen, kann eine sehr umschriebene, eben auf dieses Drüsenbäumchen beschränkte Entzündung resultieren. Da die glandulären Zonen sämtlich jeweils direkt in die prostatische Harnröhre münden, liegt der entzündliche Fokus oft weit von der prostatischen Harnröhre entfernt. Andererseits werden die kurzen periurethralen oder direkt in der Urethralschleimhaut gelegenen Drüsen ebenso häufig von einer fokalen Entzündung betroffen. Erreger-typische Infektionen mit Bevorzugung bestimmter Drüsenzonen sind bisher nicht bekannt. Eine entzündliche Schwellung der Ausführungsgänge kann zu nachfolgender Obstruktion des Sekrets führen, mit der Gefahr der Abszeßbildung. Weiterhin kann es als Folge der Entzündung zur vermehrten Sekretsteinbildung und Konglomeration solcher Corpora amylacea bis hin zu großen Ausgußsteinen kommen. Spätfolgen solcher abgelaufenen Entzündungen sind neben Verkalkungen auch narbige Verziehungen und persistierende Obstruktionen dieser Ausführungsgänge.

Bei der *akuten Entzündung* ist histologisch auch immer ein interstitielles Ödem mit Leukozyteninfiltrationen erkennbar, was auch für die abakterielle granulomatöse Prostatitis gilt.

Gelingt den Bakterien eine Aszension in die Samenblasen, kann dies zu einer Verschwellung der Ausführungsgänge mit nachfolgender Sekretstauung und/oder einem interstitiellen Ödem führen. Bei Persistenz der Erreger kann es dann auch zu einem Samenblasen-Empyem kommen, einseitig oder beidseitig. Beim Eindringen der Erreger in die Ampullen der Ductus deferentes kann es auch hier zu einer Verschwellung der Ausführungsgänge kommen, klinisch entwickelt sich dann – relativ weit von der Prostata entfernt – eine akute Epididymitis, gelegentlich sogar mit konsekutiver Orchitis.

Die klinische Symptomatik einer akuten Entzündung der männlichen Adnexe ist im Bereich des Nebenhodens und Hodens in typischer Weise eindrucksvoll und bereitet eigentlich nur beim jungen Patienten differentialdiagnostische Probleme in der Abgrenzung zur Hodentorsion. Die akute Prostatitis und Vesikulitis hingegen verläuft oftmals subklinisch oder nur mit einer geringen und unspezifischen Symptomatologie, wobei die Hämospermie zu den eindrucksvolleren Symptomen gehört. Die meisten dieser Entzündungen werden wegen der uncharakteristischen Beschwerdesymptomatik nicht eindeutig diagnostiziert, oftmals auch ohne eine gezielte Diagnostik einer antibiotischen Therapie zugeführt. Nicht selten kommt es jedoch zu Rezidiven und/oder zu einem chronischen Verlauf. Bei der Suche nach einem entzündlichen Fokus im Körper sollte deshalb auch stets eine endosonografische Untersuchung der Prostata und Samenblasen vorgenommen werden.

Die akute Entzündung der gesamten Prostata ist fast immer von erheblichen dysurischen Beschwerden aufgrund der ödematösen Schwellung der gesamten Drüse begleitet, wobei es auch oft zu ausgeprägten Blasenentleerungsstörungen mit der Notwendigkeit der suprapubischen Harnableitung kommt. Bei Ausbildung von Prostataabszessen kann die klinische Symptomatik erheblich, jedoch auch sehr diskret sein. Jede akute Prostatitis, die auf eine gezielte antibiotische Therapie nicht anspricht, ist deshalb verdächtig auf eine Abszedierung, die mit der Endo-Sonographie wenig invasiv (und weniger schmerzhaft als eine rektale Palpation) gesichert oder ausgeschlossen werden kann.

Sonomorphologie

Mit der perkutanen Sonographie durch die gefüllte Harnblase kann man lediglich ausgedehnte entzündliche Prozesse oder deren Folgen erkennen. So findet man relativ oft größere echodichte Areale, die dann solchen postentzündlichen Sekretsteinansammlungen entsprechen und in typischer Weise eine distale Schallauslöschung zeigen. Auch ein größerer Prostataabszeß kann vermutet werden, eine Abgrenzung zu echoarmen

Adenomknoten ist allerdings meist nicht möglich. Die Morphologie der Samenblasen kann mit der perkutanen Sonographie zumindest grob orientierend dargestellt werden, so daß ein Empyem oder eine erhebliche Dilatation bereits mit der externen Sonographie erkannt werden kann.

Die klinische Bedeutung der transrektalen Sonographie bei entzündlichen Erkrankungen der Prostata und Samenblasen wird bisher noch deutlich unterschätzt: Die geringe Belästigung des Patienten durch die Untersuchung erlaubt auch bei stark druckdolenten Prostaten eine sehr viel differenziertere Diagnostik. Das hohe Auflösungsvermögen der Endorektal-Sonden ermöglicht detailliertere Informationen über Art und Umfang der entzündlichen Alterationen.

Akute Prostatitis

Bei einer akuten Prostatitis, die das gesamte Organ erfaßt hat, findet man endosonografisch eine kugelige Verformung der Prostata mit deutlicher, diffuser Minderung der Echodichte. Bei Mitbeteiligung der Samenblasen sind diese ein- oder beidseits dilatiert, so daß mehr/minder ausgeprägte liquide Areale innerhalb der Samenblasen zu erkennen sind.

Die *fokale akute Prostatitis* kommt sehr viel häufiger vor: Hier finden sich umschriebene echoarme Areale, häufig mit breiterer Basis zur Peripherie und mit der Spitze in Richtung auf die prostatische Harnröhre. Manchmal hat man den Eindruck, daß im Bereich der Ausführungsgänge solcher Drüsen Sekretsteine oder feine Verkalkungen lokalisiert sind, die entweder ursächlich oder konsekutiv eine umschriebene Obstruktion bewirken könnten. Ein hilfreiches Kriterium zur Differenzierung gegenüber einem Karzinom ist die oftmals scharfe Abgrenzung des echoarmen Areals gegenüber dem normalen Drüsengewebe, während der maligne Tumor unscharf begrenzt erscheint und sich oft fingerförmig ins Gewebe ausbreitet. Multifokale Entzündungen sind oft so klein, daß sie endosonografisch nicht erfaßt werden können.

Chronische Prostatitis

Sehr viel häufiger findet man Zeichen einer abgelaufenen Prostatitis: Das sind dann echodichte Konglomerate von Sekretsteinen oder oft bizarr geformte Verkalkungen, die groß genug sind, um eine distale Schallauslöschung herbeizuführen. Kommt es zu einer rezidivierenden Entzündung im Bereich dieser chronisch entzündlichen Veränderungen, so ist das sonografische Kriterium hierfür eine fokale Echoarmut um diese echodichten Veränderungen herum. Aus physikalischen Gründen sind diese echoarmen Alterationen nur in den Schallkopf-nahe gelegenen Prostataanteilen zu erkennen, in den distal der echodichten Herde gelegenen Drüsenanteilen ist die relative Echoarmut durch partielle Schallauslöschung verursacht. Für Verlaufskontrollen ist es sehr wichtig, solche entzündlichen Veränderungen möglichst exakt zu dokumentieren, so daß beim Wiederauftreten von Beschwerden die Ultraschallbilder zum Vergleich mit der aktuellen Situation vorliegen.

Prostata-Abszess

Eine *abszedierende Prostatitis* erkennt man endosonografisch an liquiden Einschmelzungsherden, die grundsätzlich in allen drüsigen Zonen der Prostata auftreten können. Typisch ist ein breiter, inhomogener Randsaum; eine zarte Begrenzung eines liquiden Areals spricht gegen das Vorliegen eines Abszesses. Ein *Prostataabszeß* sollte umgehend drainiert werden: Hierfür bietet sich die perineale Abszeßdrainage unter transrektaler Ultraschallsicht an (s. Abschnitt „Interventioneller TRUS"). Das klinisch etablierte Verfahren ist die Ableitung des Abszesses durch transurethale Resektion.

Die in der Sagittalebene cranial des Colliculus seminalis gelegene Utriculuszyste sollte nicht mit einem Abszeß verwechselt werden: die stets singuläre Utriculuszyste hat Tropfenform, wobei die Spitze auf den Colliculus seminalis zeigt.

Vesikulitis

Eine *Samenblasenentzündung* führt zu einer liquiden Erweiterung der traubenartig angeordneten Bläschendrüse und ist dadurch endosonografisch leicht zu diagnostizieren. Durch die Dilatation kommt es zu einer Asymmetrie, wenn die Erkrankung einseitig ist. Da auch ein infiltrierend wachsendes Prostatakarzinom zu einer Obstruktion und konsekutiver Dilatation der Samenblase führen kann, kommt der sorgfältigen sonografischen Beurteilung des Ductus ejaculatorius eine besondere Bedeutung zu. Bei Entzündungen finden sich relativ oft in der zentralen Zone um den Ductus herum chronisch entzündliche Veränderungen mit oder ohne Verkalkungen. Finden sich um den Ductus ejaculatorius herum echoarme Strukturen, kann es sich sowohl um eine fokale Prostatitis wie auch um ein Karzinom handeln. Wir gehen dann folgendermaßen vor: Ist der Tastbefund nicht suspekt, führen wir zunächst eine Antibiose durch und kontrollieren den Befund nach drei Wochen. Bei Befundkonstanz führen wir dann eine gezielte transrektale Biopsie durch. Auch bei Prostataadenomen kann es, insbesondere bei der akuten Kongestion, zu einer Obstruktion der Samenblasen kommen, die dann allerdings in typischer Weise beidseitig vorliegt.

Offensichtlich gibt es auch Dilatationen der Samenblasen, meist beidseitig, ohne klinische Symptomatologie. Es ist unklar, ob solche *Ektasien* durch vorausgegangene Entzündungen verursacht wurden, zumindest werden sie beim Jugendlichen nicht angetroffen.

Ergibt sich der Verdacht auf ein Empyem der Samenblase, sollte auch hier umgehend eine perineale Punktion, gegebenenfalls mit Drainage erfolgen, die wiederum von perineal unter Ultraschallsicht vorgenommen werden könnte.

Prostatitiden neigen zu Rezidiven: Offensichtlich kommt es nicht immer zu ausreichend hohen Antibiotikakonzentrationen in den entzündeten Drüsenanteilen, wobei chronisch entzündliche Veränderungen die lokalen Durchblutungsverhältnisse soweit verändert haben mögen, daß keine ausreichend hohen Gewebespiegel erreicht werden. In solchen Fällen von chronisch rezidivierender oder persistierender fokaler Prostatitis haben wir gelegentlich auch die Ultraschall-gezielte Injektion bzw. Instillation von Antibiotika vorgenommen. Dadurch konnten die entzündlichen Beschwerden oft schlagartig beseitigt werden. Langfristig liegt die Rezidivquote nach unserer Erfahrung allerdings doch bei 30–50 %.

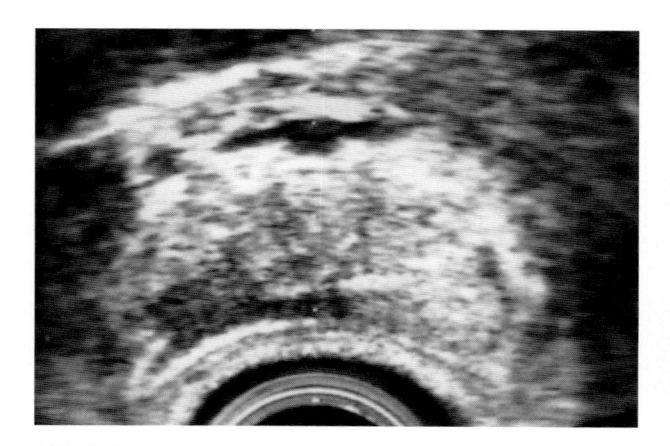

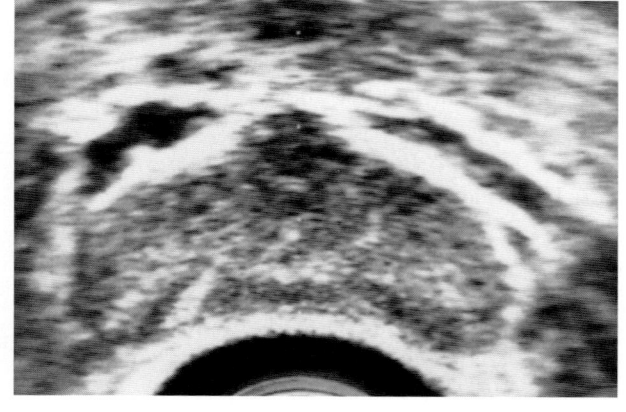

Abb. 124a

Abb. 124b

Abb. 124a, b:
Akute Prostatitis
a) Auf diesem relativ kaudalen TS ist im rechten Lappen und auch dorsal in der Mitte der peripheren Zone ein größeres echoarmes Areal zu erkennen.
b) TS einige mm weiter kranial: Dorsal ist hier in beiden peripheren Zonen eine geringere Echodichte wie in der übrigen Drüse zu erkennen, ventral in der Mitte Anteile der Harnröhre mit PUS.
Ohne die klinische Symptomatik (Dysurien und dolenter Tastbefund) bestünde nach sonografischen Kriterien Malignitätsverdacht.

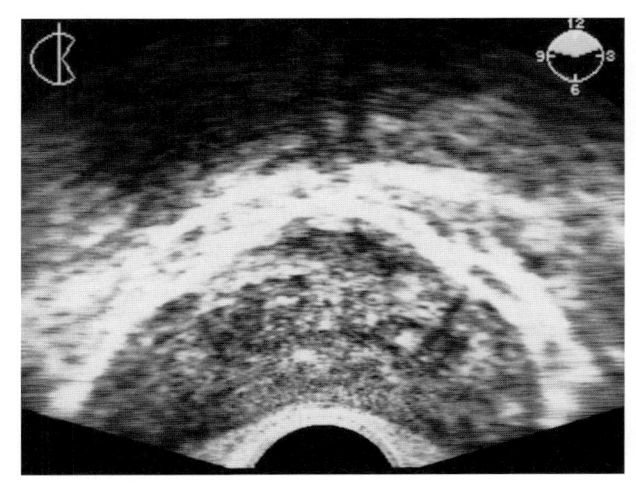

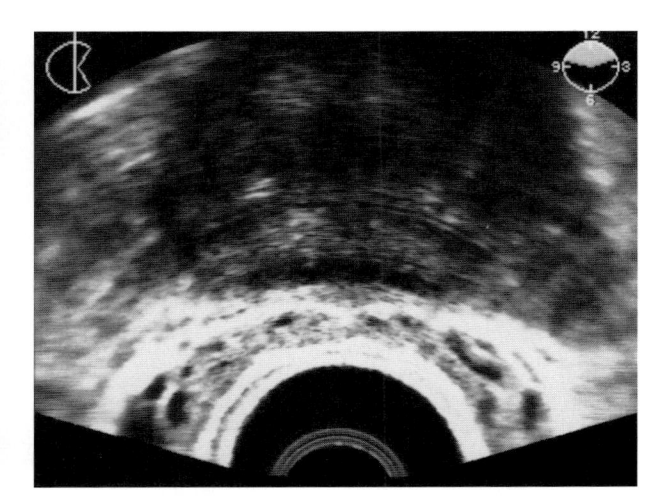

| Spezielle Diagnostik | Prostata und Samenblasen |

Abb. 125a

Abb. 125b

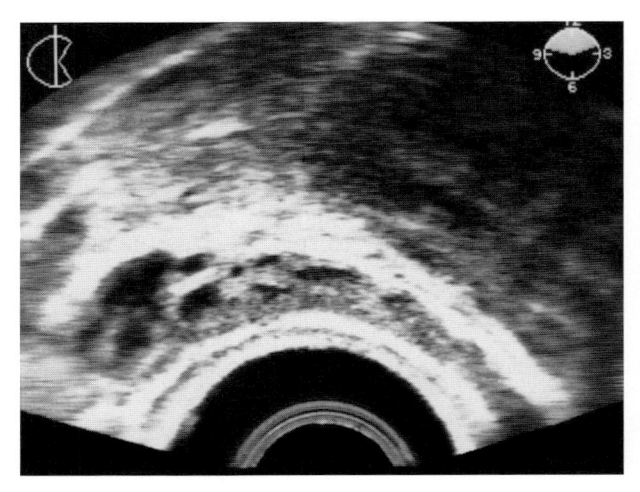

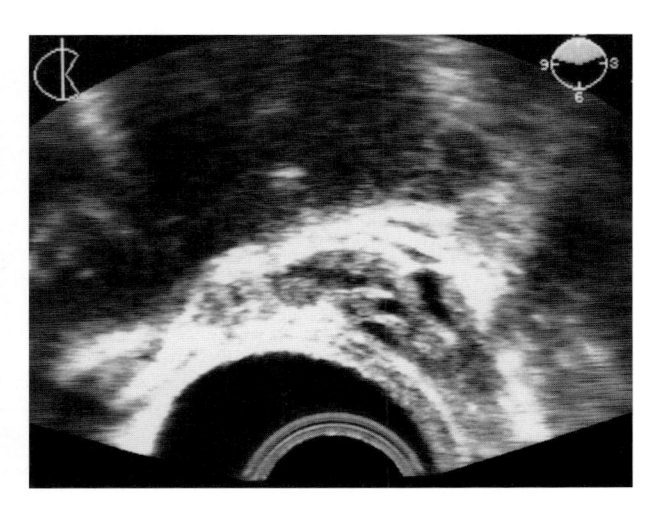

Abb. 125c

Abb. 125d

Abb. 125a–d:
Prostatitis und beidseitige Vesikulitis
a) Dieser TS durch den basalen Teil der Prostata (etwa A 20) zeigt in der Mitte und ventral im Bereich der T- und C-Zone multiple echoärmere und -reichere Herde: Typischer Befund wie bei periurethraler Prostatitis.
b) TS subvesikal: Beide Samenblasen zeigen multiple liquide Areale wie bei Vesienlitis.
c) Nach rechts gedrehter TS: Größte Ausdehnung der rechten Samenblase, die vor allem in den peripheren Anteilen größere echoarme Areale zeigt, die für eine Dilatation typisch sind.
d) Nach links gedrehter TS: Größte Ausdehnung der linken Samenblase, auch hier echoarme Areale wie bei entzündlicher Dilatation.

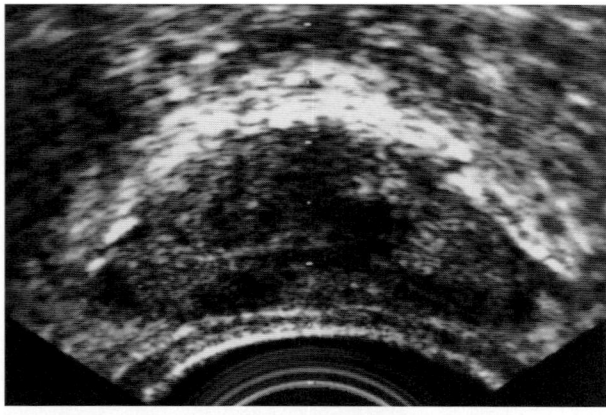

Prostata und Samenblasen — Spezielle Diagnostik

Abbildung 126:
Akute Prostatitis
TS etwa in Höhe A 15: Beidseits peripher und auch in der periuretrahlen T-Zone echoarme Areale, die von einer karzinombedingten Veränderung der Echogenität nicht zu differenzieren sind. Der dolente Tastbefund und die akuten Dysurien passen zu einer akuten Prostatitis.

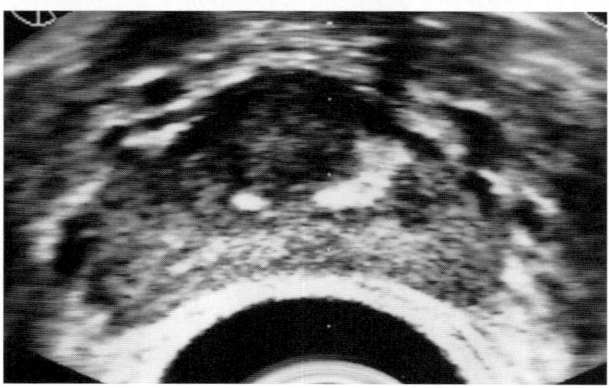

Abb. 127a *Abb. 127b*

Abb. 127a, b:
Chronische und akute Prostatitis mit Vesikulitis links
a) TS mit größeren Verkalkungen in der T-Zone, vor allem links, peripher davon auch echoärmeres Areal: Akute fokale Prostatitis.
b) Im LS durch den linken Lappen ist auch eine leichte Dilatation der linken Samenblase zu erkennen, passend zu einer Vesikulitis. Die größeren Verkalkungen in der T-Zone sind typische Residuen nach abgelaufenen Prostatitiden.

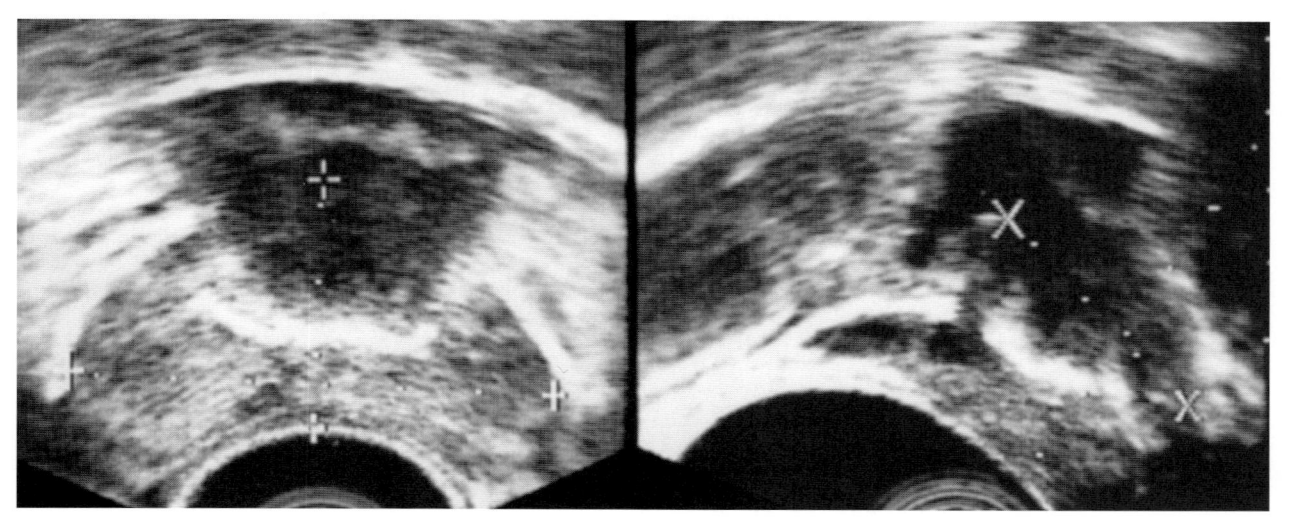

Abb. 128a:
Akute und chronische Prostatitis mit beidseitiger Vesikulitis
Größter TS und LS mit kleinerem echoarmen Areal in der rechten peripheren Zone und ausgedehnten Verkalkungen der peripheren T-Zone, die zu einem breiten Schallschatten führten. Gesamtvolumen 40 ml.

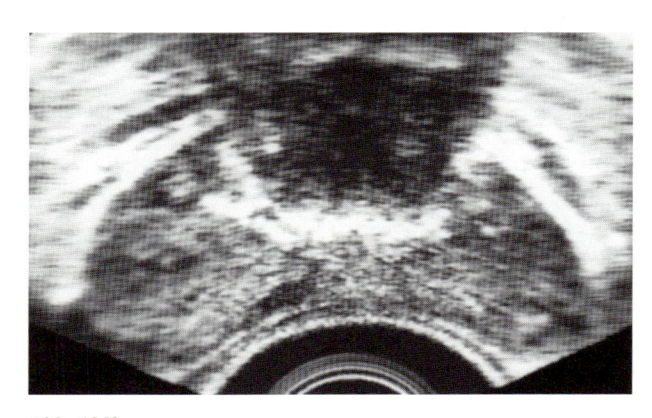

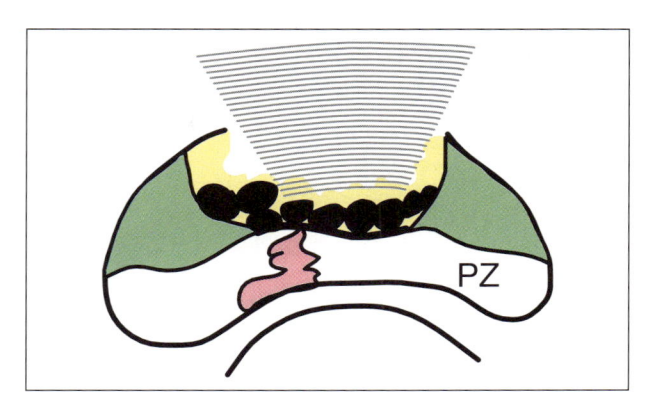

| Spezielle Diagnostik | Prostata und Samenblasen |

Abb. 128b

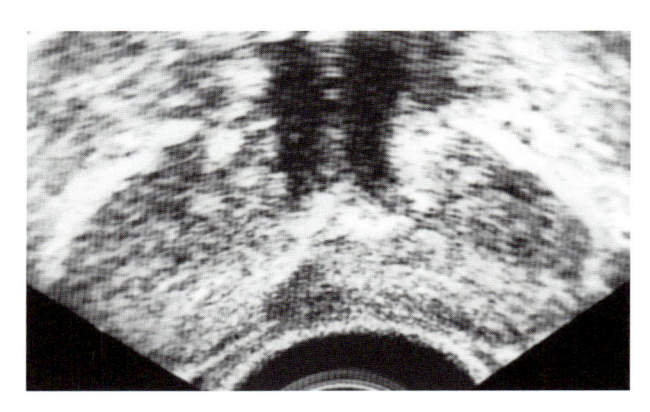

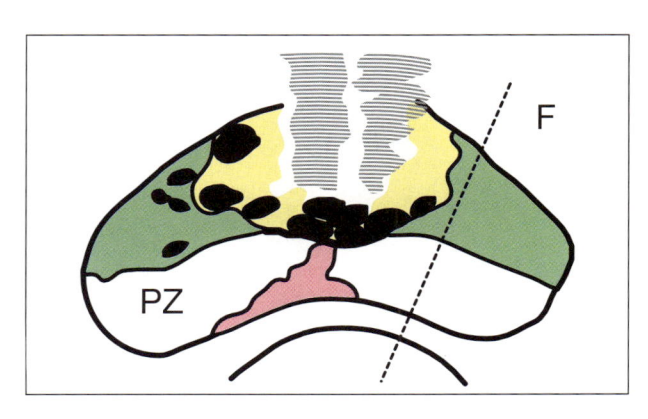

Abb. 128c

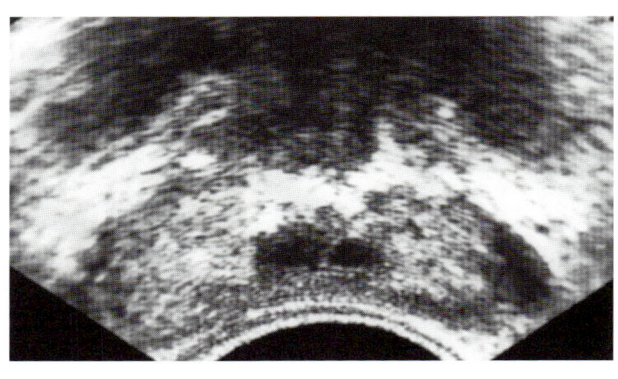

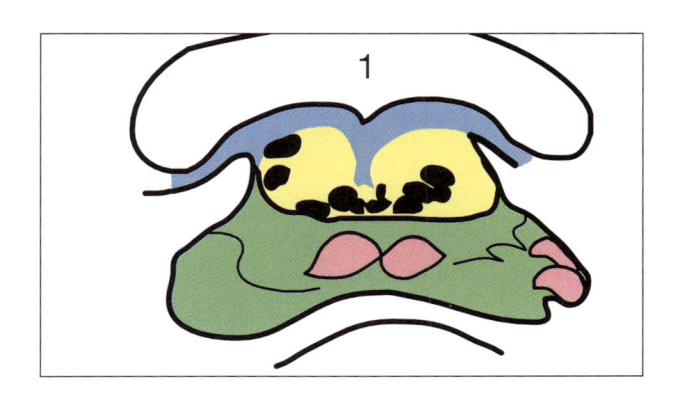

Abb. 128d

Abb. 128b–d:
b) TS in Höhe A 20: Die Spitze des echoarmen Areals in der rechten P-Zone weist auf die prostatische Harnröhre. In der (grünen) zentralen Zone beidseits erweiterte Drüsen, die T-Zone ist durch die dichte Reihe an Verkalkungen in der chirurgischen Kapsel nicht einsehbar.
c) TS in Höhe A 25: Das echoarme Areal in der P-Zone ist ohne die dazugehörige klinische Symptomatik karzinomverdächtig. Gestrichelte Linie durch den linken Lappen entspricht dem gedrehten LS in F.
d) TS in Höhe A 30 durch die basale Prostata: Die beiden echoarmen Areale links und rechts der Mittellinie entsprechen den etwas dilatierten Ampullen der Ductus deferentes. Darüber weitere Verkalkungen innerhalb des Adenoms, das den Blasenboden etwas anhebt. Links lateral und dorsal sind Anteile der Samenblasen, ebenfalls dilatiert, zu erkennen.

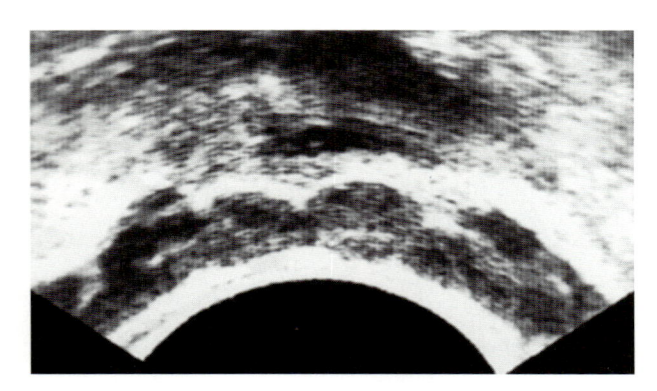

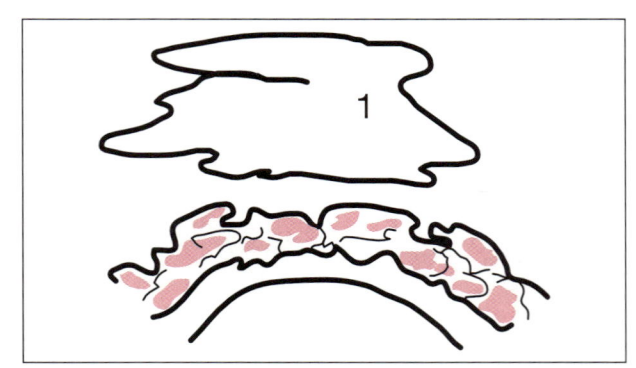

Prostata und Samenblasen — Spezielle Diagnostik

Abb. 128e

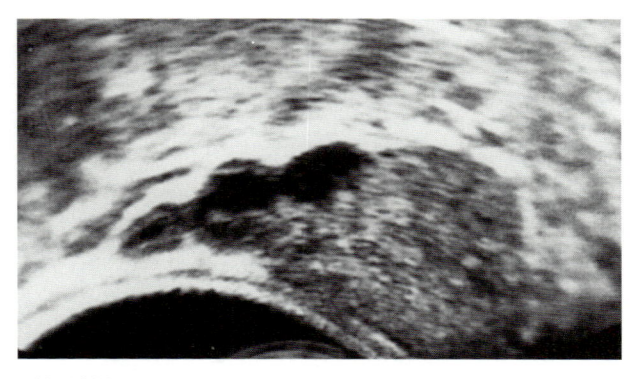

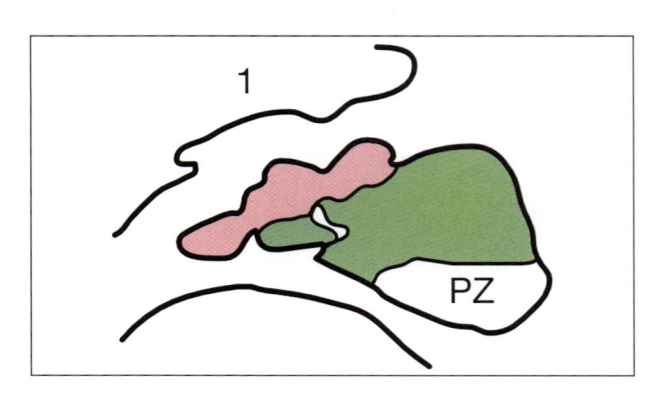

Abb. 128f

Abb. 128e, f:
e) TS in Höhe A 35: Beide Samenblasen zeigen deutliche Zeichen der Dilatation, dieser TS liegt kranial des Blasenhalses, so daß das Adenom nicht mehr abgebildet ist.
f) LS entsprechend Linie F in C: Deutliche Dilatation der medialen Anteile der linken Samenblase, der gedrehte LS zeigt von der Prostata nur noch Anteile der basalen C-Zone (grün) und der P-Zone (PZ).

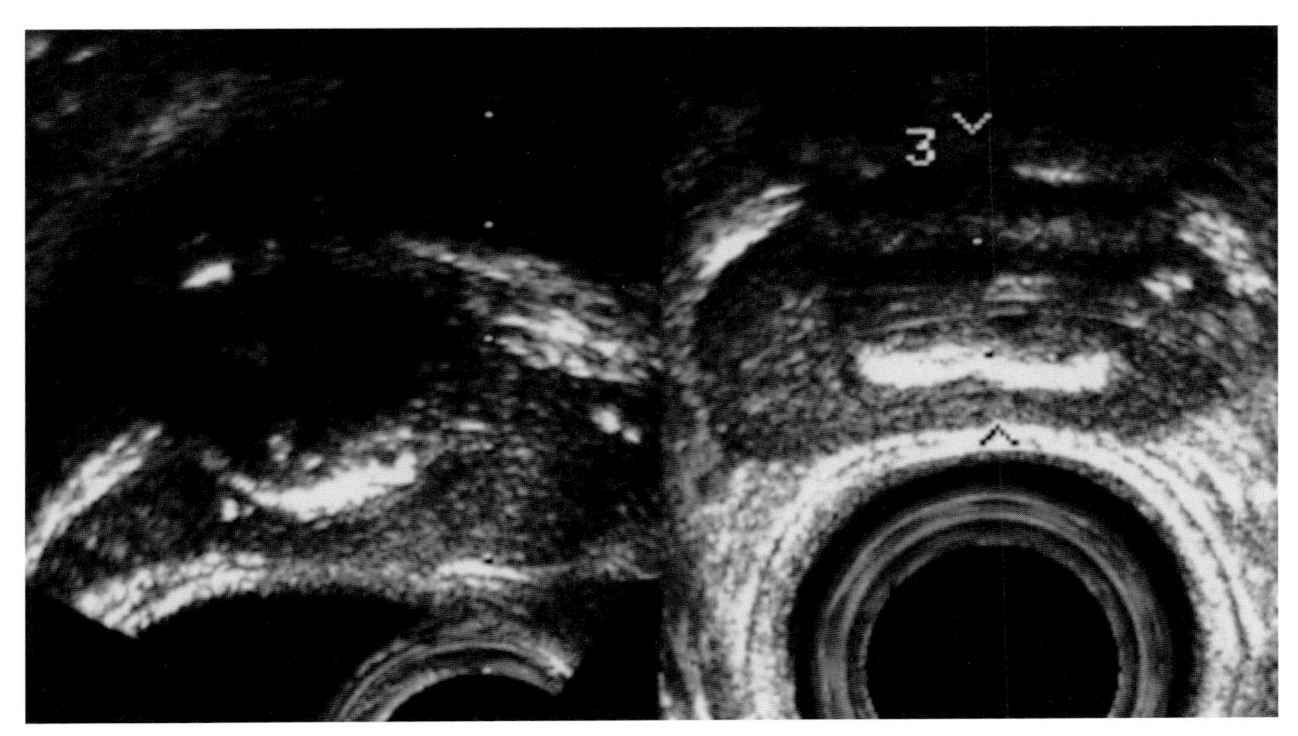

| Spezielle Diagnostik | Prostata und Samenblasen |

Abb. 129:
Chronische Prostatitis der T-Zone
Der größte LS (links) und TS (rechts) zeigt eine lückenlose echodichte Schicht zwischen der T-Zone und der übrigen Prostata. Dies entspricht ausgedehnten Verkalkungen in den peripheren Anteilen des kleinen Adenoms (Gesamtvolumen der Prostata 24 ml), die auch röntgenologisch als Prostataverkalkungen gut sichtbar waren.

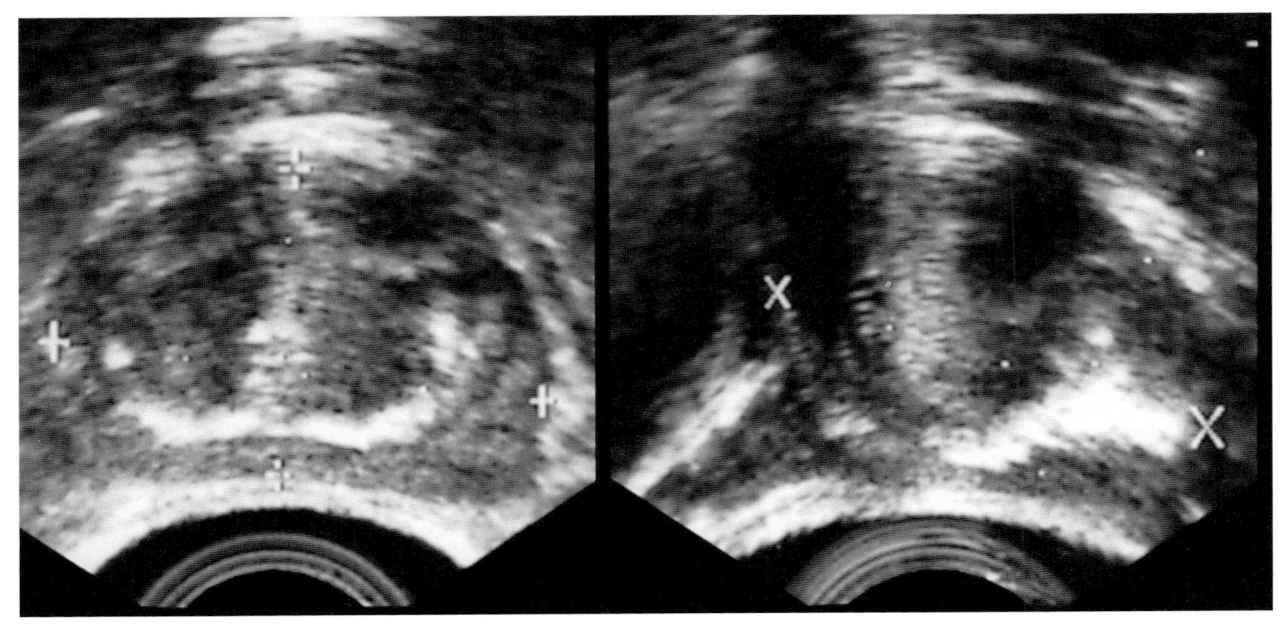

Abb. 130:
Chronische Prostatitis und Adenom
Der größte TS (links) zeigt ein Prostata-Adenom mit ausgedehnten Verkalkungen in der Grenzschicht zur peripheren Zone. Im LS (rechts) erkennt man, daß diese echodichten Areale auch im Verlauf der distalen prostatischen Harnröhre durch die apikale Prostata vorhanden sind. Gesamtvolumen 21 ml.

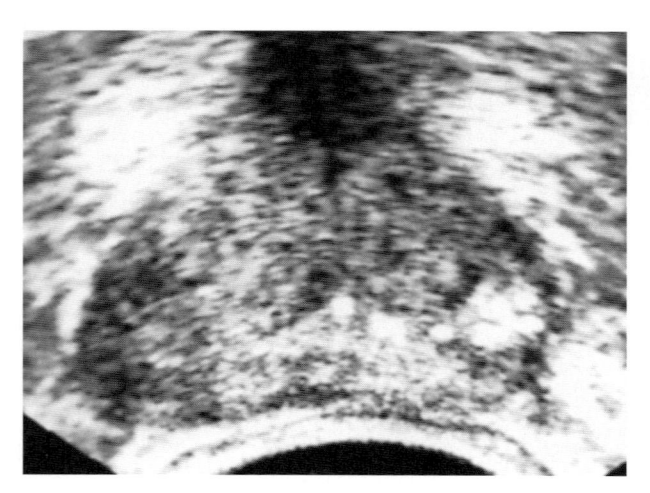

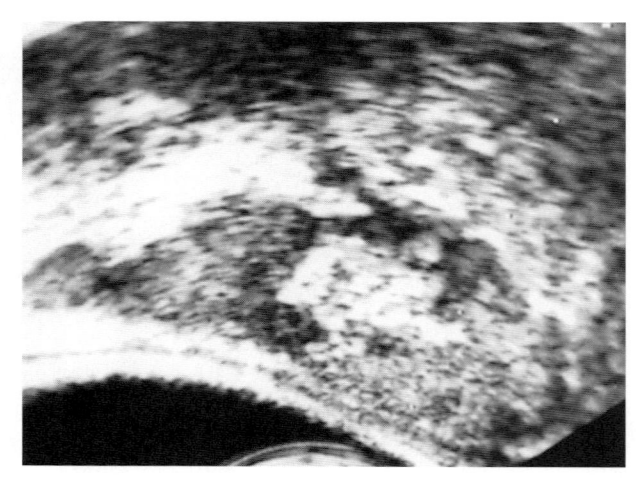

Prostata und Samenblasen | **Spezielle Diagnostik**

Abb. 131a

Abb. 131b

Abb. 131a, b:
Chronische Prostatitis in der C-Zone
a) (TS): Multiple echodichte Herde finden sich in der linken C-Zone, weitere Steine auch in der Grenzschicht zwischen dem Adenom und der P-Zone links.
b) Im schrägen LS durch den linken Lappen ist die größte Ausdehnung der Steinansammlung in der zentralen Zone dargestellt, die umgebende Echoarmut entspricht erweiterten Drüsen.

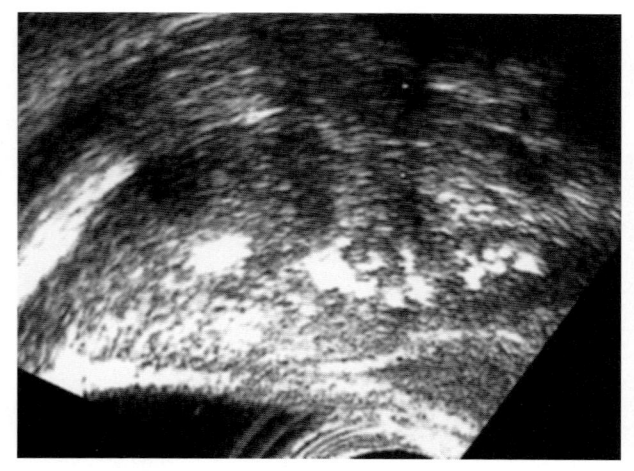

Abb. 132:
Chronische Prostatitis und Urethritis
Dieser LS zeigt multiple Verkalkungen im Verlauf der prostatischen Harnröhre, die sich auch in die hintere Harnröhre fortsetzen (re. im Bild).

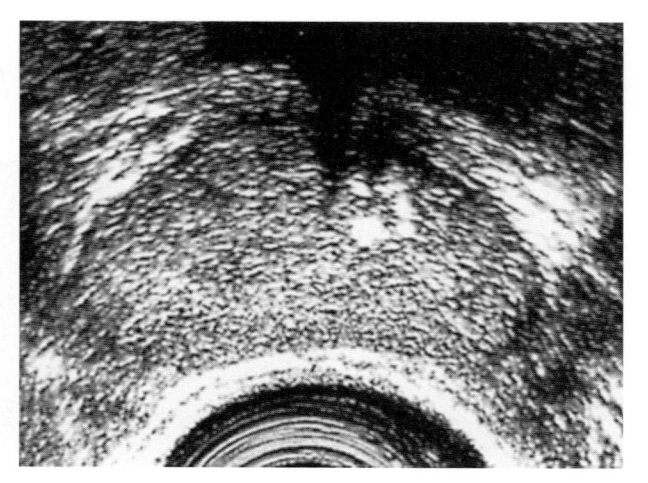

Abb. 133:
Chronische Prostatitis der linken C-Zone mit Epididymitis
Dieser TS zeigt mehrere Verkalkungen in der linken C-Zone bei sonst unauffälliger homogener Prostata. Klinisch bestand hier eine akute Epididymitis links.

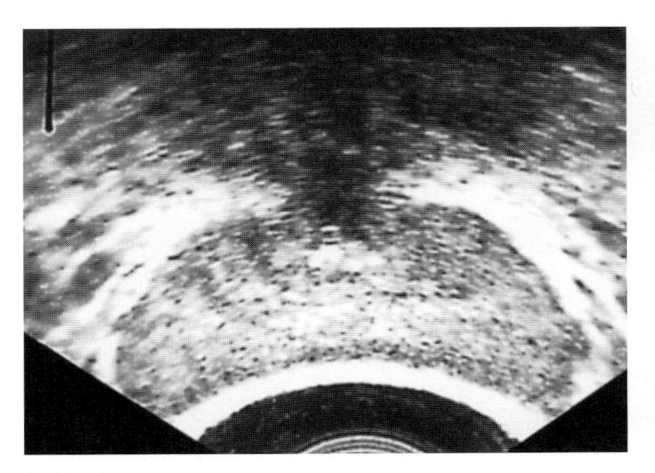

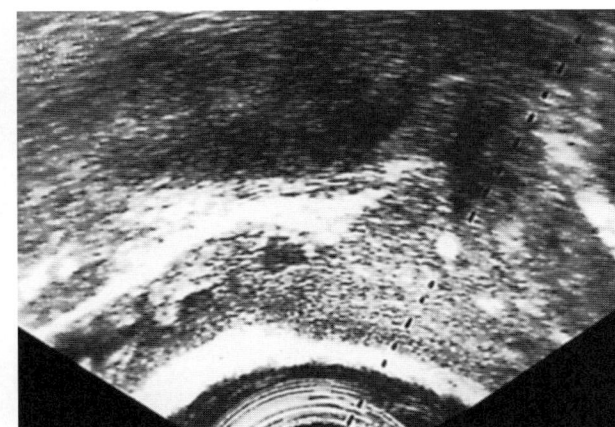

| Spezielle Diagnostik | Prostata und Samenblasen |

Abb. 134a

Abb. 134b

Abb. 134a–c:
Akute Vesikulitis beidseits mit Verkalkungen in der T-Zone
a) TS entsprechend der Linie in B: Unauffällige periphere Zone, in der T-Zone dicht unter der prostatischen Harnröhre einige größere Verkalkungen.
b) Schräger LS rechts: Deutliche Dilatation der rechten Samenblase, eine Obstruktion durch die periurethralen Steine besteht jedoch nicht.
c) TS durch beide Samenblasen: Die entzündlichen Dilatationen sind in beiden Samenblasen zu finden.

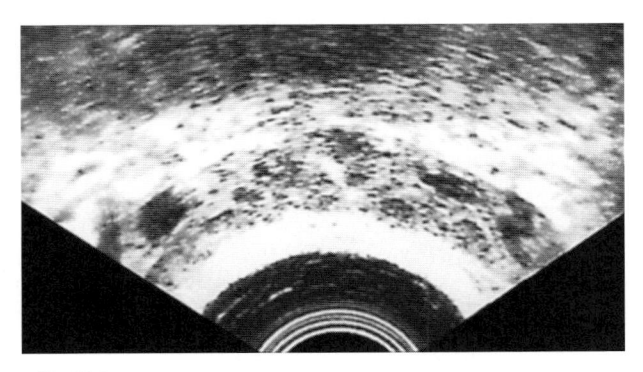

Abb. 134c

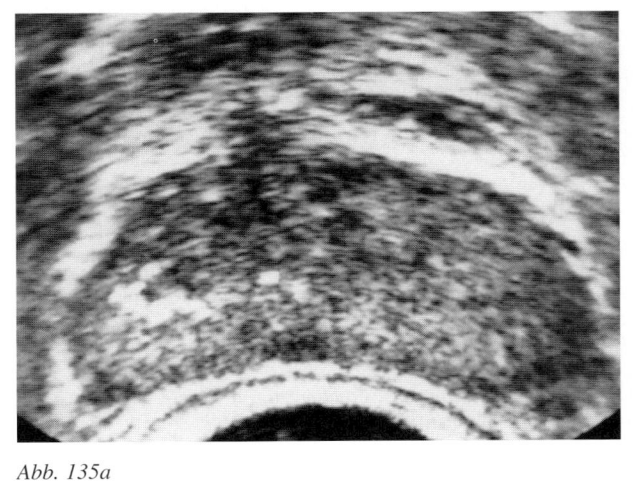

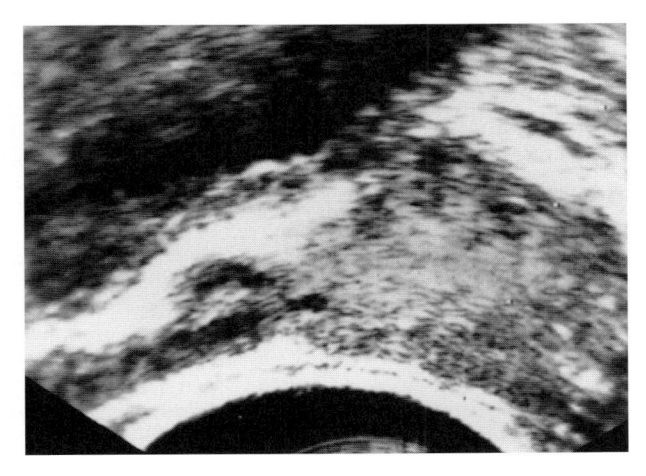

Abb. 135a

Abb. 135b

Abb. 135a, b:
Vesikulitis mit fokaler Prostatitis
a) Inhomogener TS mit kleinem echoarmen Areal in der rechten peripheren Zone, Steinen in der rechten C-Zone.
b) Schräger Längsschnitt durch den rechten Lappen: Deutliche Dilatation der rechten Samenblase bis an die echodichteren (chronisch entzündlichen) Alternativen in der C-Zone.

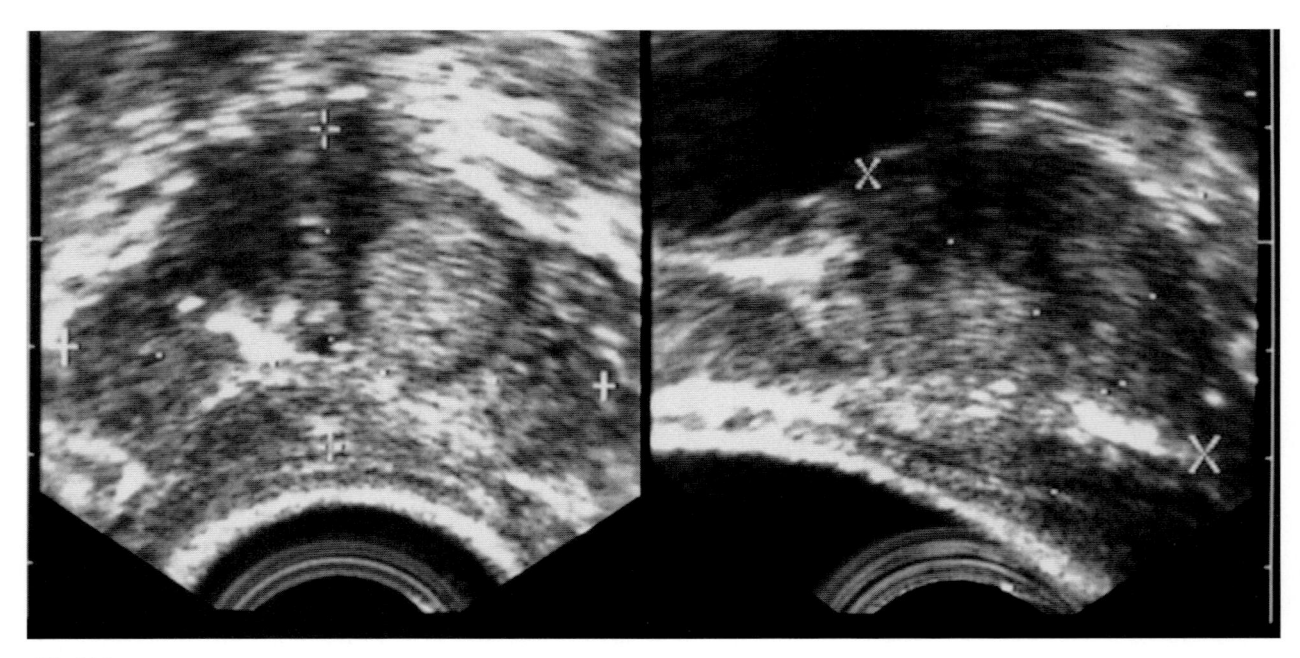

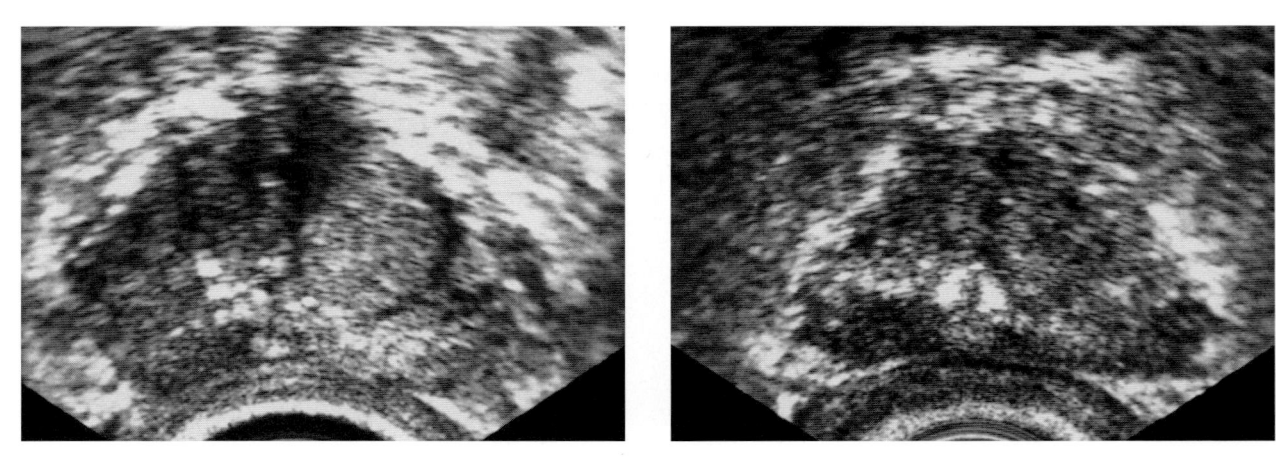

Prostata und Samenblasen Spezielle Diagnostik

Abb. 136a

Abb. 136a *Abb. 136c*

Abb. 136a–c:
BPH, chronische Prostatitis und Karzinom
a) Größter TS mit relativ echodichtem kugeligen Adenom in der linken T-Zone, größeren Verkalkungen in der rechten T-Zone und echoarmem Areal in der peripheren Zone rechts. Im schrägen LS durch den rechten Lappen sind die Verkalkungen auch in der rechten peripheren Zone zu erkennen, weiter dorsal und kapselnah echoarme Areale. Gesamtvolumen 29 ml.
b) TS etwa in Höhe A 15: BPH links gut zu erkennen, rechts durch Sekretsteine überlagert, größere diffuse Echoarmut in der rechten P-Zone.
c) TS durch die apikale Prostata (etwa A 05): Weitere Verkalkungen in der apikalen Prostata rechts und echoarme Areale. Zunächst antibiotische Therapie wegen dolentem Tastbefund – als bei Kontrollsonografie nach 3 Wochen die Echoarmut in der P-Zone weiterhin bestand, wurde eine gezielte Biopsie durchgeführt: G3-Karzinom

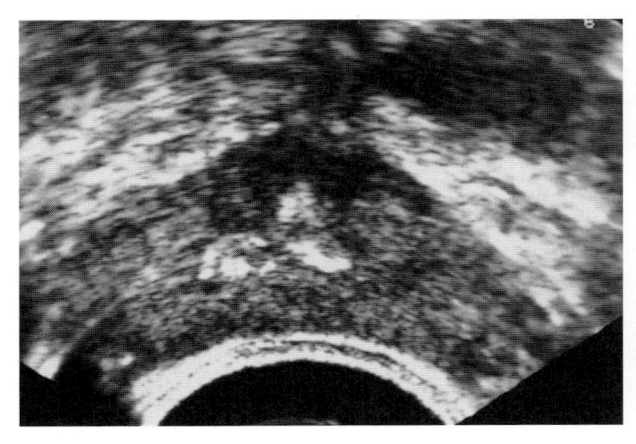

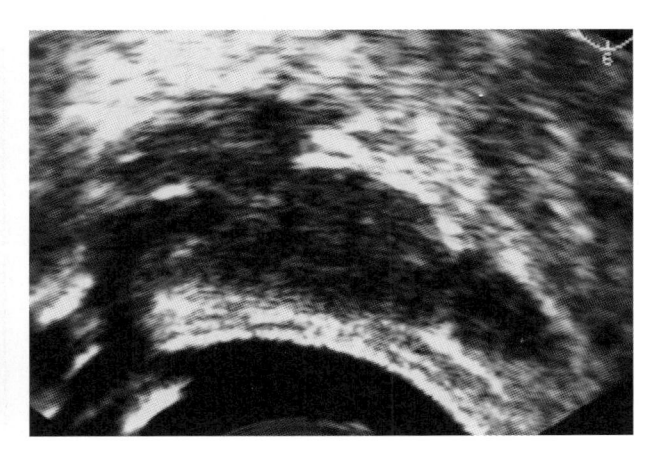

| Spezielle Diagnostik | Prostata und Samenblasen |

Abb. 137a

Abb. 137b

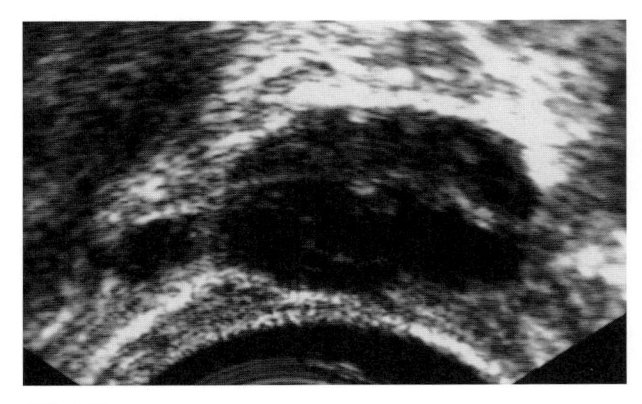

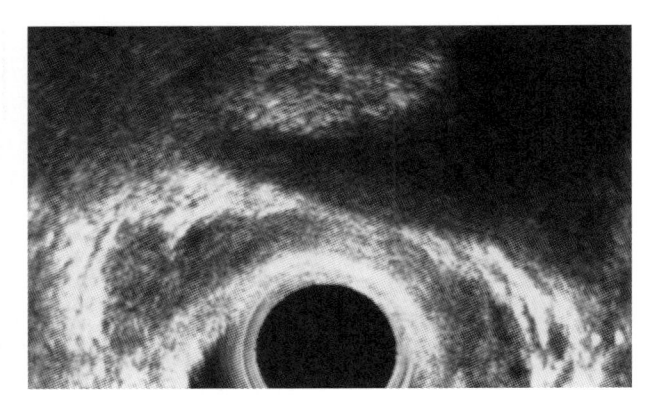

Abb. 137c

Abb. 137d

Abb. 137a–d:
Chronische Prostatitis mit Vesikulitis beidseits
a) (TS): Periurethral in der T-Zone und der rechten C-Zone finden sich größere echodichte Herde, teilweise mit Schallschatten. Die übrige Drüse ist unauffällig.
b) Nach rechts gedrehter TS: Sehr große Samenblase, sehr echoarm wie bei diffuser entzündlicher Dilatation, die Septierung ist weitgehend aufgehoben.
c) Nach links gedrehter TS: Erhebliche Verplumpung und Dilatation der linken Samenblase wie bei bereits länger bestehender Vesikulitis bzw. Obstruktion.
Klinik: Seit Monaten rezidivierend subfebrile Temperaturen mit Erhöhung der unspezifischen Entzündungszeichen, keine Dysurien. Aufgrund dieses TRUS-Befundes Ejakulat-Bakteriologie: Massenhaft Chlamydien
d) (TS): Kontrollsonografie nach dreiwöchiger gezielter Antibiotika-Therapie: Fast vollständig normalisierte Samenblasen, Normalisierung der Entzündungsparameter.

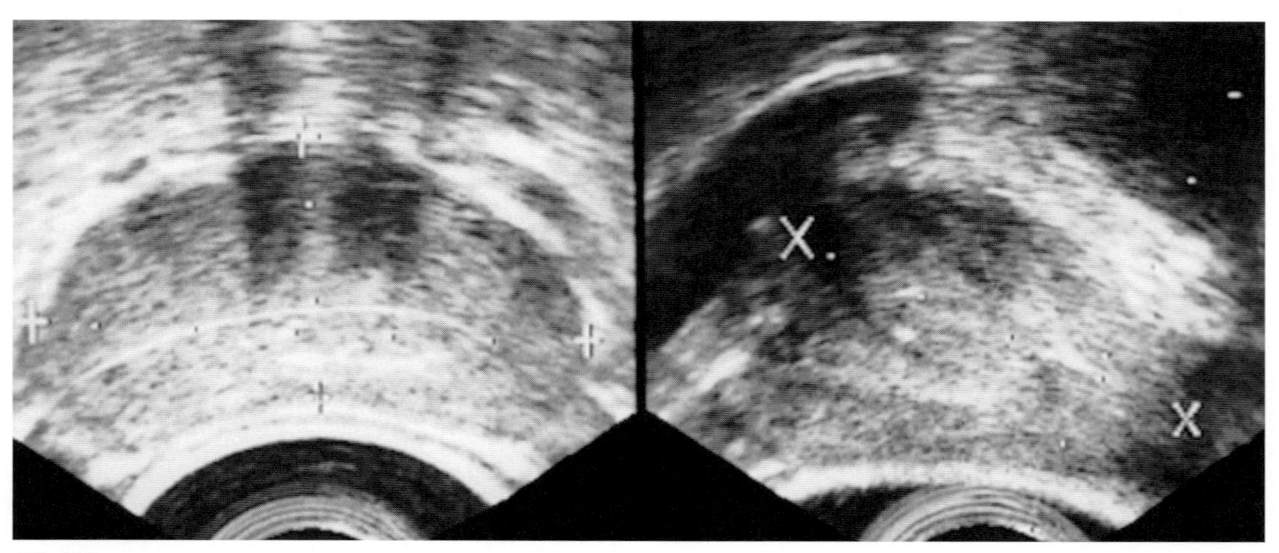

Prostata und Samenblasen Spezielle Diagnostik

Abb. 138a

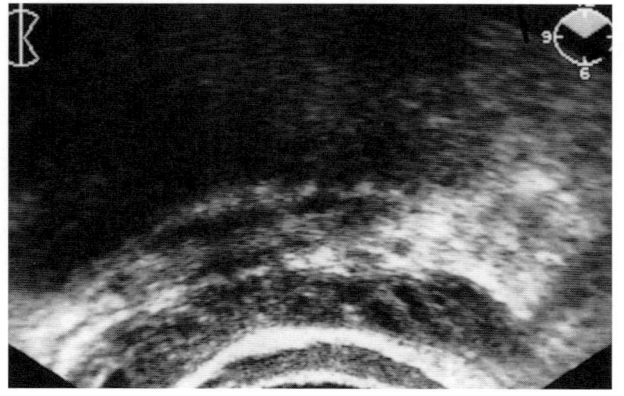

Abb. 138b

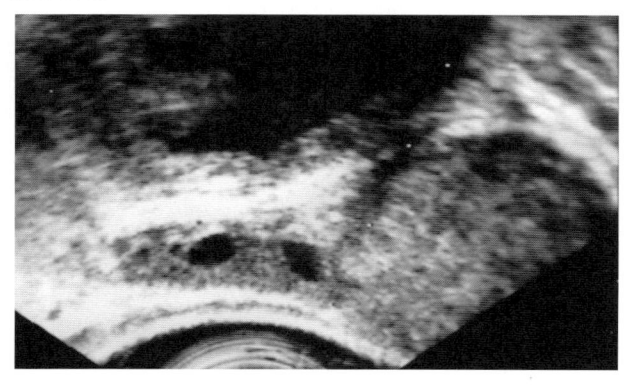

Abb. 138c

Abb. 138d

Abb. 138a–d:
Vesikulitis beidseits
a) Größter TS und LS: Kleines glanduläres Prostata-Adenom, Gesamtvolumen 35 ml, keine akuten oder chronisch entzündlichen Veränderungen.
b) TS der Samenblasen: Beidseits Dilatation wie bie Vesikulitis.
c) Nach rechts gedrehter TS: Rechte Samenblase mit deutlicher Dilatation einzelner Bläschen.
d) LS durch den linken Prostatalappen: Deutliche Dilatation der linken Samenblase, keine Obstruktion im Bereich des Ductus ejaculatorius zu erkennen.
Klinische Symptomatik: Hämospermie.

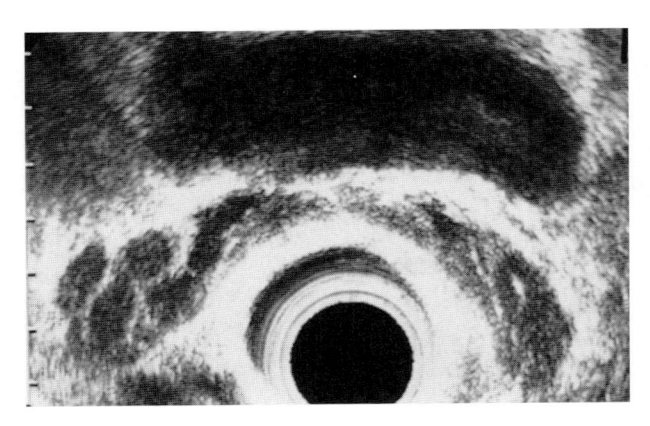

| Spezielle Diagnostik | Prostata und Samenblasen |

Abb. 139:
Rechts-betonte Vesikulitis beidseits
Der TS zeigt eine erhebliche Dilatation der rechten Samenblase, auch in der linken Samenblase sind die Septierungen betont wie bei mäßiger Dilatation.

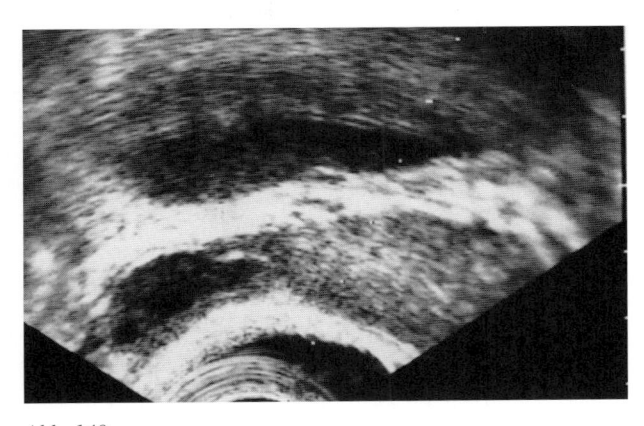

Abb. 140:
Einseitige Vesikulitis
Längsschnitt mit deutlicher Dilatation der rechten Samenblase, die Prostata zeigte keine entzündlichen Alterationen. Symptomatik: Krampfartige Schmerzen bei Ejakulation.

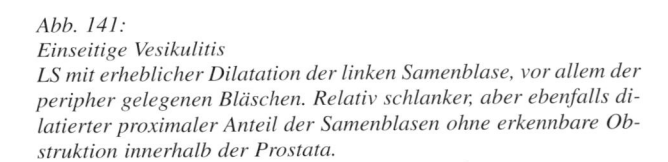

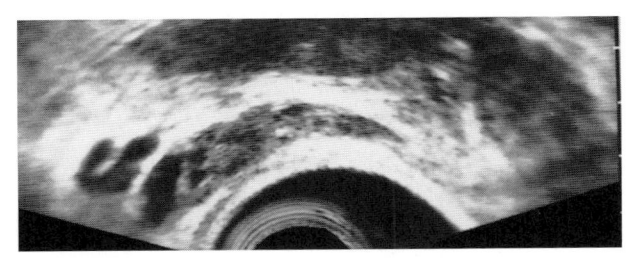

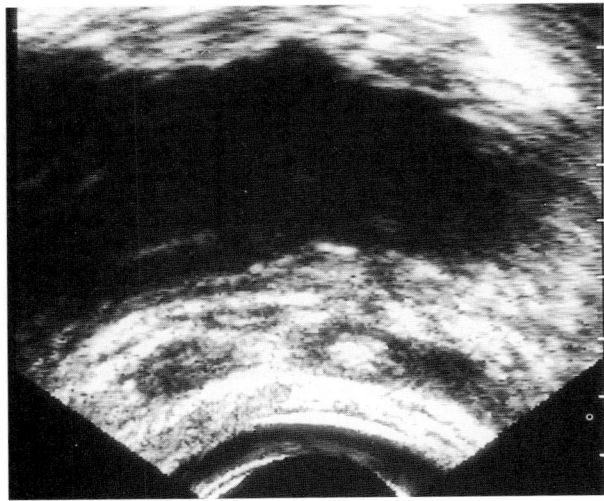

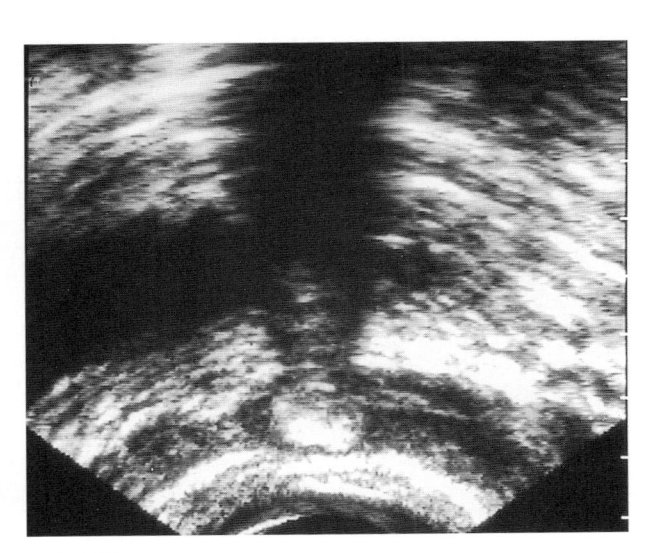

Abb. 141:
Einseitige Vesikulitis
LS mit erheblicher Dilatation der linken Samenblase, vor allem der peripher gelegenen Bläschen. Relativ schlanker, aber ebenfalls dilatierter proximaler Anteil der Samenblasen ohne erkennbare Obstruktion innerhalb der Prostata.

Abb. 142a

Abb. 142b

Abb. 142a, b:
Samenblasen-Stein
a) Subvesikaler TS mit den medialen Anteilen beider Samenblasen: In der linken Samenblase liegt eine größere echodichte Struktur.
b) Bei Änderung der Schallebene erkennt man an dem kräftigen Schallschatten, daß es sich um einen Stein handelt, der zu einer deutlichen Obstruktion der linken Samenblase führt.
Befund wurde operativ bestätigt (bei radikaler Prostat-Vesikul-Ektomie wegen Karzinoms).

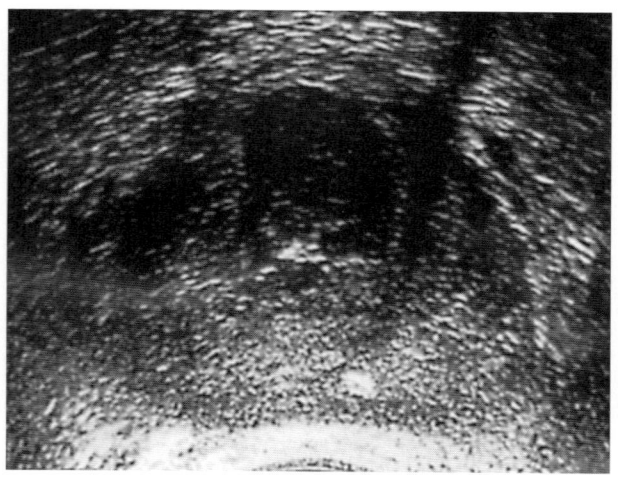

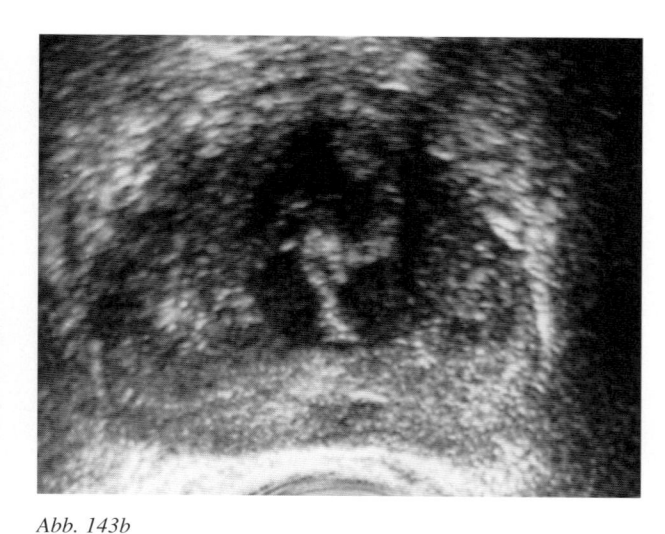

Abb. 143a *Abb. 143b*

Abb. 143a, b:
Prostata-Abszeß
a) TS durch eine rundlich vergrößerte Prostata, Gesamtvolumen 37 ml. In der Mittellinie liegt ventral innerhalb des Adenoms ein teilweise septiertes größeres echoarmes Areal. In der peripheren Zone links dorsal ein Stein mit Schallschatten.
b) Etwas kaudalerer TS: Echoarme Areale links und rechts periurethral in dem Adenom, auch ventral.
Klinisch keine akute entzündliche Symptomatik, aber zunehmende Obstruktion – bei der TUR nach intravenöser Antibiose wurden mehrere Abszesse eröffnet und reseziert, unkomplizierter Verlauf.

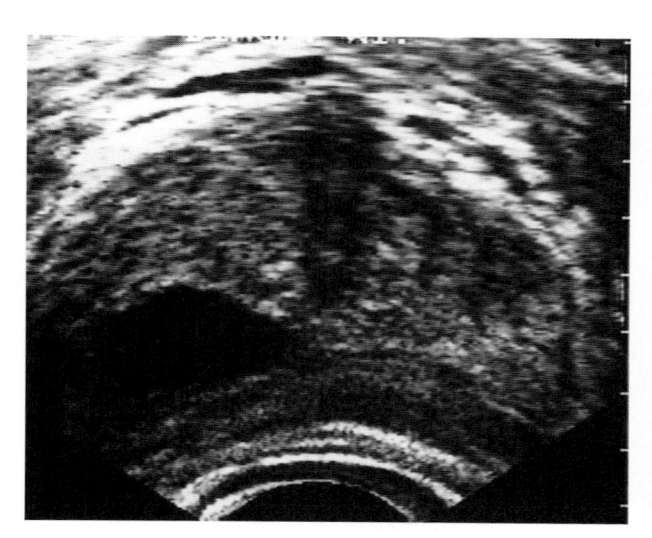

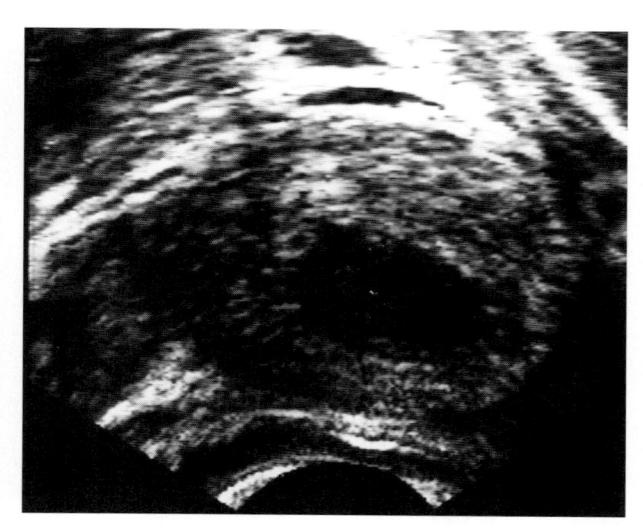

Abb. 144a *Abb. 144b*

Abb. 144a, b:
Prostata-Abszeß
a) (TS): Großer liquider Herd in der linken T-Zone, max. 18 x 12 mm.
b) Im LS durch den rechten Lappen unscharfe Begrenzung des echofreien Herdes: Bei der gezielten Punktion von perineal wird Eiter aspiriert – anschließend Plazierung einer Pigtail-Drainage in Seldinger-Technik.

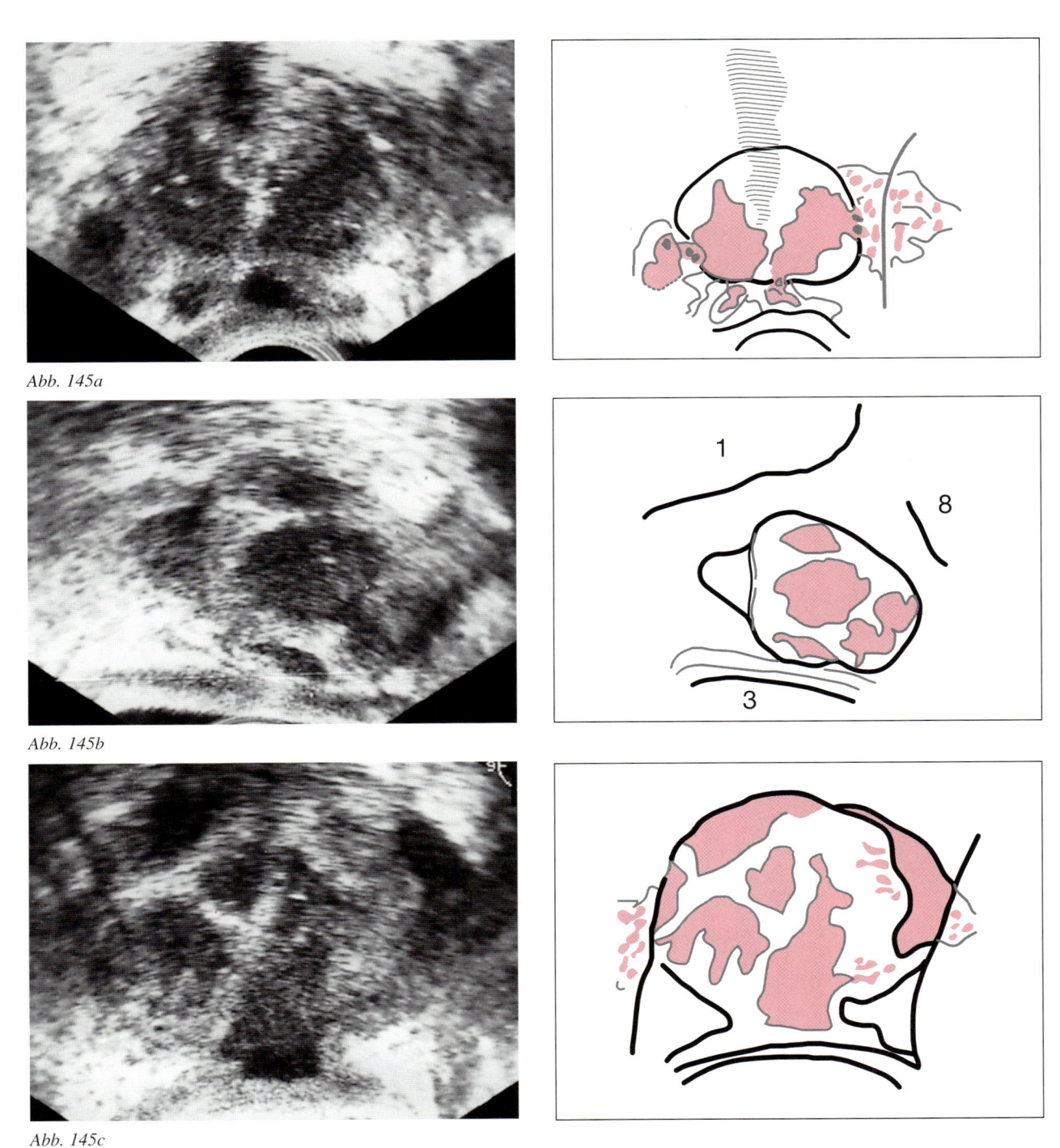

| Spezielle Diagnostik | Prostata und Samenblasen |

Abb. 145a

Abb. 145b

Abb. 145c

Abb. 145a–c:
Perforierter Prostata-Abszeß
a) TS durch eine rundlich vergrößerte Prostata mit großen inhomogenen echoarmen Arealen in beiden Lappen. Die Prostatakapsel ist nach links lateral durchbrochen, auch paraprostatisch diffuse echoarme Strukturen. Nach dorsal zum Rektum hin Kapseldurchbruch mit echoarmen Herden sowie breiter Kapseldurchbruch nach rechts mit großer Infiltration in den Musculus levator.
b) Längsschnitt durch den rechten Lappen: Die Prostatagrenzen sind kaum zu erkennen, die großen echoarmen Areale kommunizieren miteinander und sind mehr/minder echoarm.
c) TS durch die kraniale Prostata in Höhe der maximalen dorsalen Kapselperforation: Der Abszeß reicht bis an die Rektumwand heran. Innerprostatisch kommunizieren die Abszeßhöhlen miteinander.

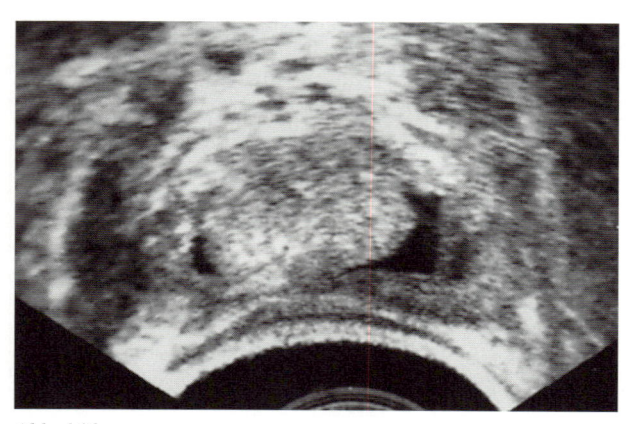

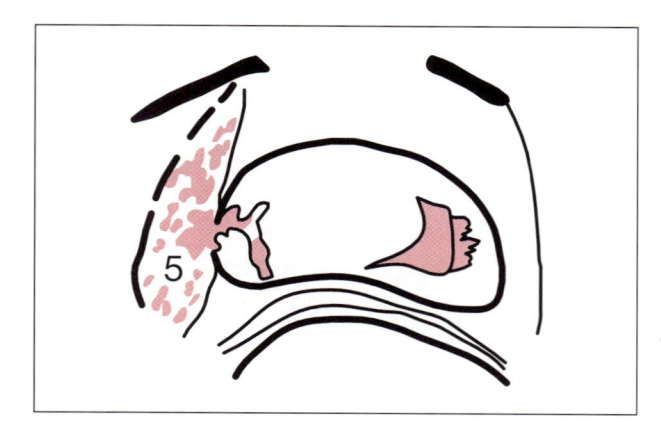

Prostata und Samenblasen | **Spezielle Diagnostik**

Abb. 146a

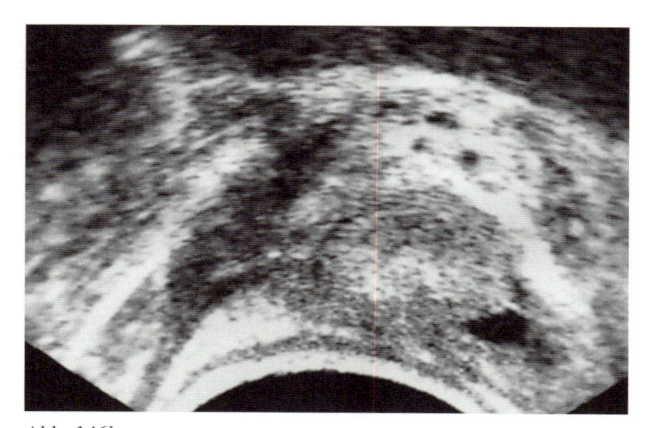

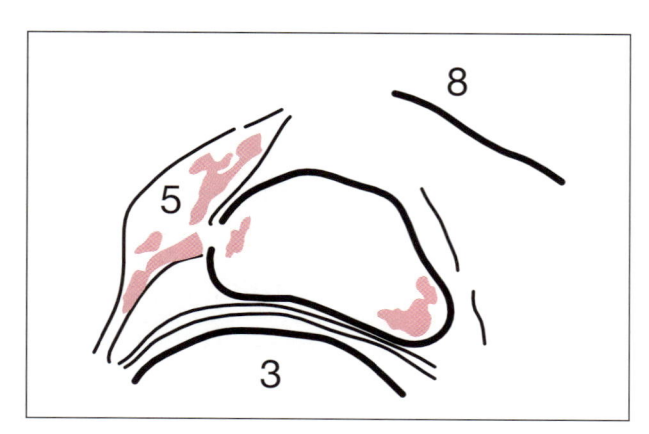

Abb. 146b

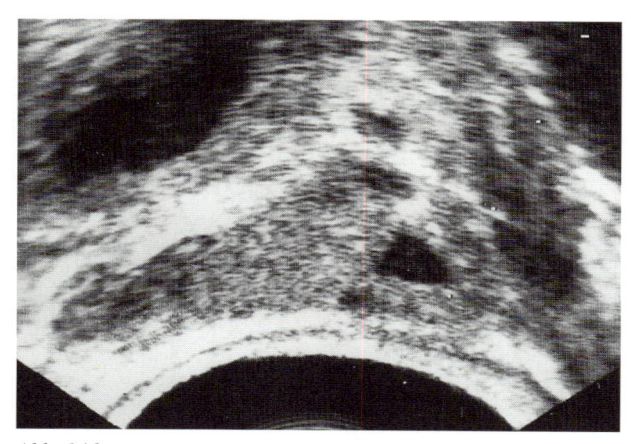

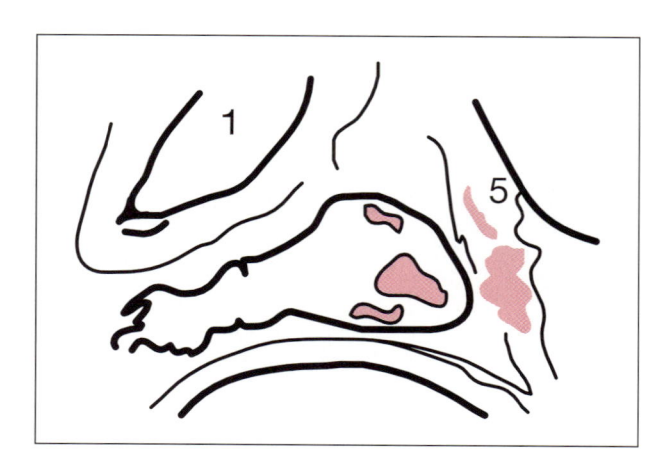

Abb. 146c

Abb. 146a–c:
Verlaufskontrolle nach Abszeßdrainage
a) TS 18 Tage nach Drainage der perforierenden und konfluierenden Abszesse von Abb. 145: Links größere, jetzt glatt begrenzte liquide Höhle, rechts lateral nur noch kleine Höhle, die Kapselperforation und echoarme (infiltrative) Verbreiterung des Musculus levator ist noch nachweisbar.
b) Etwas nach rechts gedrehter TS: Die maximale Ausdehnung des Levator-Infiltrates (5) ist gut zu erkennen – deutliche Abnahme gegenüber 145 A.
c) Längsschnitt durch den rechten Prostatalappen: Maximal 8 mm lange liquide Höhle, dorsal und ventral davon noch kleineres echoarmes Infiltrat. Die Perforation zum M. levator (5) ist zu erkennen. Auffällig die deutlich verdickte Blasenwand (1) – ursächlich für die Blasenwandhypertrophie war eine bulbäre Harnröhrenstriktur, eine aszendierende Infektion hatte zur Abszedierung geführt.

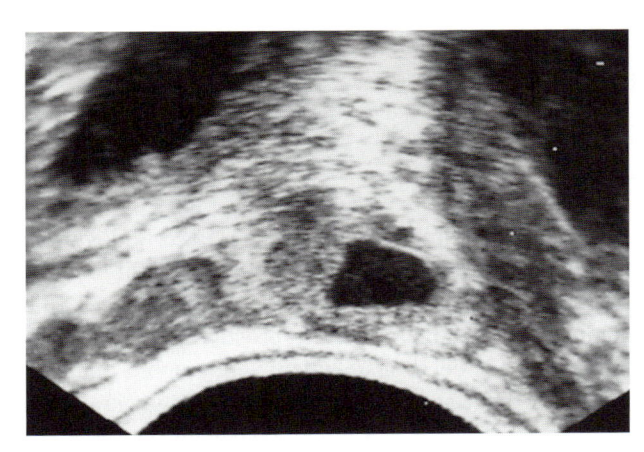

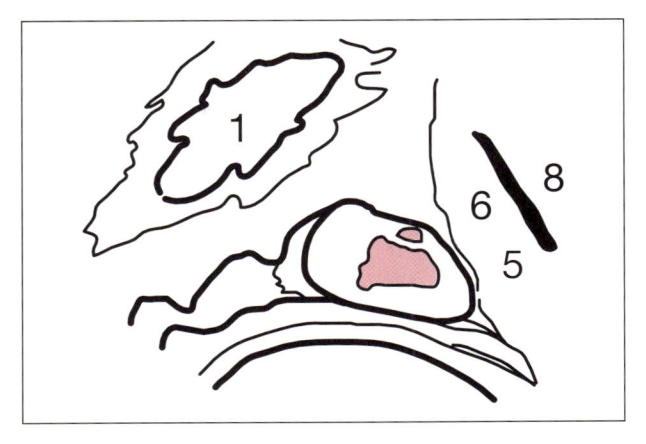

| Spezielle Diagnostik | Prostata und Samenblasen |

Abb. 146d:
LS durch den linken Lappen: Maximal 12 mm große liquide Höhle. Auch links infiltrative Verbreiterung des M. levator und obturator (5). 8: Os pubis, 1: Harnblase.

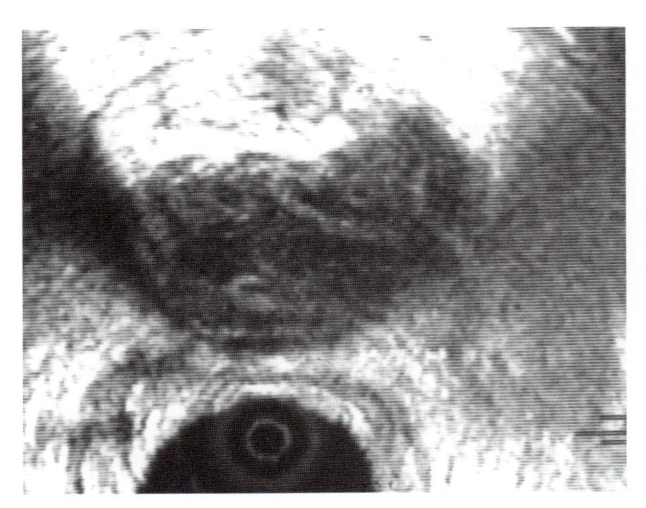

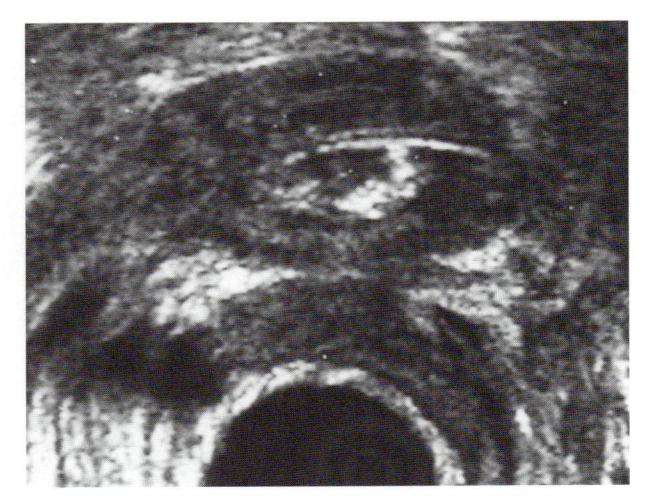

Abb. 147a *Abb. 147b*

Abb. 147a, b:
Abszedierende Prostatitis mit Infiltration der Rektumwand
a) TS einer deutlich vergrößerten, inhomogenen Prostata mit multiplen, teils konfluierenden Abszeßherden.
b) TS etwas weiter kaudal zeigt eine Kapselperforation nach dorsal und eine breite echoarme Infiltration der Rektumwand.
Gezielte Biopsie von perineal aus der Rektumwand und der Prostata: Abszedierende Entzündung, kein Adeno-Karzinom.
Therapie: Zunächst Dauerkatheter, nach Erhalt der Histologie und mehrtägiger Antibiose Sanierung der Abszeßherde durch TUR.

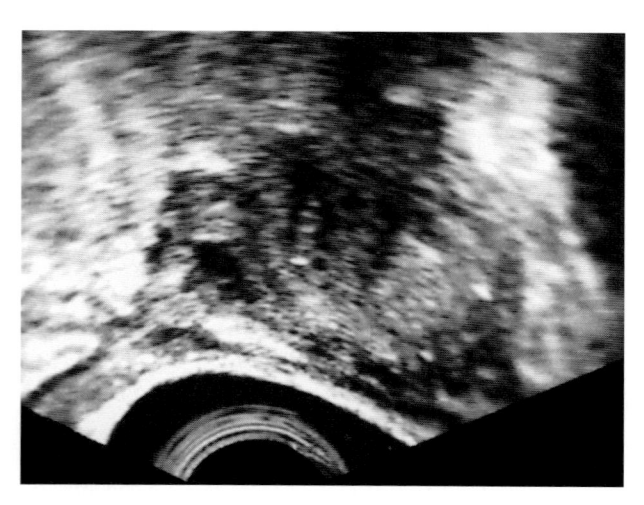

Abb. 148a

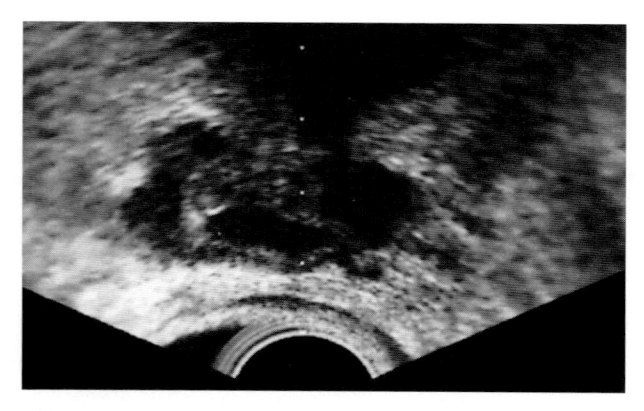

Abb. 148b

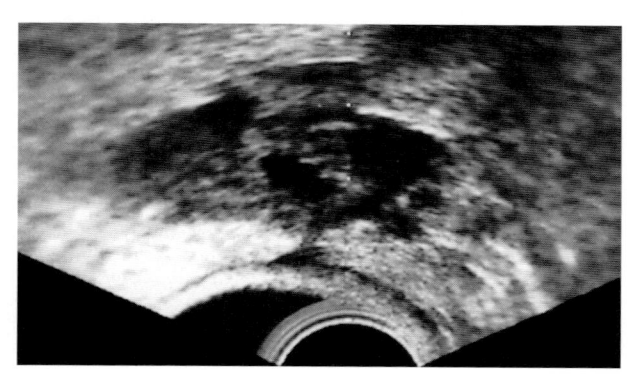

Abb. 148c

Abb. 148a–c:
Rektum-Samenblasen-Fistel
a) LS mit echoarmer/liquider Erweiterung der C-Zone, die nach dorsal zum Rektum hin nicht glatt begrenzt ist.
b) Nach rechts gedrehter TS: Die rechte Samenblase ist erheblich dilatiert und liquide erweitert.
c) TS mit echoarmer Verbindung zwischen dilatierter Samenblase und Rektumwand – rektoskopisch wird eine Fistel gesichert.

Seltene Fehlbildungen

Utriculus-Zyste

Die häufigste Form der embryonalen Fehlbildungen im Bereich der Prostata und Samenblasen ist die unvollständige Obliteration des Müller'schen Ganges, die dann als sogenannter Utriculus prostaticus oder Utriculus-Zyste bei der transrektalen Sonographie entdeckt wird. Sie liegt stets in der Sagittalebene im kranialen Teil der Prostata und verdrängt die beiden zentralen Zonen mit den Ductus ejaculatorii und Samenblasen nach lateral. Große Utriculus-Zysten reichen bis unter das Trigonum der Harnblase. Das klare Sekret ist echofrei, so daß es zu dem physikalischen Phänomen der distalen Schallverstärkung kommt. Kleine Utriculus-Zysten haben Tropfenform, die Spitze ist nach zentral auf den Colliculus gerichtet, größere Zysten erhalten dann eine birnenähnliche Form. Die Zystenwand ist dünn – nur wenn es zu einer Infektion kommt – was extrem selten der Fall ist – bildet sich ein kräftiger Randsaum als Folge der entzündlichen Reaktion des umgebenden Gewebes. Da die Diagnose aufgrund der Topographie sonografisch eindeutig zu stellen ist, bedarf es keiner diagnostischen Punktion. Bei transrektaler Biopsie bestünde ein erhebliches Infektionsrisiko, so daß prophylaktisch ein Antibiotikum in die Utriculus-Zyste injiziert werden sollte (z.B. 10 mg Refobacin®).

Utriculus-Zysten bereiten praktisch nie Beschwerden, da sie auch keine Obstruktion am Blasenhals verursachen. Nur einmal haben wir die vordere Zystenwand bei einer transurethralen Adenom-Resektion abgetragen, da nach Resektion der Seitenlappenadenome die Utriculus-Zyste doch zu einer relativen Obstruktion mit Blasenentleerungsstörungen geführt hatte.

Die größeren, teilweise multipel zystisch dilatierten Drüsen, die in allen Bereichen der Prostata angetroffen werden, sind eher erworben, denn bei juvenilen Prostaten werden sie nicht angetroffen.

Bei endokrinen Störungen resultiert gelegentlich eine hypoplastische oder atrophische Prostata, zu Veränderungen der Echogenität kommt es dabei in aller Regel nicht. Auffällig ist eben dann nur das geringe Volumen der Prostata, das zwischen 8 ml und 13 ml liegt.

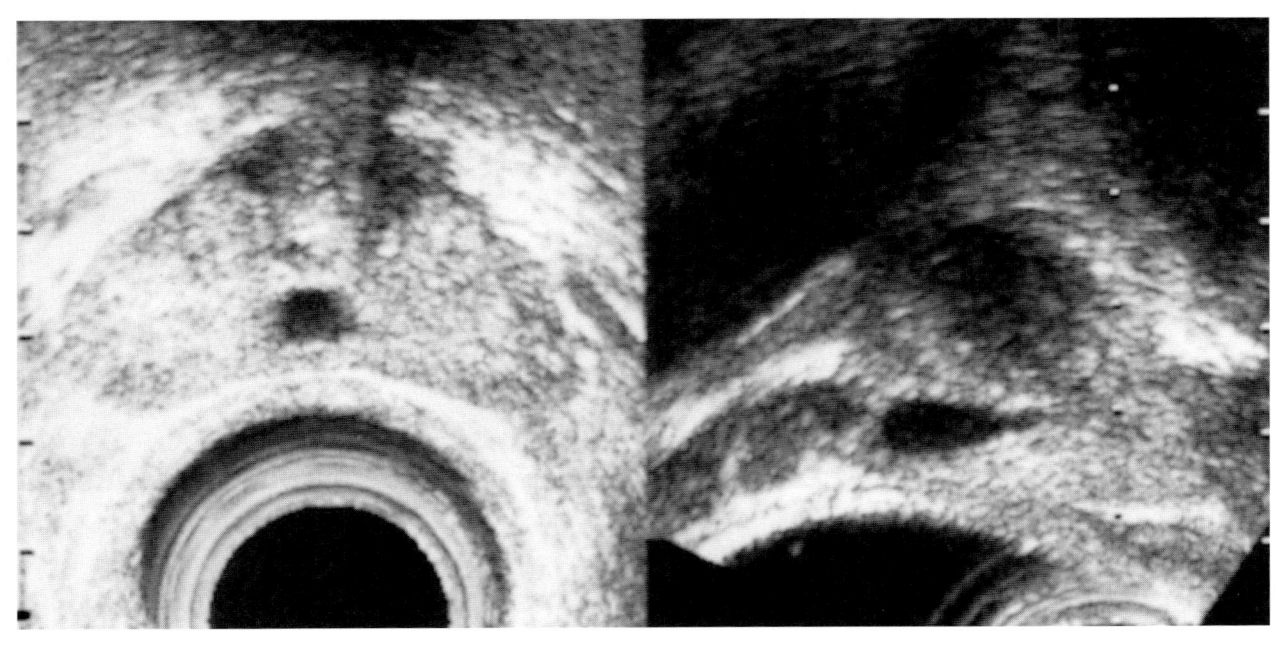

| Spezielle Diagnostik | Prostata und Samenblasen |

Abbildung 149:
Kleine Utriculus-Zyste
Größter TS: In der Mittellinie findet sich dorsal eine runde liquide Raumforderung, die im LS Tropfenform hat, deren Spitze zum Colliculus weist. Die Samenblasen sind in typischer Weise nicht durch diese Zyste obstruiert.

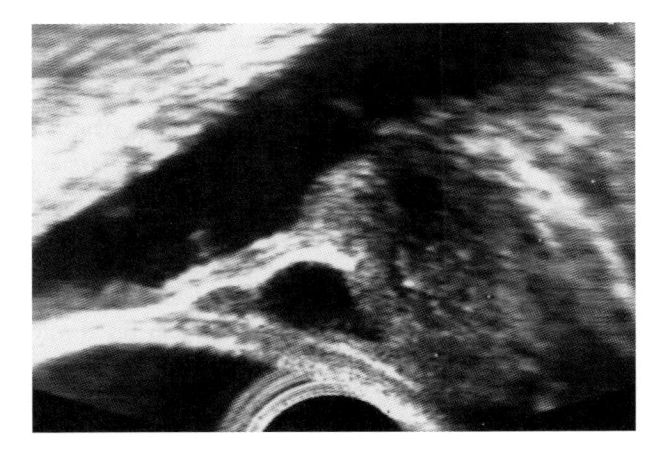

Abb. 150:
Utriculus-Zyste
Dieser LS zeigt eine Utriculus-Zyste in der Mittellinie, die relativ weit außerhalb der Prostata kranial der zentralen Zone gelegen ist – wiederum keinerlei Obstruktion der Nachbarstrukturen.

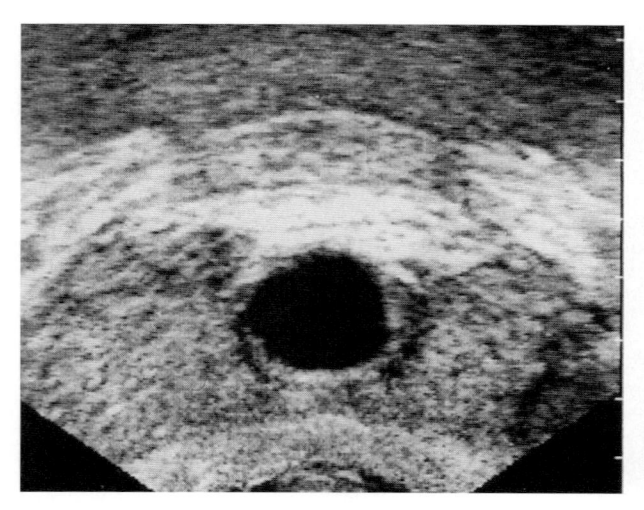

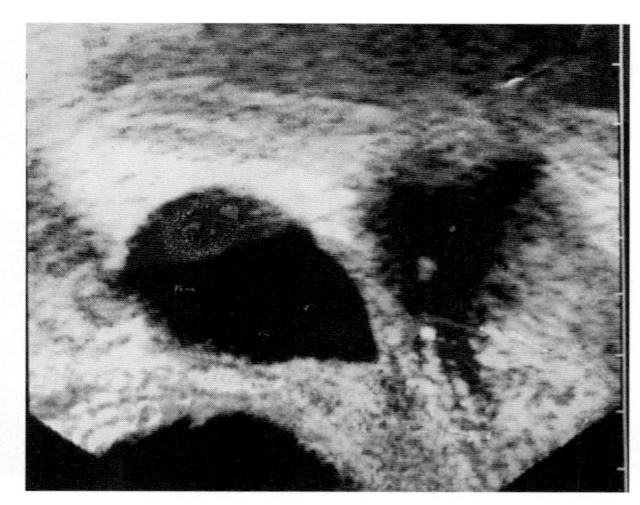

Abb. 151a   *Abb. 151b*

Abb. 151a, b:
Große Utriculus-Zyste
a) Wiederum in der Mittellinie echoleere runde Zyste mit schmalem Randsaum, hier werden die beiden zentralen Zonen dadurch nach lateral gedrängt.
b) Im Längsschnitt erkennt man die maximale Ausdehnung unterhalb des Blasenbodens (24 x 15 mm). Rechts im Bild (sehr echoarm durch physikalische Phänomene) die Prostata mit dem Blasenhals.

Samenblasen-Aplasie, Zysten, Ureterektopie

Selten kommt es zu einer einseitigen *Aplasie* der Samenblasen, wir haben das in 15 Jahren transrektaler Sonographie nur zweimal gesehen, beide Male lag auf der gleichen Seite eine Aplasie der Niere und des Ureters vor. Noch seltener ist eine beidseitige Aplasie der Samenblasen.

Selten werden *Samenblasen-Zysten* entdeckt. Die zystische Raumforderung liegt lateral und kann bis in die zentrale Zone der Prostata hinein reichen, ihr Sekret enthält vereinzelt Spermien, zumindest, wenn der seitengleiche Hoden funktionell normal ist. Ähnlich wie bei einer Spermatocele im Bereich des Nebenhodens kommen diese meist jungen Patienten wegen Schmerzen bei oder kurz nach der Ejakulation zur Untersuchung. Manchmal ist der dazugehörige Nebenhoden ebenfalls erheblich dilatiert.

Eine weitere Fehlbildung, die zu einer zystischen Raumforderung in der Prostata führen kann, ist die *Ureterektopie*. Etwa die Hälfte der Ureterektopien beim Mann münden in Abkömmlinge des Wolf'schen Ganges, also in Samenblasen, Ductus deferens, Ductus ejaculatorius und Nebenhoden. Die Symptomatik ist gänzlich uncharakteristisch, in einem von uns beobachteten Fall [59] war es zu Beschwerden bei der Ejakulation gekommen. Die transrektale Sonographie ergab den entscheidenden diagnostischen Hinweis – wegen anhaltender Beschwerden wurde eine perineale Punktion dieser Zyste vorgenommen und anschließend Kontrastmittel gegeben. Dadurch kam die Ureterknospe zur Darstellung. Therapeutisch wurde transurethral die Zyste mit der prostatischen Harnröhre durch Elektroresektion gefenstert.

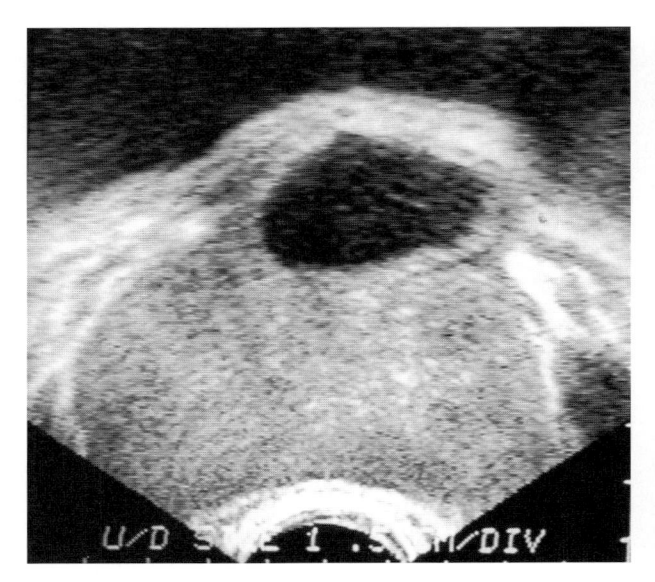

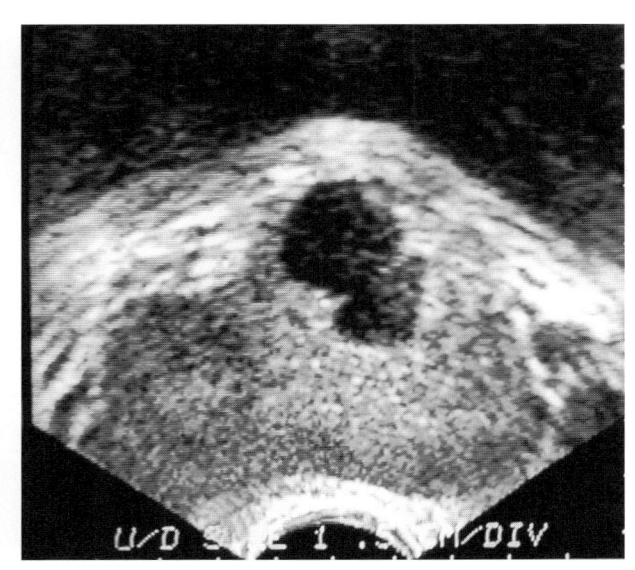

| Spezielle Diagnostik | Prostata und Samenblasen |

Abb. 152a

Abb. 152b

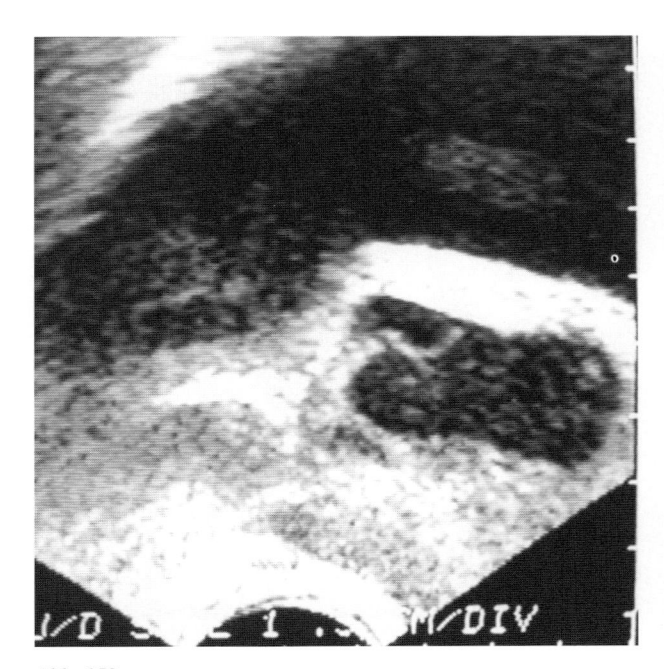

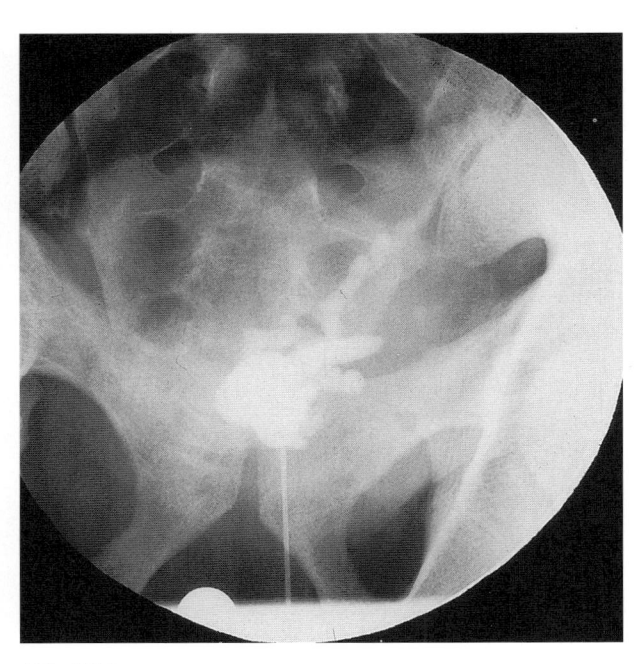

Abb. 152c

Abb. 152d

Abb. 152a–d:
Große Prostata-Zyste bei Ureterektopie
a) TS mit großer Zyste im linken Blasenhals, im übrigen unauffällige Prostata.
b) TS etwas weiter kaudal wie bei gekammerter Zyste oder geschlängeltem Verlauf der liquiden Raumforderung.
c) Im LS ist die ventrale Lage im Blasenhals gut zu erkennen, unauffällige linke Samenblase
d) Ap-Röntgenaufnahme nach ultraschallgezielter perinealer Punktion der Prostata-Zyste und Gabe von Kontrastmittel: in die Prostata mündende Ureterknospe links (bei Nierenagenesie links).

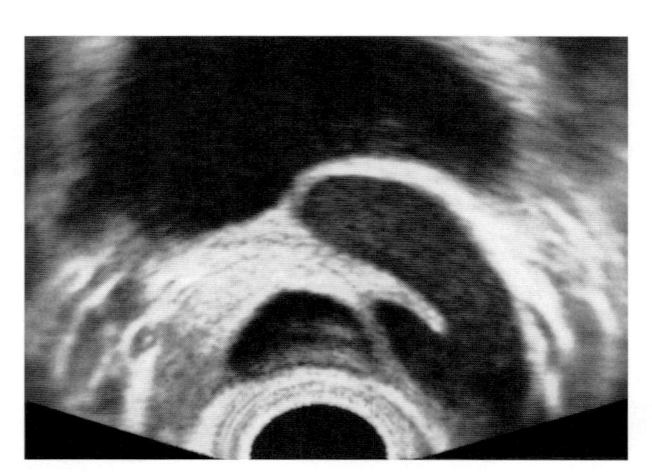

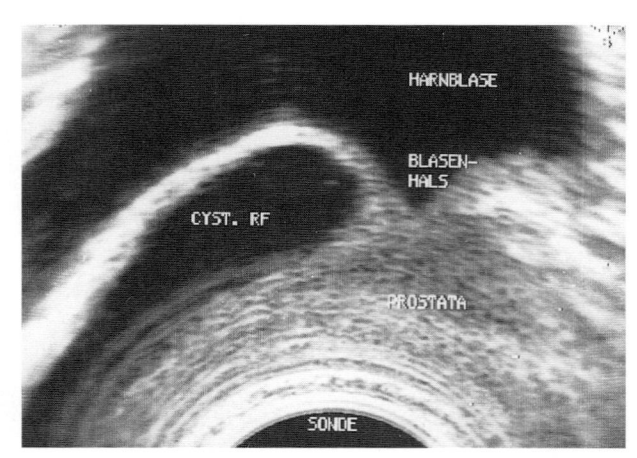

Prostata und Samenblasen   **Spezielle Diagnostik**

Abb. 153a   *Abb. 153b*

Abb. 153a, b:
Prostata-Zyste mit ektopem Megaureter und hydronephrotischer Beckenniere links
a) Im TS große, glatt begrenzte zystische Raumforderung innerhalb des linken Prostatalappens, nach lateral und subvesikal breite, geschlängelt verlaufende liquide Raumforderung.
b) Im LS liegt die liquide Raumforderung direkt unter dem linken Blasenboden und imponiert hier wie eine Ureterocele.
Links keine orthotop gelegene Niere, im MRT hydronephrotische Beckenniere mit Megaureter, ektop in die Prostata mündend.

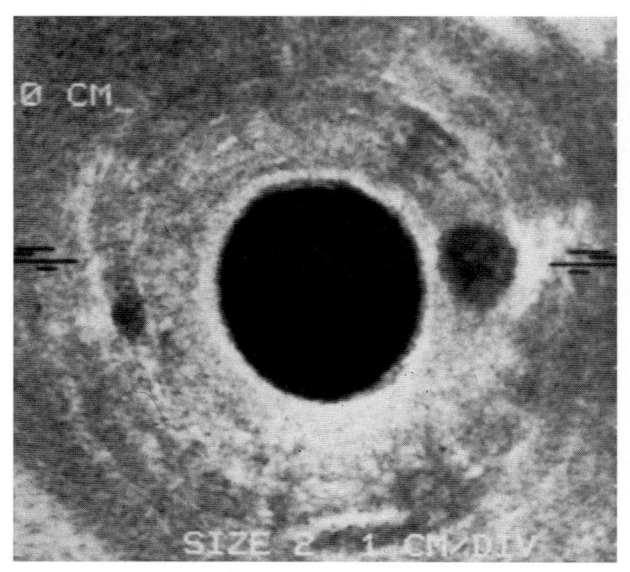

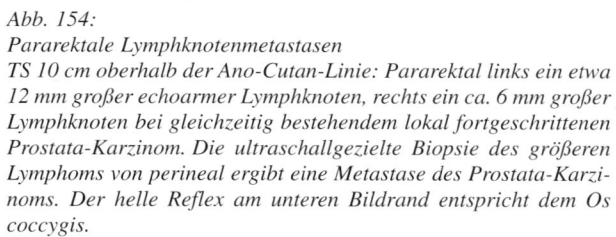

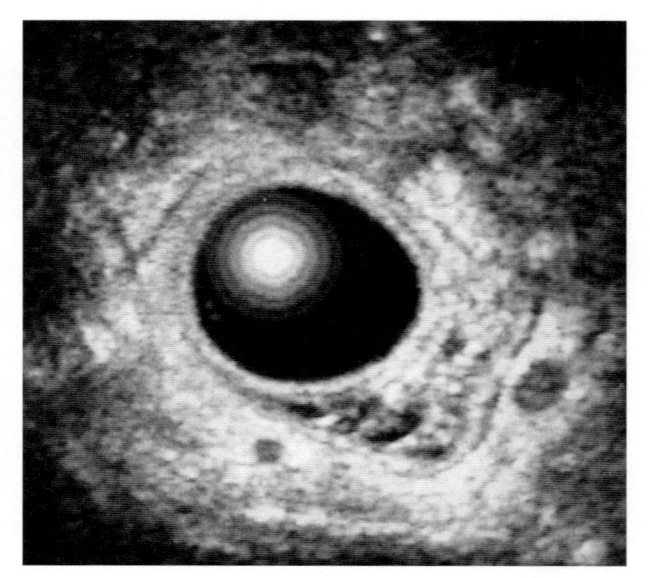

Abb. 154:
Pararektale Lymphknotenmetastasen
TS 10 cm oberhalb der Ano-Cutan-Linie: Pararektal links ein etwa 12 mm großer echoarmer Lymphknoten, rechts ein ca. 6 mm großer Lymphknoten bei gleichzeitig bestehendem lokal fortgeschrittenen Prostata-Karzinom. Die ultraschallgezielte Biopsie des größeren Lymphoms von perineal ergibt eine Metastase des Prostata-Karzinoms. Der helle Reflex am unteren Bildrand entspricht dem Os coccygis.

Abb. 155:
Rektum-Karzinom mit Lymphknotenmetastasen
TS kranial der Prostata: Die Rektumwand ist erheblich verdickt und inhomogen geschichtet, bei 10 h ein etwa 8 mm, bei 12 h ein 4 mm großer Lymphknoten. Die Rektoskopie bestätigt die Diagnose, die Radikaloperation die Lymphknotenmetastasierung.

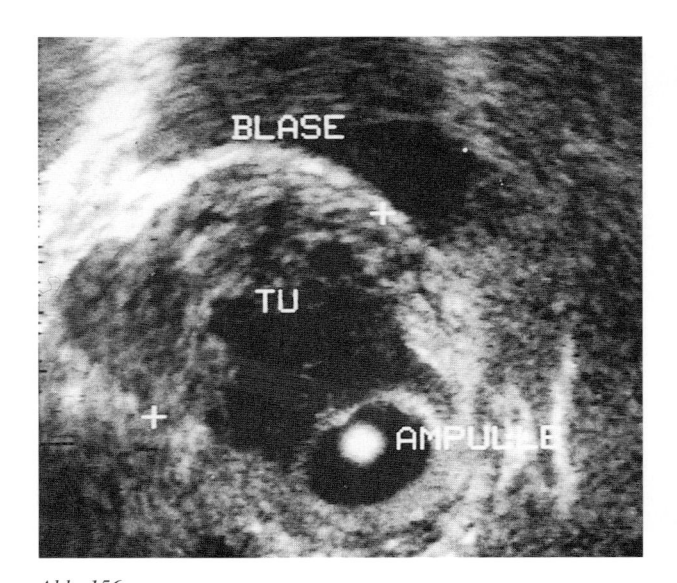

Spezielle Diagnostik — Prostata und Samenblasen

Abb. 156:
Großes Rektum-Karzinom
TS mit einem Rotationsschallkopf bei einer Frau mit einem großen Tumor im kleinen Becken: Ausgedehnte echoarme Raumforderung von der Rektumwand ausgehend, in der Peripherie sehr inhomogen, maximaler Durchmesser 9 cm. Die TRUS-gezielte Biopsie ergibt ein Rektum-Karzinom.

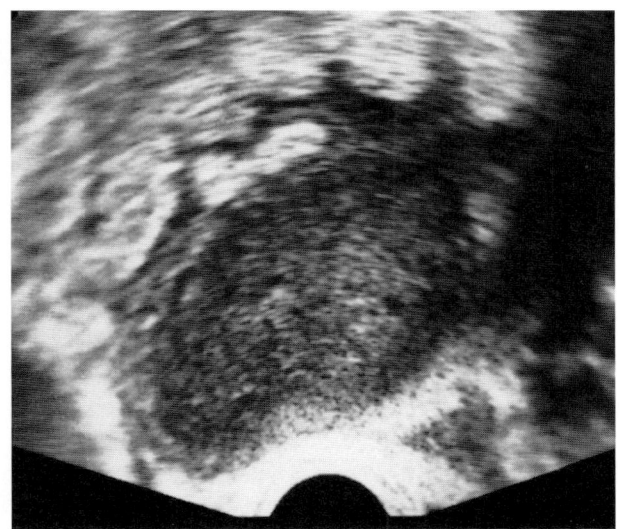

Abb. 157:
Pararektale Metastase eines Rektum-Karzinoms
LS kranial der Prostata und rechten Samenblase (rechts im Bild noch erkennbar) ergibt eine solide Raumforderung von maximal 6 x 4 cm bei bekanntem Prostata-Karzinom und Zustand nach Resektion eines Sigma-Karzinoms. Die TRUS-gezielte Biopsie ergibt eindeutig ein pararektales Rezidiv des Sigma-Karzinoms.

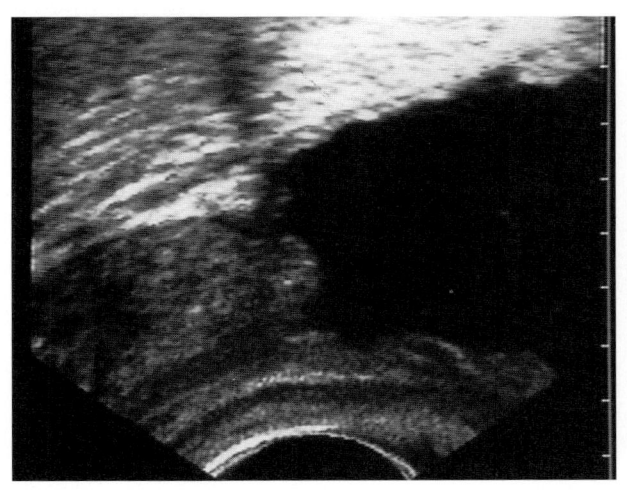

Abb. 158a

Abb. 158b

Abb. 158a, b:
Große pararektale liquide Raumforderung
Dieser nach links gedrehte TS läßt links lateral der unauffälligen Prostata eine große liquide Raumforderung erkennen. Die gezielte perineale Punktion ergibt Peritonealflüssigkeit.

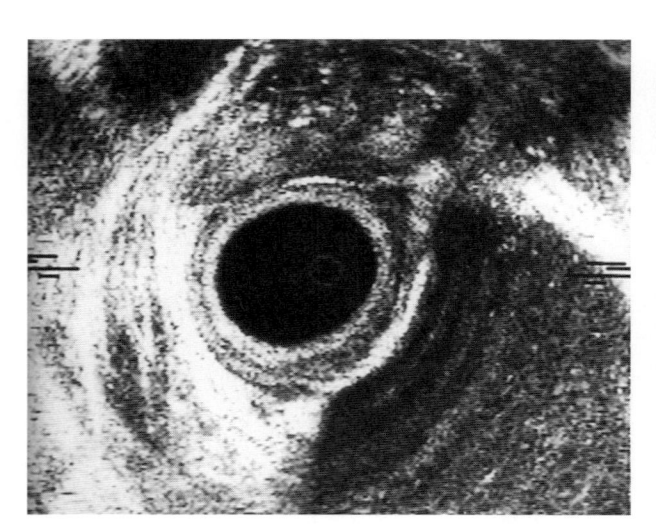

Prostata und Samenblasen — Spezielle Diagnostik

Abb. 159:
Pararektales Myxom
Dieser TS (mit einem Rotationsschallkopf) ergibt ventral eine unauffällige, durch ein Adenom vergrößerte Prostata. Pararektal links mit Kontakt zur Prostata zeigt sich eine fast echolose große Raumforderung, die das Rektum nach rechts verdrängt hat. Gezielte perineale Punktion: Großes Myxom, es können 350 ml entleert werden.

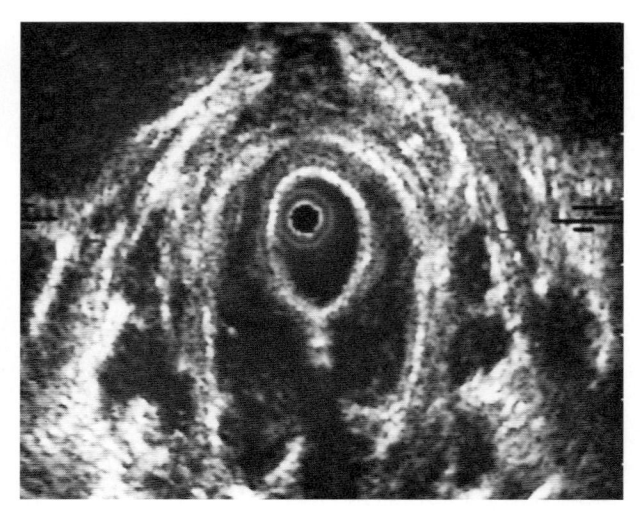

Abb. 160:
Periproktitische Abszesse
TS (mit einem Rotationsschallkopf): Ventral liegt die bulbäre Harnröhre, die Rektumwand ist nach lateral und dorsal erheblich verbreitert, gleichzeitig liegen lateral des M. levator ani weitere fast echolose Areale. Die weiter kranial gelegene Prostata war sonografisch unauffällig: Kein Anhalt für die vermutete akute Prostatitis, sondern ausgedehnte periproktitische Abszesse.

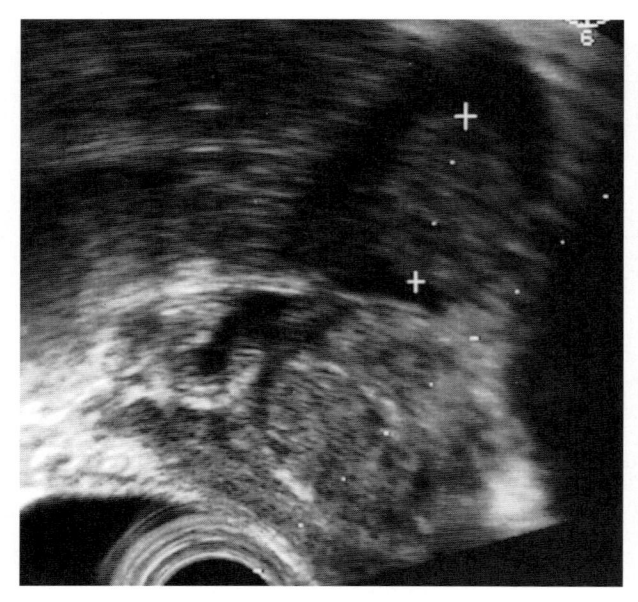

Abb. 161a

Abb. 161b

Abb. 161a, b:
Blasen-Karzinom – als Zufallsbefund im TRUS
a) Dieser LS zeigt eine durch eine BPH deutlich vergrößerte Prostata, in der mäßig gefüllten Harnblase erkennt man ventral einen maximal 27 mm großen Tumor.
b) Externer TS: Trotz der geringen Blasenfüllung ist der Blasentumor gut zu erkennen – bei der sonografischen Erstuntersuchung war die Blase komplett entleert gewesen, deshalb war dieser Befund übersehen worden.

Interventioneller transrektaler Ultraschall

Biopsie

Die ultraschallgezielte transrektale und perineale Biopsie der Prostata zur Beurteilung der Dignität von suspekten Tast- oder Ultraschallbefunden wurde in bereits ausführlich behandelt (s. S. 19–23). Grundsätzlich ist das gleiche Vorgehen auch bei paraprostatischen Organen oder dem Rektum selbst möglich, z.B. bei vergrößerten pararektalen Lymphknoten, soliden Veränderungen der Samenblasen und pararektalen soliden und zystischen Raumforderungen. Die oben geschilderte Technik der Gewebeentnahme mit der zweiteiligen Nadel und der halbautomatischen, sprungfedergetriebenen Biopsie-Hilfe eröffnet die Möglichkeit für weitere diagnostische Optionen. Wenn der äußere Teil der Nadel, die schneidende Hülse, belassen wird, und nur der innere Teil mit der Kammer für den Gewebezylinder entnommen wird, kann bei liquiden Raumforderungen die Flüssigkeit aspiriert und biochemisch, bakteriologisch und zytologisch weiter untersucht werden. Weiterhin kann über die Nadelhülse mit einer Chiba-Nadel zusätzlich eine Aspirationsbiopsie zur zytologischen Diagnostik vorgenommen werden. In besonderen Fällen ist auch die Injektion von Kontrastmittel zur weiteren Diagnostik zystischer Raumforderungen sinnvoll. Schließlich kann auch ein Antibiotikum zur Infektionstherapie oder -prophylaxe injiziert werden, dies ist vor allem bei der Punktion von präformierten Hohlräumen von großer Bedeutung.

Gezielte Antibiotika-Injektion

Gelegentlich führt die orale antibiotische Therapie bei chronisch rezidivierenden Prostatitiden nicht zur Sanierung des entzündlichen Herdes. Hier ergibt sich die Indikation zur gezielten Injektion von z.B. Refobacin® in die sonografisch entzündlich veränderten Herde. Wir empfehlen, grundsätzlich vor der gezielten Antibiotikatherapie zur Sicherung der Dignität eine Gewebeprobe zu entnehmen. Dadurch kann ein atypisches Prostatakarzinom oder eine spezifische Prostatitis aufgedeckt werden. Auch dazu empfiehlt sich die oben geschilderte Technik, die Hülse der zweiteiligen Nadel in situ zu belassen, um dann über diese Hülse mit der sehr viel dünneren Chiba-Nadel das Antibiotikum zu injizieren.

In etwa 80 % der Fälle mit chronisch rezidivierender Prostatitis, bei denen wir diese lokale Hochdosis-Antibiose eingesetzt haben, kam es schlagartig zu Beschwerdefreiheit. Im weiteren Verlauf, meist innerhalb der ersten zwei Jahre, kam es allerdings bei fast jedem zweiten Patienten zu einem Rezidiv. Bei den Patienten, die sich dann erneut in unsere Behandlung begaben, wurde die Injektion wiederholt.
Dieses Konzept ist bisher noch nicht durch größere Patientenzahlen oder vergleichende Untersuchungen abgesichert, wir verstehen diese wenig invasive Maßnahme als rational begründbare Therapie in refraktären Fällen.

Abb. 162:
Gezielte Antibiotika-Injektion bei persistierender fokaler Prostatitis
TS: Ventral im rechten Lappen multiple echoärmere Herde als Ausdruck einer akuten fokalen Prostatitis, die echodichteren Areale als Zeichen der chronischen Prostatitis. Wegen therapierefraktärer Beschwerden perineale gezielte Biopsie, nach Entnahme des Gewebezylinders wird über die belassene Hülse der Nadel mit einer feinen Chiba-Nadel 40 mg Refobacin in dieses Areal infiltriert.

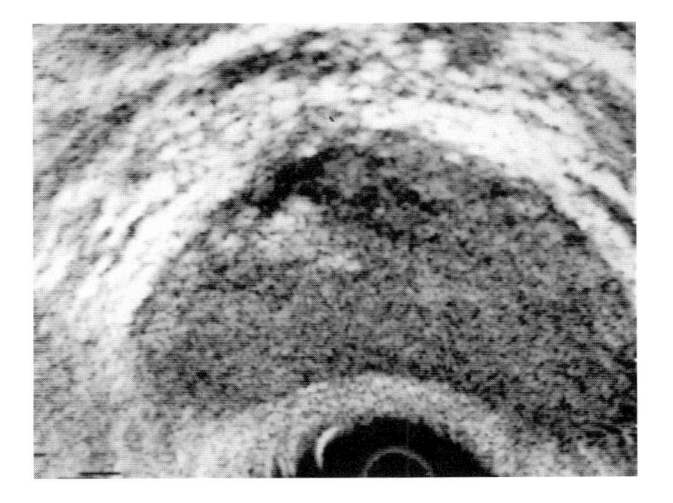

Gezielte Abszeßdrainage

Ergibt die transrektale Sonographie den dringlichen Verdacht auf einen größeren Abszeß in der Prostata oder ein Samenblasenempyem, wird zunächst eine gezielte Punktion des liquiden Areals von perineal unter transrektaler Ultraschallsicht vorgenommen. Zuvor sollte die endorektale Sonographie einen periproktitischen oder paraprostatischen Abszeß ausgeschlossen haben. Die Symptomatik und die palpatorische Untersuchung läßt häufig eine Differenzierung nicht zu. Wird bei der Punktion, die entweder in lokaler Infiltrationsanästhesie oder in Regional-Anästhesie vorgenommen wird, putride Flüssigkeit aspiriert, gehen wir bei größeren (> 2 cm) Abszessen folgendermaßen vor: In Seldinger-Technik wird über einen Führungsdraht der Punktionsweg mit Teflon-Bougies dilatiert und eine Pigtail-Nephrostomie-Drainage eingelegt. Dann injizieren wir über die Pigtail-Drainage 40 mg Refobacin®. Nach einer Stunde wird das sich bildende Sekret über die Drainage in einen Beutel abgeleitet. Nach Sistieren der Sekretion – meist innerhalb der ersten zwei bis drei Tage – wird endosonografisch kontrolliert, daß die Abszeßhöhle gut drainiert ist, dann kann die Drainage entfernt werden. Bisher sind wir bei sieben, meist jüngeren Patienten wie beschrieben vorgegangen, in keinem Fall ist es in der Verlaufskontrolle zu einem Abszeßrezidiv gekommen.

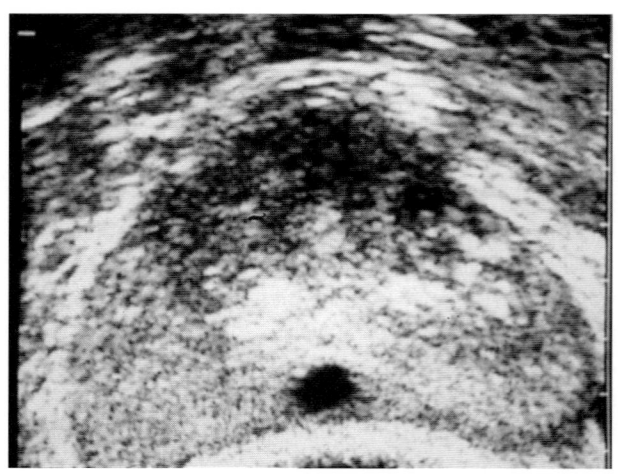

Abb. 163:
Gezielte Abszeßpunktion und Antibiotika-Injektion
Dieser TS zeigt in der Mittellinie eine infizierte Utriculus-Zyste (hier punktförmiger Druckschmerz), in der T-Zone zahlreiche Sekretsteinansammlungen als Zeichen einer chronischen Prostatitis. Von perineal wird die abszedierte Utriculus-Zyste gezielt punktiert, Pus abgesaugt und anschließend 10 mg Refobacin injiziert.

Transurethrale Resektion (TUR) unter TRUS-Sicht

Die externe transvesikale Sonographie ist für das Monitoring einer transurethralen Elektroresektion eines Prostataadenoms ungeeignet. Neben der relativ großen Entfernung zum Operationsgebiet und der durch die Symphyse oft eingeschränkten Sicht entstehen bei Verwendung von Hochfrequenzstrom Wasserstoffbläschen, die sowohl in der Resektionshöhle wie auch in der Harnblase nach oben steigen und somit den Blick auf die Prostata versperren. Eine bessere Auflösung bietet der transrektale Ultraschall, der allerdings nur intermittierend während der Resektion eingesetzt werden kann: Zum einen „überstrahlt" der Hochfrequenzstrom das Ultraschallsignal, so daß gerade beim Schneiden und Koagulieren das Ultraschallbild von Artefakten überlagert wird. Zum anderen behindert der transrekta-le Scanner, selbst wenn er von einem Stativ gehalten wird, den Operateur bei der TUR.

Sonografisch imponiert der Resektionsrand als helle breite Reflexzone, was durch den hohen Impedanzsprung zwischen dem normalen Gewebe und dem thermisch geschädigten Gewebe sowie durch feinste, der Resektionsfläche anhaftende hydrolytische Wasserstoffbläschen bedingt sein dürfte. Diese Phänomene haben wir bereits 1983 veröffentlicht und damals auf die Möglichkeit hingewiesen, eine gezielte TUR aus einem sonografisch verdächtigen Areal in der T- oder P-Zone vorzunehmen – heute bevorzugen wir eine gezielte transrektale Biopsie, denn dieses Vorgehen ist weniger invasiv, weniger aufwendig und hat eine höhere Präzision.

Grundsätzlich wird eine TUR endoskopisch kontrolliert, von vielen Operateuren jedoch auch zusätzlich palpatorisch, um so die Vollständigkeit der Resektion besser beurteilen zu können. Endosonografisch kann sowohl die Resektionshöhle wie auch die Dicke der noch verbliebenen Prostatagewebeschicht gut beurteilt werden, so daß eine zusätzliche Information gewonnen wird, die besonders für den noch nicht so erfahrenen Operateur nützlich sein kann.

| Spezielle Diagnostik | Prostata und Samenblasen |

Auch die *Laser-induzierte Koagulation* von Adenomgewebe kann unter endoskopischer und gleichzeitig transrektaler Ultraschallsicht beobachtet werden, gleiches gilt für die Vaporisation.

Die Zukunft wird zeigen, ob auch eine ultraschallgezielte fokale Therapie (Alkohol, Laser, Zytostatika) bei kleinen G3-Tumoren, die ja in der Sonographie besonders gut zu erkennen sind, einen praktischen klinischen Stellenwert erhalten wird.

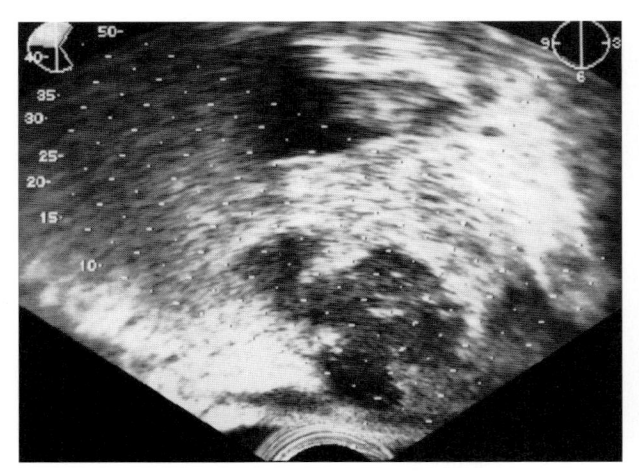

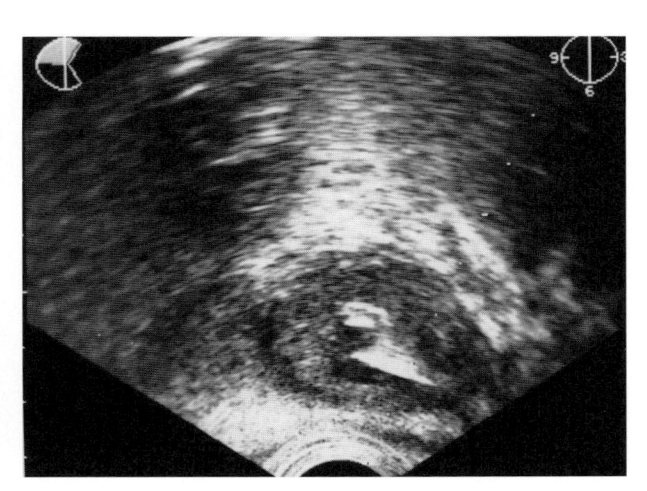

Abb. 164a

Abb. 164b

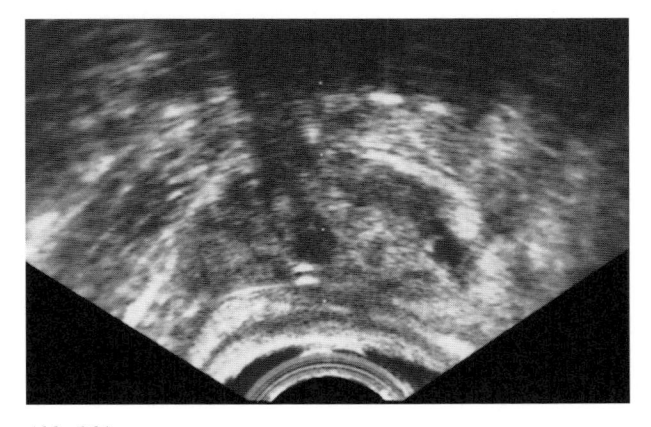

Abb. 164c

Abb. 164a–c:
Gezielte perineale Abszeß-Drainage
a) Im LS größere echoarme, miteinander konfluierende Areale eines ausgedehnten Abszeßes (der gleiche Patient wie Abb. 145). Die eingeblendeten gepunkteten Linien entsprechen dem erwarteten Verlauf einer Punktionsnadel bei Verwendung der entsprechenden perinealen Nadelführung.
b) LS durch den linken Prostatalappen nach Aspiration von ca. 20 ml Pus. Der helle Reflex entspricht der Punktionsnadel. Nach Dilatation über einen Führungsdraht wurde eine Pigtail-Nephrostomie als Drainage gelegt.
c) TS nach einwöchiger Drainage: Die großen Abszeß-Höhlen haben sich fast vollständig zurückgebildet, der helle Doppelreflex zeigt die Lage des Nephrostomie-Katheters.

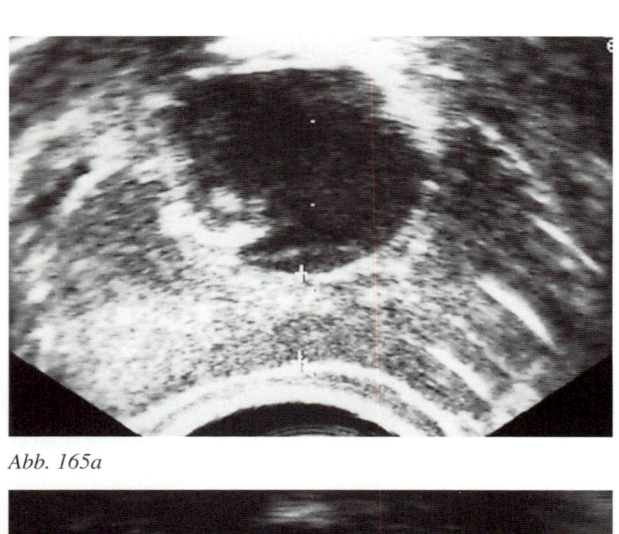

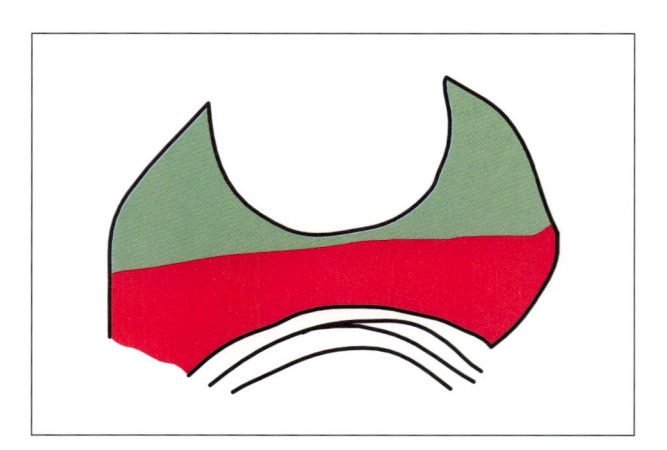

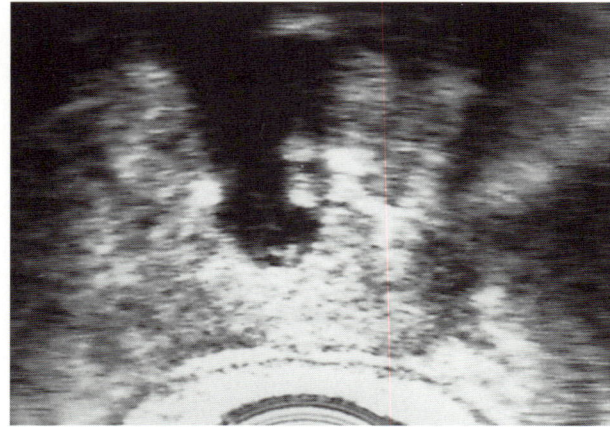

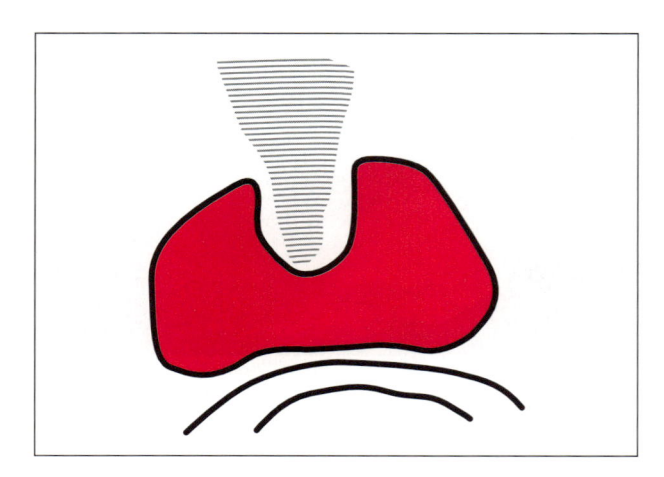

Prostata und Samenblasen | **Spezielle Diagnostik**

Abb. 165a

Abb. 165b

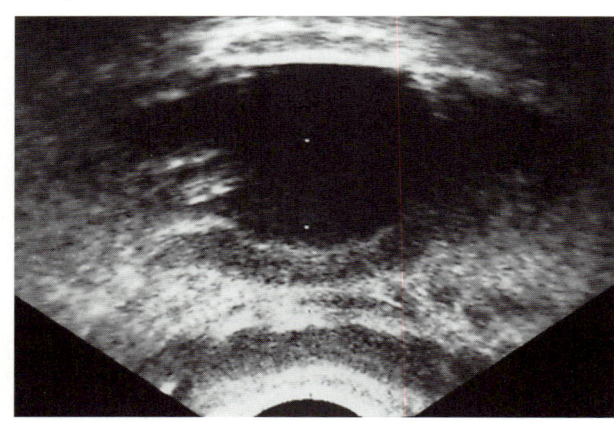

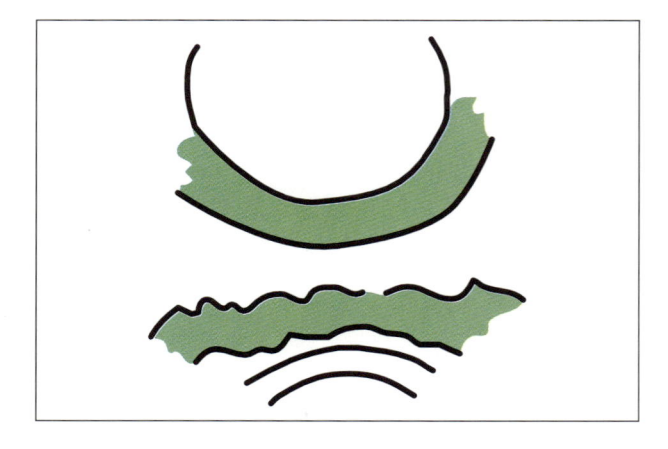

Abb. 165c

Abb. 165a–c:
TUR-Monitoring
a) TS etwa in Höhe A 20 – in der TUR-Höhle ist ein Ballon-Katheter geblockt, um die Topographie zu verdeutlichen. Die periphere Zone, hier dorsal noch etwa 10 mm dick, bleibt bei einer TUR üblicherweise unberührt. Der Ballon verdeutlicht das Ausmaß der Resektion innerhalb der T-Zone, beidseits lateral Anteile der C-Zone.
b) TS weiter kaudal (etwa A 05) – hier sind nur Anteile der peripheren Zone zu erkennen, in der Mitte liegt der dicklumige Spülkatheter, der nach ventral eine Schallauslöschung verursacht.
c) TS in Höhe des Blasenhalses: Dorsal sind die medialen Anteile der Samenblasen zu erkennen, dann der ausresezierte Blasenhals mit nur noch einem schmalen Gewebssaum.

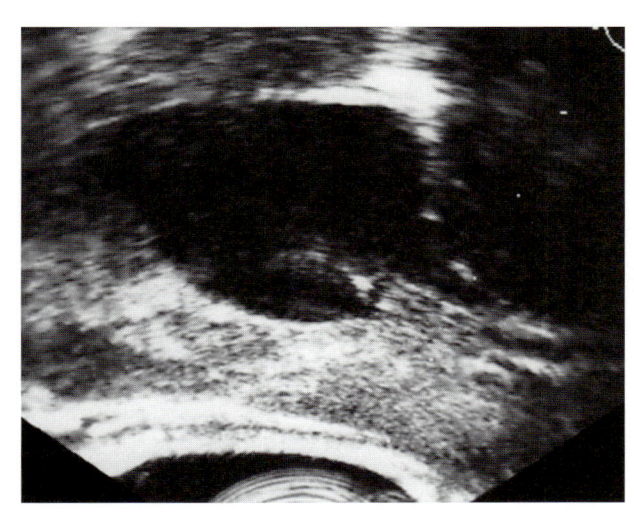

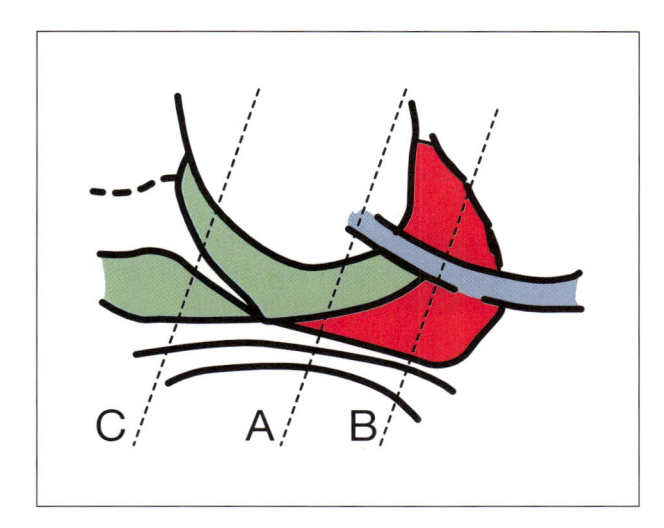

Spezielle Diagnostik **Prostata und Samenblasen**

Abb. 165d

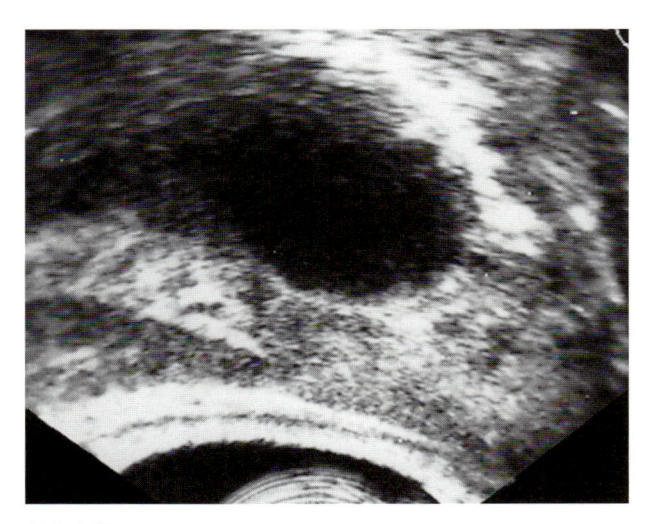

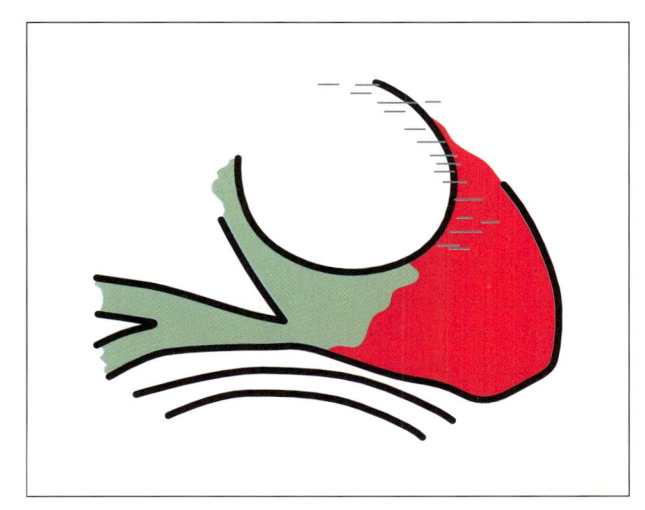

Abb. 165e

Abb. 165d, e:
d) LS in der Sagittalebene – der Dauerkatheter und der Ballon in der TUR-Höhle sind gut zu erkennen, ventral des Spülkatheters praktisch vollständiger Schallschatten. Nach dorsal sind die Anschnitte der peripheren und zentralen Zone und die Einmündung der Samenblasen abgrenzbar. Auf der schematischen Darstellung entsprechen die gestrichelten Linien etwa den Transversalschnitten in C, A und B.
e) Schräger LS durch den linken Lappen – die Einmündung der Samenblase ist noch besser zu erkennen. Nach ventral ausgeprägte echodichte Strukturen, die Wasserstoffbläschen im ventralen Anteil der Resektionshöhle entsprechen, die bei der HF-Resektion entstehen.

Gezielte interstitielle Strahlentherapie

Bereits 1983 publizierten HOLM et al. [30] die Methode der transperinealen Jod-Seed-Implantation unter transrektaler Ultraschallsicht. Dies war ein wichtiger Schritt für eine optimierte Seed-Implantationsgeometrie. Diese Methode wird weiterhin mit großem Erfolg bei kleinen, auf die Prostata begrenzten Tumoren (T1–2) angewendet [14]. Bei größeren und/oder organüberschreitenden Tumoren wurde allerdings häufig eine lokale Tumorprogression und/oder Metastasierung beobachtet.

In Kiel haben wir 1985 gemeinsam mit der Radiologischen Klinik eine andere Methode der ultraschallgezielten interstitiellen Strahlentherapie entwickelt: Die High-Dose-Rate (HDR)-Brachytherapie mit Iridium 192 in der Afterloading-Technik [7, 15]. Voraussetzung für diese Therapieform ist eine exakte schrittweise Volumetrie der Prostata, mit Hilfe eines Stativs in 5 mm-Schritten, von der apikalen Prostata bis zum Blasenhals. Die planimetrierten Schnittbilder dienen als Grundlage zur Berechnung der Isodosen-Verteilung. In Regionalanästhesie werden dann von perineal 6-12 Hohlnadeln mit Hilfe einer speziellen Punktionsmatrix in die Prostata eingestochen. Die Lage der Nadelspitzen wird endosonographisch kontrolliert.

Ein wesentlicher Vorteil dieser Methode ist, daß man bei kapselüberschreitendem Tumorwachstum dem Tumor mit den Hohlnadeln folgen kann. Die korrekte und parallele Lage der Nadeln wird dann röntgenologisch mit Hilfe eines C-Bogens und gleichzeitigem Zystogramm überprüft. Dann wird automatisch computergesteuert die Iridium-Quelle in die erste Hohlnadel über einen flexiblen Verbindungsschlauch eingeführt. Entsprechend der berechneten Verweildauer wird die Quelle in 5 mm-Schritten durch die Prostata nach apikal zurückgezogen, dann wird die Quelle in die nächste Nadel eingefahren. In 8-12 Minuten werden so alle Nadeln nacheinander abgefahren.

Nach der HDR-Bestrahlung werden die Hohlnadeln wieder entfernt. Es wird dann eine kleine, sonographisch gut sichtbare Metall-Spirale in einen Prostatalappen implantiert und die dreidimensionale Position dokumentiert. Dies dient zur exakten röntgenologischen Positionierung des Patienten für die adjuvante externe Strahlentherapie.

Die Rate der lokalen Rezidive liegt unter 5 %, so daß diese Methode besonders bei T3-Tumoren deutliche Vorteile gegnüber allen anderen Behandlungsverfahren bietet [10].

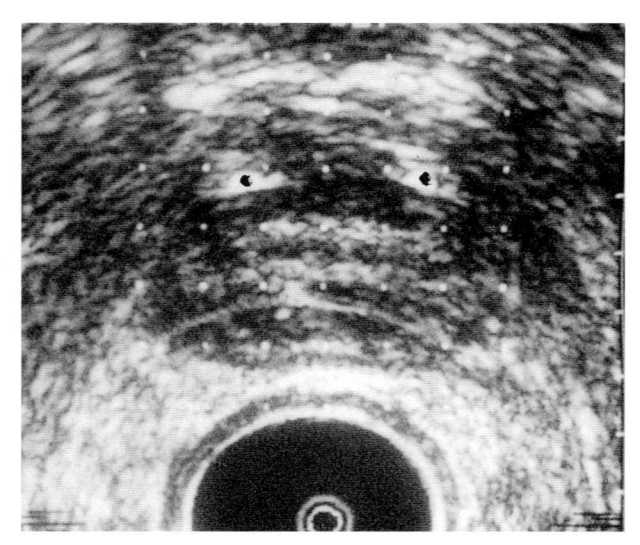

Abb. 166a

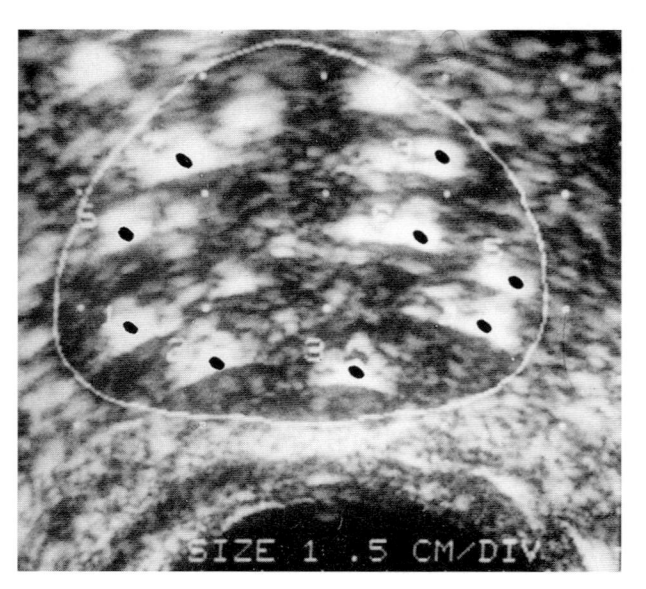

Abb. 166b

Abb. 166a, b:
TRUS-kontrollierte Plazierung der Hohlnadeln
a) Dieser TS ist die am weitesten nach kranial gelegene Schnittebene der Prostata, die noch eine interstitielle Iridium[192] -Bestrahlung erhalten soll. Von perineal werden über eine entsprechende Punktionsmatrix 1,6 mm starke Hohlnadeln in die Prostata eingestochen, beginnend ventral – weil dort die Prostata durch die pubo-prostatischen Bändern am besten fixiert ist. Die Nadeln ergeben sehr helle Reflexe, wenn sie die Schnittebene passieren. Zur besseren Markierung sind die hellen Reflexe hier mit einem schwarzen Punkt markiert.
b) Jetzt sind alle neun geplanten Hohlnadeln plaziert. Man kann erkennen, daß die Urethra und das periurethrale Stroma ausgespart werden.

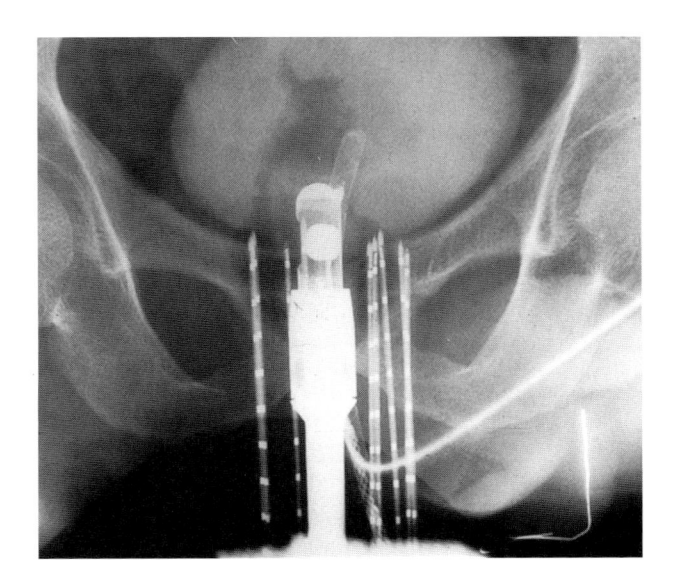

Spezielle Diagnostik — Prostata und Samenblasen

Abb. 167:
Ap-Röntgenaufnahme nach Plazierung sämtlicher Nadeln
Der Verlauf der Harnröhre ist durch einen Katheter markiert, in dem gleichzeitig eine Dosimetrie erfolgt. Im Rektum der Rotationsschallkopf.

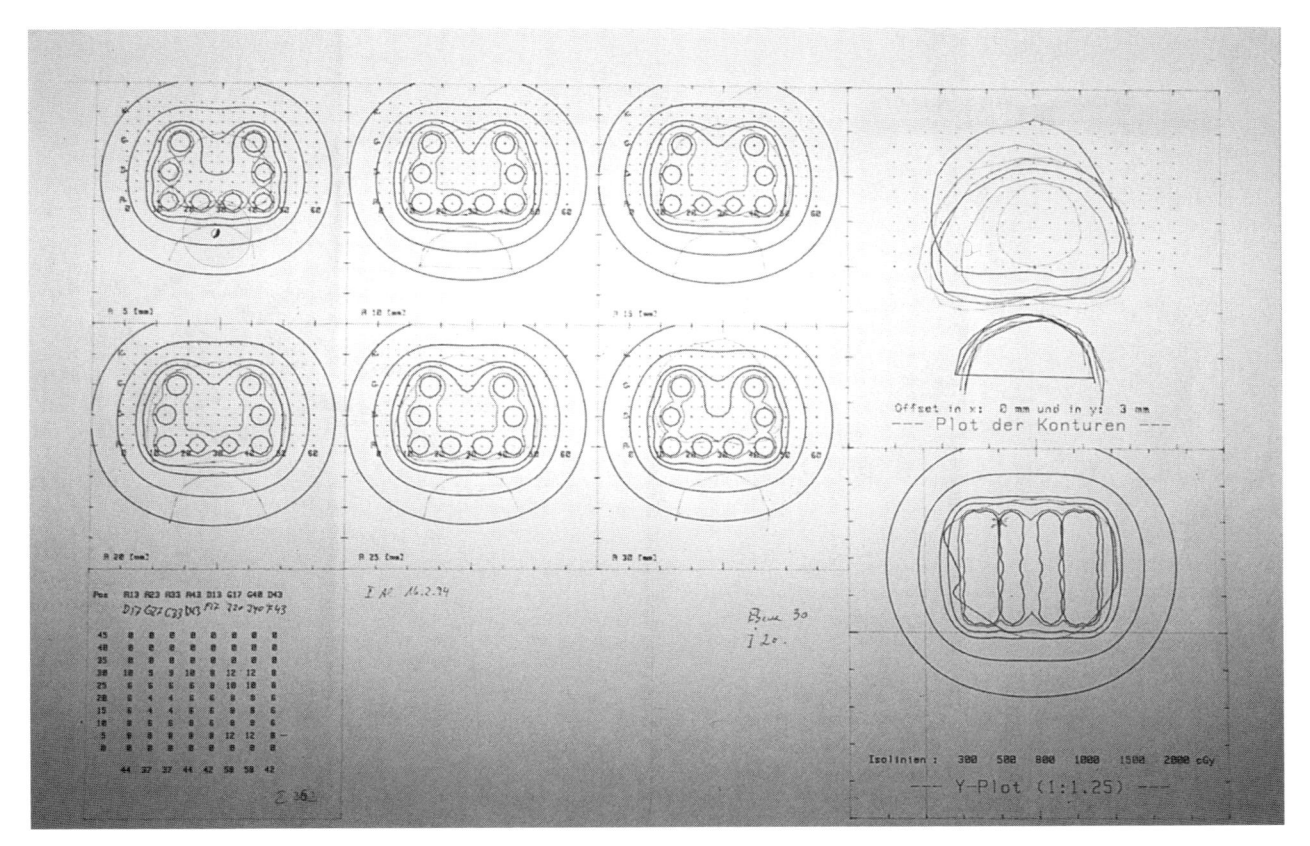

Abb. 168:
Dreidimensionale Darstellung der Isodosen-Verteilung
Die interstitielle HDR-Brachytherapie folgt nun diesem Isodosen-Verteilungsplan, der aufgrund einer individuellen systematischen Planimetrie (vergleiche Abb. 27 und 28) erstellt wurde. Nach Abschluß der interstitiellen Therapie, die etwa 8-12 Minuten dauert, werden alle Hohlnadeln wieder entfernt.

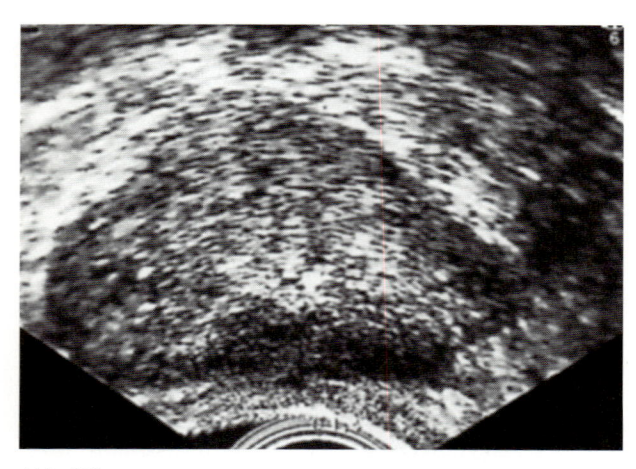

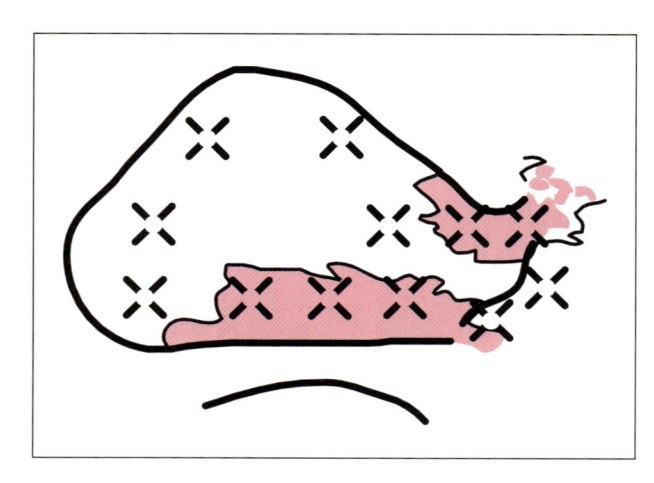

Prostata und Samenblasen   **Spezielle Diagnostik**

Abb. 169:
uT3-Karzinom – für HDR-Brachytherapie gut geeignet
a) Auf diesem TS erkennt man karzinomverdächtige Strukturen in der dorsalen P-Zone sowie links lateral, hier mit Verdacht auf Kapseldurchbruch, fraglich auch im Bereich der Gefäße.
b) Die Positionierung der Hohlnadeln erfolgt so, daß die gesamte Prostata von einer 12 Gy Isodose eingeschlossen wird. Man kann mit den Nadeln dem Tumor auch über die Kapsel hinaus folgen.

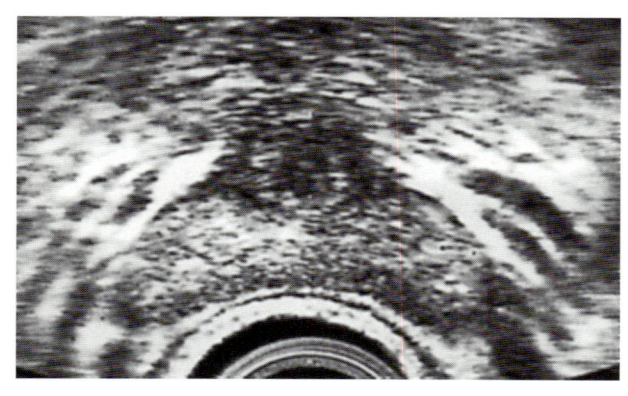

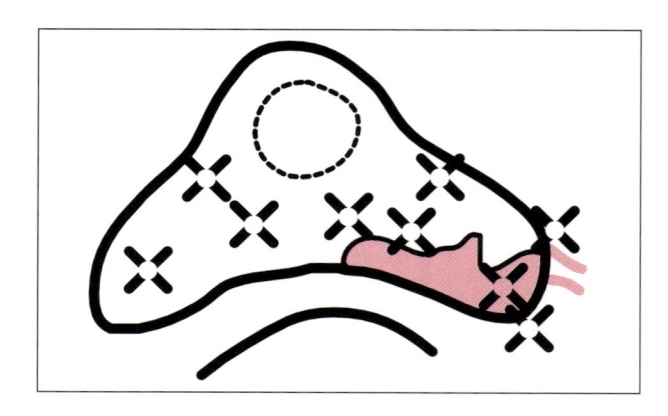

Abb. 170:
uT2b – fraglich uT3a
a) Kleine Prostata mit echoarmem Areal in der linken P-Zone. Sonografisch kann nicht entschieden werden, ob der Tumor hier, wo größere Gefäße durch die Kapsel hindurchtreten, die Prostata bereits verlassen hat.
b) Wiederum kann bei der Plazierung der Nadeln dieses Risiko berücksichtigt werden. Dabei dürfte das linke neuro-vaskuläre Bündel allerdings seine Funktion einbüßen.

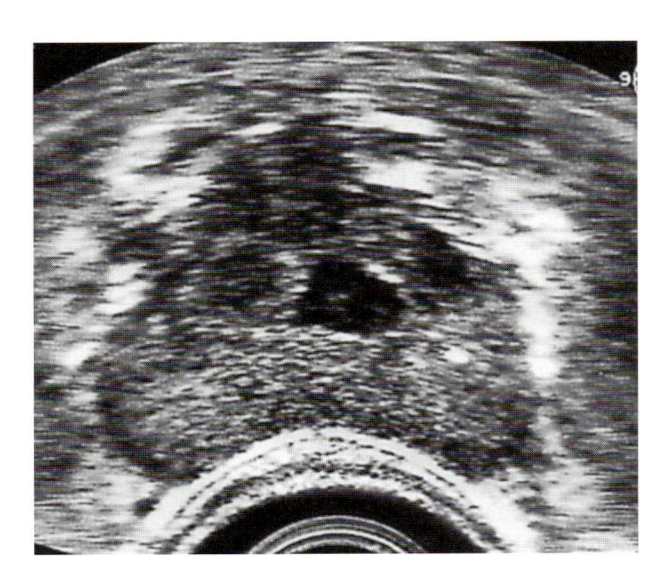

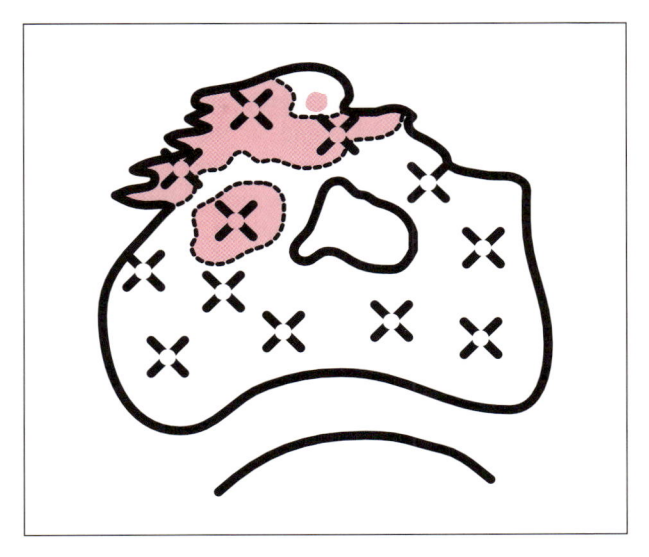

| Spezielle Diagnostik | Prostata und Samenblasen |

Abb. 171:
Residual-Tumor nach Adenom-Enukleation
a) Dieser TS zeigt nur noch eine kleine Adenom-Höhle (6 Monate nach Adenom-Enukleation). Ventral finden sich tumorverdächtige Areale, eine Kapselüberschreitung scheint hier nach sonografischen Kriterien wahrscheinlich. Die gezielte Biopsie ergab einen G2+3-Tumor, die periphere dorsale Prostata war unauffällig.
b) Homogene Verteilung der Hohlnadeln für die Iridium^{192}-Brachytherapie mit ausreichendem Abstand von der Adenom-Höhle, die Tumorregion kann wiederum ohne Rücksicht auf Organgrenzen stärker belastet werden.

Literatur

[1] BERTERMANN, H.: The European experience: use of transrectal ultrasound in the diagnosis and management of prostate cancer. In: LEE, F. MCLEARY, R.D. (eds): The use of transrectal ultrasound in the diagnosis and management of prostate cancer. Liss, New York, 177–194 (1987)

[2] BERTERMANN, H.: Transrektale Untersuchungstechnik der Prostata. In: WALZ, P.H.: Ultraschalldiagnostik in der Urologie. VCH-Verlag, Weinheim, 368–429 (1988a)

[3] BERTERMANN, H.: Transrektale Untersuchungstechnik der Samenblasen. In: WALZ, P.H.: Ultraschalldiagnostik in der Urologie. VCH-Verlag, Weinheim, 444–456 (1988b)

[4] BERTERMANN, H.: Endo-Sonographie des kleinen Beckens. In: SWOBODNIK, W., HERMANN, M., ALTWEIN, J.E., BASTING, R.F.: (Hrsg.): Atlas der Ultraschallanatomie. Thieme Verlag Stuttgart, 382–387 (1988c)

[5] BERTERMANN, H.: Urologische Endo-Sonographie. In: ZIEGLER, K.: Fortschritte der intracavitären Sonographie. Falk Foundation e.V., Freiburg, 31–41 (1991)

[6] BERTERMANN, H., BOOS, J., LOCH, T., WIRTH, B.: Transrektale Prostata Sonographie. Teil 1: Untersuchungstechnik, zonale Anatomie, Prostatakarzinom, gezielte Biopsie. 21 Minuten. Teil 2: Karzinome, Hyperplasien, Prostatitis, Vesikulitis und Abszeß, Utriculus-Cyste. 31 Minuten. Videofilme. MSD München (1994)

[7] BERTERMANN, H., BRIX, F.: Ultrasonically guided interstitial High Dose Brachytherapy with Iridium 192: Technique and Preliminary Results in Locally Confined Prostate Cancer. In: MARTINEZ, A., ORTON, C., MOULD, R.F. (eds): Brachytherapy HDR and LDR, Nucletron. Columbia, USA, 281–303 (1990)

[8] BERTERMANN, H., DRAKOPOULOS, A., HOPP, P., DOLZ, N., FRENTZEL-BEYME, B., SEPPELT, U.: Verlaufskontrolle des Prostatakarzinoms durch transrektale Sonographie. In: JUDMAIER, (Hrsg.): Ultraschalldiagnostik 84. Thieme Verlag, Stuttgart – New York (1985)

[9] BERTERMANN, H., FRENTZEL-BEYME, B.: Prostatasonographie. B&K Verlag, Naerum (1983)

[10] BERTERMANN, H., KOVACS, G., KOHR, P., GALALAE, R., WIRTH, B.: HDR-Brachytherapie in the Treatment of Prostate Cancer. In: BRUGGMOSER, G., MOULD, R. F. (eds): Brachytherapy Review. Albert-Ludwigs-Universität Freiburg, 105–115 (. 1994)

[11] BERTERMANN, H., LOCH, T., WIRTH, B., WAND, H.: Transrektale Sonographie der Prostata. Uro Imaging, 1: 1–17 (1994)

[12] BERTERMANN, H., RATHCKE, J., SEPPELT, U., WAND, H.: Transurethrale Resektion (TUR) eines Prostata-Adenoms unter transrektaler Schall-Sicht. In: OTTO, JANN, (Hrsg.): Ultraschalldiagnostik 82. Thieme Verlag, Stuttgart – New York, 447–449 (1983)

[13] BERTERMANN, H., WIRTH, B., PENKERT, A., HANSMANN, M.L.: Ultraschallgezielte transrektale Prostatabiopsie: Bei 1-cm Läsionen sicher im Ziel. Z Urol Poster, 2: 110–113 (1989)

[14] BLASKO, J.C., RAGDE, H., GRIMM, P.D.: Transperineal ultrasound guided implantation of the prostate: Morbidity and complications. Scand J Urol Nephrol, Suppl. 137: 1–6 (1991)

[15] BRIX, F., BERTERMANN, H.: Interstitielle Strahlentherapie mit Ir-192. In: SOMMERKAMP, ALTWEIN, (Hrsg.) Prostatakarzinom – Spektrum der kurativen Therapie. Karger, Basel, 84–122 (1989)

[16] CARRINGTON, B., HRICAK, H.: Male pelvic anatomy including general anatomy. In: HRICAK, CARRINGTON,: MRI of the Pelvis. Deutscher Ärzte Verlag Köln, 66–83 (1984)

[17] CHODACK, G.W., SCHOENBERG, H.W.: Early detection of prostatic cancer by routine screening. J Amer med Ass., 252: 3661 (1984)

[18] CHRISTENSEN, M.D., WAYNE, N., ALAN, W., PARTIN, M.D., PH.D., PATRICK, C., WALSH, M.D., JONATHAN, I., EPSTEIN, M.D.: Pathologic findings in clinical stage A2 prostate cancer. Cancer, 65: 1021–1027 (1990)

[19] COONER, W.H., MOSLEY, B.R., RUTHERFORD, C., BEARD, J.H., POND, H.S., TERRY, W.J., IGEL, T.C., KIDD, D.D.: Prostate cancer detection in a clinical urological practice by ultrasonography, digital rectal examination and prostate specific antigen. J Urol, 143: 1146–1154 (1990)

[20] CORDES, M., TUNN, U.W., NEIDL, K., HAASNER, E.: Prostatakarzinom. Stadieneinteilung durch transrektale Prostatasonographie und Computertomographie mit histopathologischer Korrelation. Fortschr Röntgenstr, 146, 4, 412 (1987)

[21] DÄHNERT, W.F., HAMPER, U.M., EGGLESTON, J.C.: Prostatic evaluation by transrectal sonography with histopathologic correlation: the echopenic appearance of early carcinoma. Radiology, 158: 97–102 (1986)

[22] EPSTEIN, M.D., JONATHAN, I., GALINA PIZOV, M.D., PATRICK, C., WALSH, M.D.: Correlation of pathologic findings with progression after radical retropubic prostatectomy. Cancer, 71 No 11: 3582–3593 (1993)

[23] FLANIGAN, R.C., CATALONA, W.J., RICHIE, J.P., AHMANN, F.R., HADSON, M.A., SCARDINO, P.T., DEKERNION, J.B., RATLIFF, T.L., KAVOUSSI, L.R., DALKIN, B.L., BEDFORD WATERS, W., MACFARLANE, M.T., SOUTHWICK, P.C.: Accuracy of digital rectal examination and transrectal ultrasonography in localizing prostate cancer. J Urol; 152: 1506–1509 (1994)

[24] FRENTZEL-BEYME, B., SCHWARZ, I., AURICH, B.: Das Bild des Prostataadenoms und -karzinoms bei der transrektalen Sonographie. Fortschr Röntgenstr; 137: 261–268 (1982)

[25] FRENTZEL-BEYME, B., AURICH, B., DRAKOPOULOS, A.: Die transrektale Prostatasonographie in der Krebsfrüherkennung. CT Sonographie; 3: 153 (1983)

[26] GUSTAFSSON, O., NORMING, U., NYMAN, C.R., ÖHSTRÖM, M.: Complications following combined transrectal aspiration and core biopsy of the prostate. Scand. J Urol Nephrol; 24: 249 (1990)

[27] HELPAP, B., BÖCKING, A., DHOM, C., FAUL, P., KASTENDIECK, H., LEISTENSCHNEIDER, W., MÜLLER, H.: Klassifikation, histologisches und zytologisches Grading sowie Regressionsgrading des Prostatakarzinoms. Urologe A; 24: 156–159 (1985)

[28] HODGE, K.K., MCNEAL, J.E., TERRIS, M.K., STAMEY, T.A.: Random systematic versus directed ultrasound guided transrectal core biopsies of the prostate. J Urol; 142: 71 (1989)

[29] HOLM, H.H., GAMMELGAARD, J.: Ultrasonically guided precise needle placement in the prostate and the seminal vesicles. J Urol; 142: 66–70 (1981)

[30] HOLM, H.H., JUUL, N., PEDERSEN, J.F., HANSEN, H., STROYER, I.: Transperineal 125-iodine seed implantation in prostatic cancer guided by transrectal ultrasound J Urol; 130: 283–286 (1983)

[31] HÜBNER, D., HENKE, R.P., HAMMERER, P., HULAND, H.: Morphologische Ergebnisse von 106 konsekutiven radikalen Prostatektomiepräparaten von Patienten mit klinischem Stadium B1-B3 (T2a-c) und histologisch negativen Lymphknoten in der Fossa obturatoria. Urologe A; 33: 497–504 (1994)

[32] KASTENDIECK, H., BRESSEL, M.: Vergleichende Analyse der klinischen und morphologischen Klassifikation (Staging) von 165 Prostatakarzinomen nach radikaler Prostatektomie. Urologe A; 19: 331 (1980)

[33] LEE, F., LITTRUP, F.P., TORP-PEDERSEN, S.T., METTLIN, C., MCHUGH, T.A., GRAY, J.M., KUMASAKA, G.H., MCLEARY, R.D.: Prostate cancer: comparison of transrectal US and digital rectal examination for screening. Radiology; 168: 389 (1988)

[34] LEE, F., MCLEARY, R.D., MEADOWS, T.R.: Transrectal ultrasound in the diagnosis of prostatic cancer: location, echogenicity, histopathology and staging. Prostate; 7: 117–129 (1985)

[35] LEE, F., TORP-PEDERSEN, S.T., SIDERS, D.B., LITTRUP, P.J., MCLEARY, R.D.: Transrectal ultrasound in the diagnosis and staging of prostatic carcinoma. Radiology; 170: 609–615 (1988)

[36] LOCH, T., BERTERMANN, H.: Computergestützte Bildanalyse in der transrektalen Prostatasonographie. Uro Imaging; 1: 23–27 (1991)

[37] LOCH, T., BERTERMANN, H., WIRTH, B., WAND, H.: Klinische Bedeutung von RT, PSA und TPS für die Früherkennung des Prostatakarzinoms. Z Urol Poster; 1: 20–21 (1993)

[38] LOCH, T., GETTYS, T., COCHRAN, J.S., FULGHAM, P.F., BERTERMANN, H.: Computer-aided image-analysis in transrectal ultrasound of the prostate. World J Urol; 8: 150–153 (1990)

[39] LOCH, T., MC NEAL, J.E. STAMEY, T.A.: Interpretation of bilateral positive Biopsis in prostate cancer. J Urol 154: 1078–1083 (1995)

[40] MCNEAL, J.E.: Regional morphology and pathology of the prostate. Am J clin Path; 49: 347–357 (1968)

[41] MCNEAL, J.E.: The zonal anatomy of the prostate gland. Prostate; 2: 35–41 (1981)

[42] MCNEAL, J.E., KINDRACHUK, R.A., FREIHA, F.S., BOSTWICK, D.G., REDWINE, E.A., STAMEY, T.A.: Patterns of progression in prostate cancer. Lancet; 1: 60–62 (1986)

[43] MCNEAL, J.E., REDWINE, E.A., FREIHA, F.S., STAMEY, T.A.: Zonal distribution of prostatic adeno-

carcinoma: correlation with histologic pattern and direction of spread. Amer J Clin Path; 89: 897 (1988)

[44] McSherry, S.A., Levy, F., Schiebler, M.L., Keefe, B., Dent, G.A., Mohler, J.L.: Preoperative prediction of pathological tumor volume and stage in clinically localized prostate cancer: comparison of digital rectal examination, transrectal ultrasonography and magnetic resonance imaging. J Urol; 146: 85 (1991)

[45] Oesterling, J.E.: Prostate specific antigen: a critical assessment of the most useful tumormarker for adenocarcinoma of the prostate. J Urol; 145: 907 (1991)

[46] Peller, P.A., Young, D.C., Marmaduke, D.P., Mash, W.L., Badalment, R.A.: Sextant prostate biopsies: A histopathologic correlation with radical prostatectomy specimens. Cancer; 75: 530–538 (1995)

[47] Ragde, H., Aldape, H., Bagley, C.M.: Ultrasound guides biopsy. Urology; 32: 503 (1988)

[48] Ravery, V., Boccon-Gibod, L.A., Dauge-Geffroy, M.C., Billebaud, T., Meulmans, A., Toublanc, M., Boccon-Gibod, L.: Systematic biopsies accurately predict extracapsular extension of prostate cancer and persistent/recurrent detectable PSA after radical prostatectomy. Urology; 44: 371–376 (1994)

[49] Rifkin, M.D., Zerhouni, E.A., Gastonis, C.A., Quint, L.E., Paushter, D.M., Epstein, J.I., Hamper, U., Walsh, P.C., McNeal, B.J.: Comparison of magnetic resonance imaging and ultrasonography in staging early prostate cancer. Results of a Multi-Institutional Cooperative-Trial. New Engl J Med; 323: 621–628 (1990)

[50] Shinohara, K., Scardino, P.T., Carter, S.C., Wheeler, T.M.: Pathologic basis of the sonographic appearance of the normal and malignant prostate. Urol Clin Amer; 16: 675 (1989)

[51] Stamey, T.A.: Making the most out of six systematic sextant biopsies. Urology; 45: 2–12 (1995)

[52] Stamey, T.A., Yang, N., Hay, A.R., McNeal, J.E., Freiha, F.S., Redwine, E.: Prostate-specific antigen as a serum marker for adenocarcinoma of the prostate. New Engl J Med; 317: 909 (1987)

[53] Waisman, J., Adolfsson, J., Löwhagen, T., Skoog, L.: Comparison of transrectal prostate digital aspiration an ultrasound-guided core biopsies in 99 men. Urology; 37: 301 (1991)

[54] Walsh, P.C.: Prostate cancer kills: Strategy to reduce death. Urology; 44: 463–466 (1994)

[55] Watanabe, H., Kaiko, H., Tanak, M., Terasawa, Y.: Diagnostic application of ultrasonotomography of the prostate. Invest Urol; 8: 548–559 (1971)

[56] Watanabe, H., Date, S., Otte, H., Saitoh, M., Tanaka, S.: A survey of 3000 examinations by transrectal ultrasonotomography. The Prostate; 1: 271–280 (1980)

[57] Wild, J.J., Reid, J.M.: Progress in techniques of soft tissue examination by 15 MHz pulsed ultrasound. In: Cally, P.: Ultrasound in Biology and Medicine. Amer. Inst. BioSci., Washington DC (1957)

[58] Wirth, B., Bertermann, H.: Diagnostik der benignen und malignen Tumoren der Prostata. In: Sökeland, J. (Hrsg.) Benigne Prostata-Hyperplasie. Thieme Verlag, Stuttgart – New York; 4: 1–56 (1995)

[59] Wirth, B., Bertermann, H., Loch, T., Papadopoulos I.: Bildung einer Prostatazyste durch eine ektop mündende Ureterknospe. Urol [B] 34: 367–369 (1994)

[60] Wirth, B., Loch, T., Bertermann, H.: Sonographie der benignen Prostatahyperplasie. In: Rutishauser, Vahlensieck, (Hrsg.). Benigne Prostatopathien. Thieme Verlag, Stuttgart – New York; 150–156 (1991)